人工智能
与椎体骨折诊断

主 编◎严 瀚

SPM
南方传媒

广东科技出版社
全国优秀出版社

· 广州 ·

图书在版编目（CIP）数据

人工智能与椎体骨折诊断 / 严瀚主编. —广州：广东科技出版社，
2022.12

ISBN 978-7-5359-7988-9

Ⅰ.①人…　Ⅱ.①严…　Ⅲ.①人工智能—应用—脊柱—骨折—诊断
Ⅳ.①R681.504-39

中国版本图书馆CIP数据核字（2022）第202723号

人工智能与椎体骨折诊断

Rengong Zhineng yu Zhuiti Guzhe Zhenduan

出　版　人：严奉强

策划编辑：刘　耕

责任编辑：陈定天　方　敏

封面设计：刘　萌

责任校对：李云柯　陈　静

责任印制：彭海波

出版发行：广东科技出版社

　　　　　（广州市环市东路水荫路11号　邮政编码：510075）

销售热线：020-37607413

https://www.gdstp.com.cn

E-mail：gdkjbw@nfcb.com.cn

经　　销：广东新华发行集团股份有限公司

排　　版：创溢文化

印　　刷：广州一龙印刷有限公司

　　　　　（广州市增城区荔新九路43号1幢自编101房　邮政编码：511340）

规　　格：787 mm×1 092 mm　1/16　印张20.25　字数405千

版　　次：2022年12月第1版

　　　　　2022年12月第1次印刷

定　　价：98.00元

《人工智能与椎体骨折诊断》
编 委 会

前 言

FOREWORD

  椎体骨折是脊柱外科中常见的创伤类型，其发生率占骨折发生的6%～7%，其中胸腰段骨折发生率最高，经常并发脊髓神经受损，是一种严重的脊柱损伤。随着社会经济的快速发展以及交通事故频发和人口老龄化，脊柱骨折的发生率呈逐年上升的趋势，其致残率和高发病率仍然是国际脊柱外科医生关注的焦点，因而急迫要求临床早诊断、早治疗和早康复，提高临床治疗效果。早期诊断脊柱椎体骨折对及早干预和提高患者术后生活质量十分重要。目前脊柱椎体骨折诊断依然依靠影像学检查，常规的检查手段包括X线、CT和MRI等。影像学检查对影像科医师的经验要求较高，目前仍存在一定漏诊、误诊的情况，鉴于此，迫切需要更高敏感性和特异性的手段来提高脊柱椎体骨折的诊断准确率。

  人工智能大致是从1956年开始兴起的一门科学。目前人工智能已涵盖医学、语言、机器人等领域，其最重要的特点是机器利用数据进行学习，从而达到能自主学习、自动分析的效果。早在20世纪90年代，人们就曾经尝试将人工智能与现代医学结合，通过收集影像学资料和医学数据分析，实现机器对影像图片进行预处理和学习，寻找数据中包含的潜在规律，进而实现预测和判断。随着机器学习的性能优化与神经网络的快速发展，人工智能在医疗领域取得了显著的应用效果，包括人工智能治疗机器人、人工智能辅助诊疗、人工智能超声医学和人工智能X线医学等，不仅能缩短影像医疗人员阅片时间，还能提高诊断效率和准确率，减轻人工分析的疲劳，辅助临床脊柱外科医师更加准确地判断脊柱椎体骨折，制订合理的治疗策略。

　　本书对人工智能的前沿知识进行了归纳，并将脊柱椎体的骨折分类和脊柱椎体骨折的影像学表现相结合，使得广大医务工作者对目前人工智能在脊柱椎体骨折诊断中的应用有较为全面的了解，从而推动我国脊柱椎体骨折诊断技术的发展。

严瀚

目 录
CONTENTS

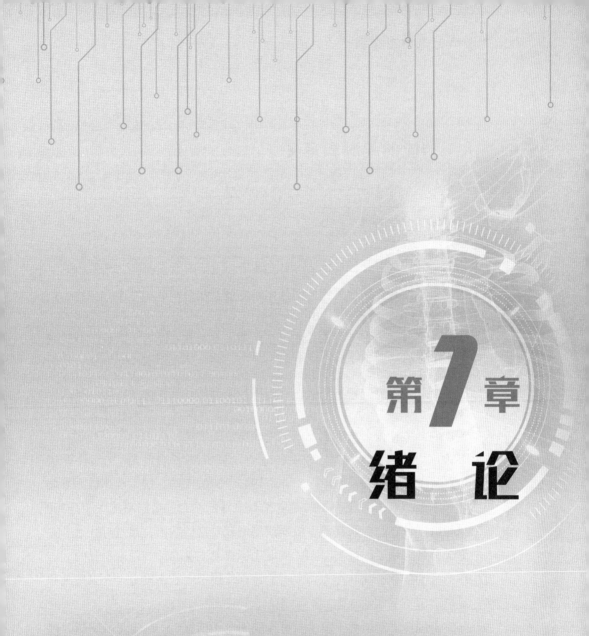

第7章

绪 论

1.1 人工智能的起源和定义

1.1.1 人工智能的起源

人工智能（artificial intelligence，AI）属于一门新的技术科学，主要研究、开发用于模拟、延伸和扩展人类智能的理论、方法、技术及应用的系统。人工智能是计算机科学的一个分支，自20世纪70年代以来被称为世界三大尖端技术之一。三大尖端技术分别为空间技术、能源技术和人工智能。随着大数据和计算机技术的发展，人工智能获得了迅速的发展，被成功地应用于很多学科领域，并取得了丰硕的成果。人工智能现在已成为一个独立的分支，在理论和实践上自成一个系统。

人工智能的诞生，很大程度上要归结于计算机的发展。美国科学家约翰·文森特·阿塔纳索夫设计了世界上第一台电子计算机阿塔纳索夫-贝瑞计算机（Atanasoff–Berry computer，ABC），并于1942年测试成功。这台计算机不可编程，仅能用于求解线性方程组。ABC是电子与电器的结合，电路系统中装有300个电子管执行数字计算与逻辑运算，机器使用电容器存储数值，通过打孔读卡方法输入数据，并且采用了二进制。ABC的诞生标志着人类存储和处理信息的方法开始发生革命性的变化，同时标志着人类的计算从模拟向数字挺进，为大型机和小型机的发展奠定了坚实的基础。

1946年，美国开发了世界上第一台可编程的电子计算机——电子数字积分计算机（electronic numerical integrator and computer，ENIAC）。ENIAC不仅能求解线性方程，还能求解非线性方程。它每秒能进行5 000次加法运算（据测算，普通人最快每秒只能进行5次加法运算），400次乘法运算，比当时已有的计算机速度要快1 000倍。同时，ENIAC还能按照事先编好的程序自动执行算术运算、逻辑运算和存储数据。ENIAC也有很多缺点，其体积庞大且耗电惊人，同时电子管很容易因机器运行产生的高热量而损坏。不过，ENIAC宣告了一个新时代的开始，从此科学计算的大门被打开。1949年发明了可以存储程序的计算机，使得编程变得相对简单。编程变得简单，使得计算机理论迅速发展，同时促使了人工智能理论的产生。人们也因此找到了可以存储信息和自动处理信息的方法。

虽然当时的计算机已经可以实现部分人类的智力，但直到20世纪50年代人们才把人类智力和计算机联系起来。美籍俄裔数学家、控制论的创始人诺伯特·维纳（Norbert Wiener）通过研究反馈理论，提出了一个论断，即所有人类智力的结果都是一种反馈的结果，通过不断地将结果反馈给机体而产生动作，进而产生了智能[1]。

1950年，一篇划时代的论文《计算机与智能》[2]发表，其作者为艾伦·麦席森·图灵（Alan Mathison Turing）。在这篇论文中，图灵讨论了创造一种"智能机器"的可能性。同时由于"智能"一词难以定义，图灵就提出了著名的图灵测试："一个人在不接触对方的情况下，通过一种特殊的方式与对方进行一系列的问答，如果在规定的时间内，他无法根据这些回答判断对方是人还是计算机，那么就可以认为这个计算机是智能的。"图灵通过图灵测试打消了人们对"思考的机器"的质疑。1952年，图灵又提出了一个新的想法：让计算机冒充人，如果超过30%的裁判误以为在和自己说话的是人而非计算机，那就算作成功[3]。

1955年，美国计算机科学家艾伦·纽厄尔（Allen Newell）和赫伯特·亚历山大·西蒙（Herbert Alexander Simon）设计了一个计算机程序，取名为"逻辑理论家"。该程序被设计用于模仿人类解决问题的能力，被后人称为第一个人工智能的程序[4]。"逻辑理论家"证明了罗素和怀特海的《数学原理》前52个定理中的38个定理，并且对其中的一些定理采用了更新的方法进行证明。这个程序在人工智能的历史上占有重要地位，在学术界和社会上产生了巨大的影响。我们现在很多程序所采用的思想方法还是来源于这个20世纪50年代产生的程序。同样是在1955年，师从逻辑学家丘奇的克门尼（John G. Kemeny）在《科学美国人》杂志上发表了一篇名为《把人看作机器》的文章[5]。这篇文章介绍了图灵机和冯·诺伊曼的细胞自动机，并且提到"肌肉机器"和"大脑机器"，其中"大脑机器"就是后来人工智能的另一种说法。

虽然很多研究者都在研究与智能相关的东西，但都没有以人工智能命名。直到1956年夏天才真正确认"人工智能"这个词。LISP语言的发明人约翰·麦卡锡（John McCarthy）于1956年在美国达特茅斯学院发起了一次夏季活动，并给这次活动取名为"人工智能夏季研讨会"，也称"达特茅斯会议"。至此首次出现"人工智能"这个词，不过据说"人工智能"这个词并不是由麦卡锡想出来的，而是他从别的地方听到的。这次会议的另一位组织者为马文·李·明斯基

（Marvin Lee Minsky），其博士论文《神经网络和脑模型问题》对人工神经网络研究产生了重要影响。麦卡锡和明斯基在建议书里罗列了他们计划在为期两个月的研讨会中研究的8个领域：自动计算机（"自动"指可编程）、编程语言、神经网络、计算规模的理论、自我改进、抽象、随机性和创见性[6]。达特茅斯会议成为人工智能这个学科诞生的标志性事件，也奠定了其在历史上的地位。虽然此次会议并没有取得巨大的成果，但给人工智能奠基人提供了相互交流的机会，并为未来人工智能的发展起了铺垫的作用。

达特茅斯会议在人工智能发展史上的地位毋庸置疑，不过当时人们对"人工智能"这个词还没有完全达成共识。很多人认为加上"人工"有点变味，认为不一定非得与人相似。纽厄尔和西蒙主张用"复杂信息处理"这个词而不是"人工智能"，他们发明的语言就叫信息处理语言（information processing language，IPL）。从某种意义上说他们是偏功能学派，也就是说找到智能的功能不一定非得依靠结构相同或相似，图灵机和递归函数等价，但结构完全不同，所以他们更强调"信息处理"[6]。1958年，麦卡锡离开达特茅斯学院并与明斯基一起创建了世界上第一个人工智能实验室——美国麻省理工学院人工智能实验室。该实验室开创了图像引导手术和自然语言网络访问的新方法，产生了新一代的微型显示，使触觉界面成为现实，并开发了用于行星探测、军事侦察和消费设备的细菌机器人和基于行为的机器人。之后人工智能实验室与计算机科学实验室合并为计算机科学与人工智能实验室，成为麻省理工学院最大的实验室。同年，英国国家物理试验室召开了一次名为"思维过程机器化"的会议，邀请了麦卡锡、明斯基、塞弗里奇，还有致力于研究神经网络的麦卡洛克，以及英国的控制论代表人物艾什比。在该会议上，有人提出了"人工思维"，西蒙等人也开始逐渐接受了人工智能的说法。西蒙晚年写了《人工科学》[7]一书，把人工这个词更加放大了。1965年，"人工智能"这个词真正开始被认可，加利福尼亚大学伯克利分校的哲学家休伯特·德雷福斯（Hubert L. Dreyfus）发表的《炼金术与人工智能》[8]功不可没。

在达特茅斯会议以后，纽厄尔和西蒙于1957年又开发了一个新程序，称为"通用解题者"（general problem solver）程序。这是继"逻辑理论家"之后的又一个AI程序，该程序是对维纳的反馈理论的一个扩展，能够解决一些比较普遍的问题。麦卡锡创建了表处理语言LISP，直到现在许多人工智能程序还在使用这种语言，它几乎成了人工智能的代名词。1963年，麻省理工学院在美国政府和国防部的支持下进行人工智能的研究，推动了人工智能的发展。

1968年，维诺格拉德发明了一种早期的自然语言理解程序——SHRDLU程序。该程序作为一种语言解析器，允许用户使用英语术语进行互动。例如用户可以通过英语指示SHRDLU在"积木世界"中移动积木（块体）、锥体、球体等物体。SHRDLU被认为是人工智能一次极其成功的演示，极大地增强了人们对人工智能的信心。人们的重点开始转向建立实用的能够自行解决问题的系统，并且要求系统具有自主学习的能力。20世纪六七十年代产生了专家系统，这是人工智能发展史上的一个巨大进步。专家系统的出现使人们知道计算机可以代替人类的专家进行一些专业的工作。同时由于计算机硬件性能的提高，人工智能可以开始进行诸如统计分析数据、医疗诊断等工作。人工智能在专家系统出现之后参与到人类生活的很多领域中，并开始改变人类的生活。在这之后，人工智能又经历了三个跌宕起伏的时期，分别为20世纪80年代中期到90年代中期的低迷发展期、20世纪90年代中期到2010年的稳步发展期和2010年至今的蓬勃发展期。

虽然专家系统在20世纪70年代开始不断地应用于人类生活的很多领域，但它存在很多问题，如应用领域狭窄、缺乏常识性知识、知识获取困难、推理方法单一、缺乏分布式功能、难以与现有数据库兼容等。这些问题导致专家系统难以进一步发展，使人工智能直到20世纪90年代中期还一直处于低迷发展期。得益于互联网技术的发展，人工智能的创新研究加速，促使人工智能进一步迈向实用化。1997年，IBM公司创造的"深蓝"超级计算机战胜了国际象棋世界冠军卡斯帕罗夫，极大地增强了人们的信心，人工智能开始进入稳步发展期。互联网及移动互联网的不断普及，计算机硬件的快速发展，加上大数据、云计算、物联网等新一代信息技术的出现，推动了以深度神经网络为代表的人工智能技术飞速发展，人工智能进入蓬勃发展期。机器视觉、语音识别、知识问答、人机对弈、无人驾驶等人工智能技术实现了从"不能用、不好用"到"可以用"的技术突破，迎来爆发式增长的新高潮。

1.1.2 人工智能的定义

目前对人工智能并没有形成一个权威、统一的定义。麦卡锡是最早对人工智能做出定义的：人工智能就是要让机器的行为看起来就像是人所表现出的智能行为一样。这是他在1956年达特茅斯会议上提出的，该定义似乎忽略了强人工智能的可能性。明斯基则将人工智能定义为一门科学：让机器做本需要人的智能才能够做到的事情的一门科学[9]。人工智能符号派的代表人物赫伯特·亚历山大·西蒙认为，智能是对符号的操作，最原始的符号对应于物理客体[10]。尼尔斯·约翰·尼尔逊（Nills John Nilsson）认为人工智能是关于知识的学科，即怎样表示知识以及怎样获取并使用知识的科学。温斯顿（Patrick H. Winston）则将人工智能定义为研究如何使计算机去做过去只有人才能做的智能工作[11]。这些定义表明研究人工智能是在机器的基础上进行的，即人工智能需要载体。可以说人工智能是一门科学技术，是研究如何应用计算机的软硬件来模拟人类某些智能行为的基本理论、方法和技术。

图灵测试是促使人工智能从哲学探讨转到科学研究的一个重要因素，并由此衍生出很多研究方向。计算机必须具备理解语言、学习、记忆、推理、决策等能力才有可能通过图灵测试，并被认为是智能的。这样，人工智能就延伸出了很多不同的子领域，比如机器感知、学习、语言、记忆、决策等，所有这些研究领域都可以看成人工智能的研究范畴。随着理论和实践技术日益成熟，人工智能的应用领域也不断扩大。目前主要的应用领域有：问题求解、逻辑推理与定理证明、自然语言处理、专家系统等。

对于问题求解，最重要的研究成果就是下棋程序。将相关技术应用于下棋程序中，如决策、学习等技术，使其达到国际象棋的锦标赛水平。但是，目前还无法使下棋程序具有人类的一些能力，如洞察棋局的能力。不过到目前为止，人类开发的人工智能程序已经可以通过搜索解答空间，自动寻找较优答案来解决相关问题。

逻辑推理属于被研究最久的人工智能领域之一，通过相关的方法找到一些可信的证明，并在其出现新信息时修正这些证明。研究自动定理证明是人工智能的一个重要论题，因为医疗诊断和信息检索都能与定理证明一样形式化，研究自动定理证明有利于人工智能在这些领域的发展。

自然语言处理是将人工智能技术应用于实际生活的一个成功例子，同时自然语言处理也极大地推动了人工智能技术在其他领域的进一步落地。例如通过自然语言处理技术完成以前需要人类才能进行的翻译工作，以及语音识别技术的发展又进一步推动了智能机器人的发展。自然语言处理涉及一个极其复杂的编码和解码问题，相信随着研究的不断深入，未来自然语言处理技术将会提升到一个新的高度。

专家系统目前已成为人工智能中最有成效的一个研究领域，它被定义为一种具有特定领域内大量知识和相关经验的程序系统。人类通过不断学习相关的知识而成为某一个领域的专家，具备解决该领域内的问题的能力，并且在实践中不断地学习，进一步提升解决问题的能力。那么，如果计算机程序也能够学习不同领域的知识，是不是也能像人类专家一样解决该领域的问题呢？经过研究发现，计算机程序在不断地学习后在某些领域能够达到人类专家的水平。如在矿物勘测、化学分析、城市规划和医学疾病诊断方面，专家系统已经可以与人类专家媲美。美国人工智能专家爱德华·费根鲍姆与化学家莱德伯格合作，于1968年研制出了DENDRAL系统，该系统用来帮助化学家判断某待定物质的分子结构。这也是第一个人工智能的专家系统，其性能超过了一般专家的水平。1978年，美国斯坦福国际咨询研究所研发出了一个人工智能系统（或者称为专家系统）——矿藏勘探和评价专家系统，该系统发现一个钼矿。该钼矿价值超过1亿美元，在矿业界引起一阵狂热，使该系统闻名于世界。而医学方面的专家系统如MYCIN系统可以为医生提供血液传染病的诊断治疗方案的咨询意见。实践表明，专家系统在对细菌血液病、脑膜炎的诊断以及提供治疗方案的准确率上已超过了这方面的人类专家。

可以设想，未来人工智能系统可能可以对人的意识、思维等信息进行模拟，使机器能像人那样思考。

（吴梦林，严瀚，俞祝良）

1.2 人工智能的分类

人工智能分类的方法有很多，可以从发展阶段、应用技术领域、智能化强弱程度等方面进行分类。

1.2.1 按发展阶段分类

1.2.1.1 计算智能

计算智能是指机器可以像人类一样存储、计算和传递信息，帮助人类存储和快速处理海量数据。贝兹德克于1992年首先提出，计算智能取决于制造者提供的数值数据，而不依赖于知识。

1.2.1.2　感知智能

感知智能是指机器具有与人类相似的视觉和听觉等感知能力，不仅能够看到和听到，而且能够根据这些感知信息做出判断和反应。具有感知智能水平的机器可以通过摄像头、麦克风或其他传感器硬件设备，利用语音识别、图像识别等尖端技术将信号从物理世界映射到数字世界，然后将数字信息进一步提升到记忆、理解、规划、决策等可认知信息的水平。在未来，随着科技发展和人类需求不断提高，感知智能将会越来越多地应用于各行各业，甚至成为人们生活中不可或缺的一部分。

1.2.1.3　认知智能

认知智能指的是机器具有主动思考和理解的能力，不用人类事先编程就能够像人类一样积极地思考和行动，能够协助或完全替代人类的工作。认知智能是人工智能技术发展的一个高级阶段，旨在使机器具备数据理解、知识表达、逻辑推理、自主学习等能力，使机器具备人类水平的认知智能，甚至具备积累和利用各行业领域专家知识的能力。

1.2.2　按应用技术领域分类

1.2.2.1　人机对话

人机对话是指人与机器之间通过控制台或终端显示屏幕，以对话方式进行沟通。人机对话发展至今已经经历了三个阶段：第一阶段人机对话，人机交流使用的语言都是由字符集组成的密码式语言，这些密码式语言是经过定义且有数量限制的，能被双方牢牢记住，在此语言体系外的人基本不了解其中含义；第二阶段人机对话，采用的是接近人类自然思维的图形式交流方式，而且在交流内容上也十分趋近人类自然的交流习惯，但此阶段的人机交流仍然主要通过按键（键盘、鼠标等）进行，而非通过人类自然的交流方式进行；第三阶段人机对话，人机交流的内容主要是人类习惯的自然交流语言，交流方式也转为语音、手写、手势、体态和面部表情等人类习惯的自然语言交流方式，与第一阶段和第二阶段人机对话方式截然不同。

1.2.2.2 机器翻译

机器翻译是利用计算机将一种自然语言（源语言）转换成另一种自然语言（目标语言）的过程，是计算语言学的一个分支，也是人工智能的终极目标之一。20世纪30年代初，法国科学家阿尔楚尼首先提出了用机器来进行翻译的想法；1933年苏联发明家特罗扬斯基设计出第一台把一种语言翻译成另一种语言的机器；1947年美国科学家沃伦·韦弗和英国工程师布兹提出利用计算机进行语言自动翻译的想法；1949年韦弗发表《翻译备忘录》，正式提出机器翻译的思想；1954年乔治敦大学用IBM-701计算机首次完成了英俄机器翻译试验；20世纪80年代中国成功研制了KY-1和IMT/EC863两个英汉机译系统。至今为止，机器翻译已经支持100多种语言之间的互译，这使不同国家之间的人们进行即时交流成为可能。机器翻译可以分为直接机器翻译、基于规则的机器翻译、语际机器翻译、基于知识的机器翻译、统计机器翻译、基于实例的机器翻译、翻译记忆和神经机器翻译八种类型。机器翻译有着重要的实用价值，随着经济全球化和互联网的快速发展，它在促进政治、经济和文化交流方面发挥着越来越重要的作用。

1.2.2.3 人脸识别

人脸识别是一种基于人的脸部特征信息进行身份识别的生物识别技术。人脸识别技术研究自20世纪60年代开始，到80年代依靠日趋成熟的计算机技术和光学成像技术而得到同步技术提高，最终到90年代后期人脸识别技术才真正走向成熟，可以投入应用。人脸识别相关核心技术大多掌握在美国、德国和日本等发达国家手中。衡量人脸识别系统是否成功的关键在于是否具备顶尖的核心算法，以及识别的准确率和速度是否达到实用化标准。一个完整的人脸识别系统融合了人工智能、机器识别、机器学习、模型理论、专家系统和视频图像处理等多学科知识，同时还要结合中间值处理的理论与实践，是生物特征识别的最新应用，其核心技术的实现体现了弱人工智能向强人工智能的转变。

随着安全需求的不断提升，人脸识别系统也在众多领域大显身手，尤其在金融、司法、国防、航天、公安系统和政府系统等安全性要求极高的领域。人脸识别技术在人脸门禁考勤和人脸识别防盗门等方面的应用，有效提升了企业管理效率和住宅安全水平。当前，中国政府正依托人脸识别技术加紧规划和实施电子护照和电子身份证计划，显著提升公民身份管理能力。公安、司法和刑侦等部门借助人脸识别技术和网络技术在全国范围内搜捕逃犯，有效保障了社会安全。人脸识别技术在电子商务和电子政务中的应用，有效提升了网络信息领域的安全水平。由于电子商务交易的全流程均在网络上完成，电子政务的众多审批流程也逐渐被搬到了网络上，交易和审批过程中的授权均是通过密码来完成的，一旦密码被盗就会产生财产损失的安全问题，然而生物特征识别技术能够统一用户在网上的数字身份和现实的真实身份，从而极大提升电子商务和电子政务系统的可靠性。随着技术的进一步成熟和社会认同度的提高，人脸识别技术将被应用在更多的领域。

1.2.2.4　自动驾驶

自动驾驶是指通过人工智能、视觉计算、雷达和监控装置以及全球定位系统协同工作，从而使电脑能够安全、自动地控制机动车辆运行，而无须任何人类的主动干涉。自动驾驶系统是一个汇聚了大量高新技术的综合系统，环境信息获取和智能决策控制作为其中的关键环节，依赖于一系列技术的创新和突破，如传感器技术、图像辨认技术、电子与计算机技术和控制技术等。自动驾驶系统的关键技术包括环境感知、逻辑推理决策和运动控制等。随着机器视觉（如3D摄像头技术）、模式识别软件（如光学字符识别程序）和光达系统（将全球定位技术和空间数据结合起来）的进步，车载计算机可通过将机器视觉、感应器数据与空间数据结合起来以控制汽车的行驶。毋庸置疑，自动驾驶已经成为自人类发明汽车以来最具颠覆性的创新之一，其影响不仅体现在汽车工业上，也体现在社会发展和出行体系上。

1.2.2.5　机器写作

机器写作也被称为自然语言生成，它是自然语言处理领域重要的研究方向和研究热点，是人工智能日趋成熟的一个重要标志。尤其是在新闻写作领域中，与人类作者相比，机器写作具有高效、及时、覆盖广泛和无偏见的优点。机器写作提高了新闻采写的效率。在现代社会，信息流具有高速、海量和网状发散的特点，"速度"因此成了新闻生产的关键因素，这突出了机器写作的强大优势。机器写作有助于提高新闻的真实性和客观性，新闻报道中的错误往往会导致严重的后果，而在传统的新闻生产和传播流程，每一个环节都不可避免地存在差错概率。特别是在财经报道中，巨量的数据和指标、复杂的计算和分析都在挑战着编辑记者的细心和耐心，而机器人记者则可以通过遵循程序中规定的数据采集和分析规则，采用标准的新闻格式，将错误出现的概率降到最低，显著提高新闻的真实性和客观性。机器写作有助于简化新闻制作过程，解放新闻从业者的劳动生产力。传统新闻生产方式包括"收集、写作、编辑、整理"等冗杂环节，易导致新闻编辑效率低下，机器写作则将新闻生产流程精简为"信息抓取"和"文本生成"两个环节，进而极大提升了新闻编辑效率。

人工智能还被应用于智能控制、机器人学、遗传编程、庞大的信息处理，以及执行化合生命体无法执行的或复杂的、规模庞大的任务等。

1.2.3　按人工智能在各行各业的应用分类

1.2.3.1　金融领域

目前，很少有金融服务公司直接参与和推动人工智能基础建设，大多数金融机构只专注于部署现有成熟的人工智能技术，以求解决关键的战略问题，并增加自身的竞争优势。换句话说，金融机构今天所做的绝大部分工作是将现有人工智能技术应用到具体的需求场景。人工智能赋能的自动化应用能够帮助金融机构减少甚至完全替代人类参与的某些业务流程，从而提高相关流程的处理速度和效率，并改善用户体验，同时大幅降低运营成本。随着人工智能加快赋能决策优化问题，金融机构可以在分析中纳入范围更广泛、结构更松散的数据，理论上来说这可以极大地改善预测水平。人工智能当前也成为金融机构获取客户价值的重要手段之一，还能够帮助金融机构增强风险控制能力。考虑到金融机构的核心职能是风险管理，如果企业能够更好地理解不确定因素将如何演变，人工智能将在信贷、车险和判断市场走势等方面拥有巨大的竞争优势。此外，人工智能在客户定制化过程中的应用可能是金融机构最关心的问题，在许多情况下，这将有助于目前专注为大量客户提供服务的金融机构利用一些高端金融机构使用的差异化技术来改善自身的服务效果和客户体验，或者让更多的高端机构使用类似的人工智能技术向低端市场扩张。

1.2.3.2　教育领域

近年来，随着信息技术与教育深度融合的不断推进，人工智能技术已逐步渗透到教育领域，比如学校教学和远程教育，并逐渐成为教育教学改革的重要手段之一。人工智能在教育领域的应用主要体现在智能化教学模式和信息化教学平台两个方面。通过应用人工智能技术，使教育资源内容更加丰富、教学方式更加灵活、教学环节和流程更加优化。人工智能在智能教学系统、智能辅导系统、智能自适应学习系统和自制机器人课程等教育教学中应用时，能充分考虑学习者的个体差异，帮助教师更好地因材施教，有效优化教学方式，实现了O2O混合式个性化教学，显著促进了新教育生态的创造。在教学过程中，人工智能为智慧教育提供了技术支撑，如智能批改和案例推理等技术为教育注入新鲜血液。机器阅卷显著减轻了教师的负担，使其可以腾出更多的时间和精力专注于师生互动和教学设计，进而有助于提升教育质量。

在日常实验教学中，利用基于智能仿真技术的智能化实验系统来进行物理实验、生物实验和化学实验，不仅可以解决设备和资金短缺的问题，还可以靠其进行实验数据的预处理和实验模型的生成。如此便能选择有效的实验方法，直观地分析和说明实验结果，最终提高教学效率。人工智能技术为远程教育智能化提供了强大的技术支撑。利用专家系统、自然语言处理技术、人工神经网络技术和机器学习技术，远程教学系统可以实时跟踪学习者解决问题的思路和潜在目标结构，诊断和评价学习者的理解程度，及时提供指导、反馈和解释，并通过分析平台收集的大数据，有针对性地规划难度适宜、内容适当的学习活动，进一步提升学习者的学习效率。

尽管有先进的教学理念、创新思维和技术支撑，但人工智能在教育活动中的应用仍处于探索阶段，人工智能教育的成果大多集中在个案上，尚未在通用性方面取得显著突破。随着人工智能技术的不断发展，其在教育领域内必将发挥越来越大的作用，但同时也会带来一定的风险。人工智能对学生学习方式产生影响是不可避免的，这就要求我们必须客观面对并加以正确引导。

1.2.3.3　医疗健康领域

人工智能在医疗健康领域的具体应用包括洞察与风险管理、医学研究、医学影像与诊断、精神健康、护理、急救室与医院管理、药物挖掘和可穿戴设备等。人工智能技术在医疗健康领域的应用主要集中在生物电子装置、医疗机器人、智能药物研发、智能诊疗、智能影像识别和智能健康管理等方面。例如，智能假肢和外骨骼机器人等可以用于修复受损的人体，医疗机器人可以帮助医疗工作者进行手术、医护等工作。智能药物研发是指将人工智能中的深度学习技术应用到药物研究中，通过大数据分析等技术快速、准确地挖掘和筛选合适的化合物或生物，这样可以缩短新药研发的周期，并降低新药研发的成本，同时提高新药研发的成功率。随着生物信息学、数据挖掘、机器学习等技术的发展，基于大数据和深度学习的药物分析技术将在医疗行业发挥愈加重要的作用。智能诊疗是指计算机在辅助诊断中"学习"专家医生的医疗知识，模仿专家医生的思维方式和诊断推理，以提供可靠的诊断和治疗方案。智能诊疗场景是人工智能在医疗领域最重要、最核心的应用场景。智能影像识别是人工智能技术在医学影像诊断中的应用，医学影像中的人工智能主要分为两部分：图像识别，即在感知环节中对图像进行分析并获得有意义的信息；深度学习，即在学习和分析环节中通过大量的影像数据和诊断数据训练深度学习神经网络，使其掌握诊断能力。智能健康管理是人工智能技术在健康管理特定场景中的应用，当下专注于风险识别、精神健康、在线问诊、健康干预和基于精准医学的健康管理。

1.2.3.4 工业领域

工业人工智能是一门前沿研究学科，它通过建立计算机化的系统来完成之前需要人类智能的任务，与通用人工智能不同，工业人工智能更注重应用这些技术来提高生产力并降低成本，同时创造客户价值，从而解决产业的痛点。工业人工智能之所以受到欢迎有四个原因：第一，更实惠的传感器和更自动化的数据采集过程；第二，计算机的计算能力变得更强；第三，执行复杂任务的速度更快且成本更低；第四，更便利地连接基础设施，让云服务更便捷。目前很多企业都把工业人工智能作为一种战略来推进，但是对于具体到什么层面去落地还没有清晰的认识。李杰在《工业人工智能》一书中指出，人工智能真正被应用于工业系统中，进而实现工业人工智能系统，需要做到以下5点：①系统性：技术层级和应用层级的体系化需要一个接口体系，该体系要确定工业人工智能在部件级、设备级、系统级和社区级等不同级别的任务边界和相互接口。在工业系统中，无论是离散型制造还是流程型制造，单点突破都很难实现价值提升，必须通过整体系统导入来实现。②标准化：要纳入现有工业系统的标准化体系，包括方法论、工艺、计量、建模过程、数据质量、模型评价、容错机制、基于预测的操作规程和不确定性管理的标准化，特别是分析结果的表达方式，以及反馈到执行工作中的决策依据和流程的标准化。只有在这一标准化基础上建立起来的工业人工智能才能有效地应用于工业制造领域，否则难以真正将技术与工业相融合，更谈不上创造价值。③流程化：基于系统性方法论的工业智能系统的开发和实施工作流程，以及工业智能系统的信息采集和输出决策工作流程，都与工业系统的各个操作层面（信息流、技术流、人员流、过程流、物流）相连，实现智能应用的快速落地。④敏捷性：虽然工业系统中的问题显而易见，但仍有许多问题需要迅速完成系统搭建、建模、验证和部署，解决碎片化问题，并对客制化需求做出快速反应。⑤可持续传承：与人工智能预测的可解释性和结果的确定性相似，需要做到的是同一套数据和同样的模型，不一样的人来训练所得结果都是一样的，否则就很难做到制造系统的标准化和一致性管理[12]。

1.2.3.5　零售领域

人工智能和零售业的结合已经是不争的事实。通过多年的积累，零售商已经拥有足够的数据，而且相信"人工智能+零售"的应用前景十分广阔。从营销布局到客户定制化服务，人工智能将对零售业的每一个环节进行重塑。人工智能的优势之一是保证了真正的个人体验，它分析用户感兴趣的东西，通过用户的选择来分析他们的喜好，并快速了解他们的需求，进而实现真正个性化的服务。随着科技和商业环境的发展，人们对生活质量的要求越来越高，人工智能则恰好为人们提供了一种新的生活方式——智能消费。智能消费允许用户随心所欲地探索他们想要的购物目录，允许不同的人以不同的方式购物，这正是当前零售业缺少的服务。

1.2.4　按智能化强弱程度分类

目前，还有一种分类方法是以智能化程度进行分类，分为弱人工智能、强人工智能和超人工智能。

1.2.4.1　弱人工智能

弱人工智能是专注于且只能解决特定领域问题的人工智能。毋庸置疑，我们当今看到的所有人工智能算法和应用都属于弱人工智能的范畴。无论是战胜国际象棋大师加里·卡斯帕罗夫的"深蓝"，还是战胜围棋顶尖高手柯洁的阿尔法围棋，抑或苹果公司的智能交互助手Siri，尽管它们在各自领域甚至达到了登峰造极的智能水平，但其功能也仅局限于该领域。相对来讲，考虑到弱人工智能在应用领域上的功能局限性，人们更愿意将其视为某种高效的智能化工具。

1.2.4.2 强人工智能

强人工智能是能达到人类脑力活动级别的智能。约翰·罗杰斯·希尔勒首次提出了强人工智能的概念，即计算机不仅仅是用来研究人的思维的一种工具，只要运行适当的程序，计算机本身就是有思维的。强人工智能观点认为，人类有可能制造出真正可以推理和解决问题的机器，而且它可以独立思考问题并制订解决问题的最优方案，有自己的价值观和世界观体系。在弱人工智能时代，人类更多感受到的是人工智能作为智能化工具带来的方便与快捷，而在强人工智能时代，人类则会感受到人工智能带来的巨大的不确定性。

1.2.4.3 超人工智能

超人工智能是在几乎所有领域都比人类大脑强大的智能。尼克·波斯特洛姆在《超级智能》中把超人工智能定义为在几乎所有领域远远超过人类认知能力的智能，而且他还将超人工智能划分为三种形式：高速超人工智能、集体超人工智能和素质超人工智能。高速超人工智能是指该系统可以完成人类智能可以完成的所有事，但是速度快很多；集体超人工智能是指该系统由数目庞大的小型智能组成，在很多一般领域的整体性能都大大超过所有现有的认知系统；素质超人工智能是指一个至少和人类大脑一样快，并且聪明程度与人类相比有巨大的质的超越的系统[13]。超人工智能究竟是不是一种理想状态？它真的有可能实现吗？这都是值得思考的问题。无论如何，超人工智能已经成为当下学术界一个相当重要的话题。与弱人工智能、强人工智能相比，超人工智能的定义最不清晰，因为超越人类最高水平的智慧究竟会表现为何种形式，至今没人能够理解，因此我们也无法准确地推断计算机程序是否能够实现这一目标。

（廉宪坤，严瀚，俞祝良）

1.3 人工智能的发展与趋势

1.3.1 人工智能的发展历程

从1956年标志性的达特茅斯会议开始，人工智能发展至今已有60多年。回顾这60多年来的历史进程，不难发现，起起落落是人工智能发展的主旋律，它每一次扬帆起航都满载着无数科研人员的辛勤付出，在社会各界的殷切期望中遭遇阻碍继而偃旗息鼓，而后又在一群不甘放弃的研究者的努力以及新理论和新技术的助推下重整旗鼓，再次奋勇前行。这几经浮沉的发展过程也同样是人工智能技术不断接受洗礼而变得更加茁壮的过程，如今，人工智能技术已在推荐系统、人脸识别、影像识别、自然语言处理、自动驾驶、金融分析以及生物医学等领域取得了突破性的发展，人类社会也逐渐步入人工智能时代。在可以预测的未来，人工智能技术必将继续乘风破浪，再次引领社会经济与生活的变革。也正因如此，我们只有更加深入了解人工智能的发展历程，才能对其未来的发展趋势有更准确的把握。

在谈及人工智能技术的发展前，我们必须了解人类对智能的理解以及认知神经科学的产生和发展。前者反映了人类对智能的思考，后者解密了人类大脑神经的思维机制。人类智能是以大脑为核心的，依赖于个体生命系统，具有极强的可塑性且能够处理复杂任务的思维意识。而思维意识的不断发展与进化则源于个体与环境的共同作用，个体的生存本能以及复杂多变的环境共同推动着人类思维意识的不断进化，从而形成独特的有别于其他生命体的智能脑神经系统。从古至今，人类对自身智能的思考和探究有着近乎偏执的追求，直到近代，神经科学的诞生，才使人类得以窥探其中的奥秘。神经科学指出，人类大脑中存在着专门负责学习与记忆的皮层组织，由此展开了对大脑神经与思维机制的研究，这就是认知神经科学的起源。认知神经科学主要探究认知活动中的脑机制，即人类大脑如何调用各层级的组织和器官去实现各种认知活动，当中的核心就是研究大脑皮层中神经元的活动以及神经元之间的联系。认知神经科学不仅能解释人类行为的产生，而且也为人工智能的发展提供了扎实的理论基础。

时间回溯至1949年，加拿大心理学家唐纳德·赫布（Donald Olding Hebb）在其发表的《行为的组织：一种神经心理学理论》[14]中对大脑中进行学习与记忆的神经活动机制进行了开创性的解释，提出了著名的"突触可塑性"机制。该机制描述了神经元之间的联系，同时指出激活的神经元是联系在一起的，不同的激活会让不同的神经元联系在一起。这表明大脑神经元的联结是可塑的，塑造的方法就是不断激活相应的神经元，而有规律的激活就是学习。上述就是总结神经元机制的赫布定理，该定理如今已被脑部磁共振成像技术所证实，而定理当中阐述的神经元活动也成为人工智能中以神经网络为代表的联结主义学派的重要理论基础。

联结主义学派与符号主义学派是人工智能领域的两大分支，分别对应着人类智能中的归纳总结和逻辑推理。其中人类的各种感知处理均是基于大脑皮层神经网络的学习方法，而对于数学公式、定理证明等是基于符号演算方法的，这两种不同的学习方法也深刻影响了人工智能领域的发展。早在达特茅斯会议确立人工智能这门新兴学科之前，联结主义学派与符号主义学派便已经登上了学术的舞台。1955年，在美国西部计算机联合大会中的学习机讨论会上，塞弗里奇和艾伦·纽厄尔就分别发表了一篇关于模式识别的文章以及探讨计算机下棋的文章，这两人分别代表两派观点，前者是模拟神经系统的，后者是模拟人类推理过程的，这两个学派的互相推动和发展也成了人工智能技术发展中重要的组成部分。

在1956年的达特茅斯会议上，"人工智能"概念被正式提出，此后便开始了其曲折盘旋的发展历程。得益于认知神经科学的发展，联结主义学派基于对人脑神经系统的初步认识将人工智能技术推上了第一个快速发展的浪潮。在达特茅斯会议后的1957年，美国实验心理学家弗兰克·罗森布拉特（Frank Rosenblatt）就在一台IBM-704计算机上模拟实现了一种人工神经网络模型，该模型被命名为感知机[15]。感知机是一种参数可变的单层神经网络，能够处理线性可分的模式识别问题，是人类首次实现赋予了机器可以自主学习知识并进行泛化能力的人工神经网络模型，也是如今卷积神经网络的雏形。尽管感知机在当时仅能处理一些简单的视觉任务，但是也已引发了社会各界极大的关注，其中就包括美国国防部。但很快，符号主义学派的相关研究人员就对其提出了质疑，明斯基和西蒙在两人合作的著作《感知机：计算几何学》[16]中证明了单层神经网络无法解决XOR（异或运算）这一基本逻辑问题，再加上计算机的算力低下，这也导致了以神经网络学科为代表的人工智能研究的式微，人工智能技术进入了第一个低潮期。以符号主义为代表的人工智能研究在此期间也得到相应的发展，早期的机器受限于算力和存储量，同时也缺少感知和获取外部知识的能力，所以机器智能也仅能在有限的空间中进行搜索，搜索的机制就是逻辑推理的过程。为此，很多研究者也在此基础上进行了人工智能技术的探索，如早期纽厄尔、西蒙以及王浩等人在机器定理证明上的工作[17]；到后来吴文俊创立的吴方法[18]成为机器定理证明中的巅峰之一；还有1965年约翰·罗宾森（John Alan Robinson）提出的归结原理[19]，即将一阶逻辑推理演变为机械的搜索算法。以上的这些工作使得推理成为符号主义学派在人工智能技术上的主要机制，同时也助推了20世纪80年代以日本第五代电子计算机为代表的人工智能技术的第二次发展浪潮。但是以推理机制为主的机器智能技术仅能应用逻辑程序去解决其他方法早就能够解决的问题，而不是解决其他手段无法解决的问题，同时该技术需要人类将先验知识以逻辑形式告知机器，因此机器无法自动获取外界知识，这也限制了其进一步发展，很快，以第五代电子计算机为代表的人工智能技术也逐渐衰落。

1974年，哈佛大学博士生保罗·韦博斯在其博士论文中证明了在神经网络后多加一层，同时利用"后向传播"的学习方法，可以很好解决单层感知机无法解决的XOR问题，尽管该论文发表时，整个神经网络学科研究正处于低谷期，但这也预示着神经网络之后的复兴。1982年，物理学家约翰·霍普菲尔德提出了一种新的神经网络模型，该模型可以解决一大类模式识别的问题，而后被称为霍普菲尔德网络，振奋了神经网络领域，也推动了神经网络学科的再一次发展。此外，1985年，大卫·阿克利（David Ackley）、杰弗里·辛顿（Geoffrey Hinton）以及特伦斯·谢诺夫斯基（Terrence J. Sejnowski）在共同发表的《玻尔兹曼机的一种学习方法》[20]中提出了多层神经网络的学习机制，为神经网络模型的训练提供了新的算法，而后杰弗里·辛顿和大卫·鲁梅尔哈特（David Rumelhart）在合作发表的《通过误差的传播学习内在表示》[20]中提出了反向传播算法，使神经网络能够根据目标函数的误差自适应调整神经元间连接的权重，实现了神经网络自学习的功能。此外，他们还在神经网络中引入隐藏层，使其能够解决相应的非线性问题。此后，神经网络模型被广泛地应用在实际问题当中。1989年杨立昆等人在其发表的《反向传播算法在手写邮政编码上的应用》[21]中应用美国邮政系统中的手写数字样本来训练神经网络，该网络在测试样本上达到了5%的错误率，接着他还运用卷积神经网络的技术来开发商业软件，该软件被应用于银行支票识别中。然而，用于训练神经网络的反向传播算法存在一个难题，就是误差从输出层逐渐反向传回输入层的传播过程中，每经过一层，其对应梯度衰减速度就会加快，这样会导致深层网络结构中出现学习速度变慢的问题，从而使网络停在局部最优处，上述现象就是梯度消失。同时，太长的训练时间也使得网络容易对样本过度拟合，将样本中特有的噪声当作有效特征。上述的问题也导致神经网络的研究重新落入低潮。

在20世纪80年代后，神经网络的光芒逐渐被互联网所代替。直到21世纪，新的算法不断被提出来改进神经网络，同时计算机算力空前增强，再加上互联网时代下的海量数据，使神经网络再一次引领人工智能迈向了智能时代。2006年，辛顿和他的学生发表了论文《深信度网络的一种快速算法》[22]，在论文中提出了应用受限玻尔兹曼机在输入数据上进行预训练，从而发现数据中有效的特征，在对神经网络中的权重进行有效的初始化后，大幅度提升了深度网络的性能。2011年，蒙特利尔大学的泽维尔·格罗特（Xavier Glorot）以及约书亚·本吉奥（Yoshua Bengio）等人在论文《深而稀疏的修正神经网络》[23]中使用了一种被称为修正线性单元的激活函数，有效解决了传统激活函数在反向传播过程中出现的"梯度消失问题"，使神经网络的层数在理论上可以不断扩大从而提高其非线性拟合能力。2012年，杰弗里·辛顿等人发表了题为《通过阻止特征检测器的共同作用来改进神经网络》[24]的论文，在论文中提出应用dropout算法来强迫网络使用不同的子结构以学习相应的特征，很好地避免了过度拟合的问题。然而，当网络结构越来越深时，网络的性能却无法相应地得到提升，此即网络的退化问题。2015年，何凯明等人在其发表的《用于图像识别的深度残差网络》[25]中首次提出了以残差连接结构来缓解深度网络中出现的退化问题，这一算法使我们能够训练更深的网络，也是深度学习领域的一个重大突破。所谓深度学习，就是在传统神经网络的基础上不断扩大网络的层数，当深度学习中难以收敛的问题被解决后，基于深度学习的人工智能技术也得到了突破性的发展，并被越来越多地应用在各个领域（如图像识别、语音识别以及艺术创造等领域）去解决复杂的问题。

1.3.2 深度学习的发展现状

深度学习与传统神经网络相比最突出的特点在于其层数被大大增加，这就导致了深度学习更加难收敛。但是，近年来计算机算力提升，尤其是图形处理单元

（GPU）的迅猛发展，为深度学习相关研究提供了有力的硬件支撑。2009年，斯坦福大学的拉杰特·雷纳（Rajat Raina）和吴恩达（Andrew Ng）等人发表论文《用GPU大规模无监督深度学习》[26]时就指出，利用GPU时，网络的运行速度要比传统CPU（中央处理器）快70倍左右。2010年，丹·奇里桑（Dan Claudiu Ciresan）和其合作者在发表的论文中[27]就应用GPU来实现20世纪80年代提出的反向传播计算方法，实验结果表明GPU的计算速度要比传统CPU快40倍。此外，互联网的迅速发展以及智能设备的广泛普及也为深度学习提供了大量的数据保障。最后是网络结构的改进、优化算法的改进以及损失函数的优化等都在不断提高网络的性能，加快网络的收敛速度。

近年来，在图像识别领域，深度学习的人工智能技术已经具备和人类智能相当甚至更加精确的识别能力。2009年，普林斯顿大学的邓嘉等人在其发表的论文[28]中建立了第一个超大型的用于计算机视觉领域研究的图像数据库（Image Net）。此后，以ImageNet为基础的视觉识别挑战赛便逐渐成为各种模型算法性能比拼的重要比赛。2012年，杰弗里·辛顿和他的两位研究生将深度学习应用在ImageNet竞赛上，他们所提出的模型获得了2012年挑战赛的第一名，预测的前五类错误率仅15.3%。2015年，微软亚洲研究院团队提出的深度残差网络算法使用了多达152层的神经网络，前五类错误率仅3.57%，已超越了正常人5%左右的识别错误率。

在语音识别领域，深度学习同样取得了重大的突破。2012年，杰弗里·辛顿、邓力以及其他几位来自不同机构的研究者，在他们联合发表的论文《深度神经网络在语音识别的声学模型中的应用：四个研究小组的共同观点》[29]中应用由杰弗里·辛顿提出的受限玻尔兹曼机算法对神经网络进行预训练，并将深度神经网络应用在语音的文字识别中，在谷歌语音输入的基准测试中，单词错误率仅12.3%。2015年5月，谷歌公司提出了基于递归神经网络/长短期记忆（RNN/LSTM）的语音识别技术，使在谷歌语音上的单词错误率下降至8%。2016年，百度AI实验室的达里奥·阿莫代伊（Dario Amodei）发表的论文《英语和汉语的端对端语音识别》[30]中的语音识别模型应用LSTM来改进，提出了门控循环单元。该模型在WSJ Eval'92的基准测试上，单词错误率降至3.1%，已经超越正常人5%的识别错误率。

在娱乐对弈方面，谷歌旗下的深度思考（DeepMind）团队开发的深度Q-网络（DQN）已经在29种雅达利（Atari）像素游戏中达到甚至超越了人类职业选手的水平，同样该团队开发的阿尔法狗（Alpha Go）更是击败了人类围棋顶尖高手。在程序编写上，由DeepMind团队开发的神经编程解释器已经能够自己学习并编写简单的程序。

深度学习在越来越多的领域取得了优于人类的成绩，使得基于深度学习的人工智能技术不仅仅是作为当今经济社会生活的应用，而更应该成为一种生产力革新的技术。如此，人工智能技术的发展既可以促进人类社会的变革，又可以反过来推动其自身的智能化。如今，我们正在步入全面智能化的时代，基于深度学习的人工智能技术不仅仅在搜索推广、影像识别、生物特征识别、自然语言处理、娱乐对弈以及机器翻译等领域得到广泛应用，还在生物医学、自动驾驶、国防军工以及航空航天等领域取得了重大进展。基于深度学习的人工智能技术正在加快其产业化的进程，通过算法设计、多态数据整合、强算力支撑来训练出泛化性能强大的大模型来解决不同领域的问题，同时服务于各行各业。2021年，阿里巴巴集团旗下研发机构达摩院实现了国内第一个商业化的多态数据神经网络大模型，该模型将大数据转化为数据能源，在通用的结构上，可以使用不同的小数据来对模型进行微调以实现网络在不同行业中的应用。

1.3.3　人工智能所面临的问题以及未来趋势

如今，尽管人工智能技术已经取得了很大的突破，也得到了广泛且有效的应用，但是我们仍然要知道人工智能存在的很多问题。首先，智能体仍无法和人类进行有价值的交流，这里的交流并不是简单的对话问答，而是指两者之间相互学习、相互讨论以及相互成长的过程；其次，人工智能缺乏归纳因果关系的能力，由数据驱动的深度学习算法本质上还是在区分不同事物之间的相关性，而不能对事物之间的因果进行系统的阐述，从而导致智能体常常容易出错；最后，人工智能技术缺乏自主创造的能力，当前的算法仅仅是在模仿的阶段，尚不能形成自己的主观意识来进行相应的创作。如今人工智能技术的本质其实也只是神经网络构成的非线性函数在大数据上进行拟合的算法，这种在数据上的拟合行为使其很难泛化到不同的领域上，因此人工智能技术还是无法将知识内化、提炼并自适应地迁移到不同的领域。还有，如今人工智能算法的可解释性和可论证性仍然不足，缺乏足够的数学理论支撑，对于人类而言，人工智能内部仍然是一个黑箱。针对上述问题，我们对未来人工智能技术的发展作出以下预测：

从模型本身角度分析，未来人工智能技术的相关模型在宏观结构层面与当今甚至更早的感知机并没有很大的区别，但是其却拥有更大量的参数量以及计算量，能够处理更复杂的问题，同时也拥有更大型的数据集。

从发展方向分析，未来人工智能技术有可能从如今的弱人工智能迈向强人工智能，从处理一个个具体领域的问题，如医学影像分析或道路车辆识别，到处理庞大且复杂的系统性问题，如全球碳排放控制或全球变暖的问题。

从学习方式分析，未来人工智能可能会从由数据驱动的学习方式转变为因果关系驱动，从而建立一个知识、数据一体化的支撑智能体与环境交互的学习框架。同时在学习过程中，更注重智能体的伦理问题，让技术做得更对而不是更多。

从人工智能所处的环境分析，未来必将有更多、更丰富的数据资源以及支持可持续发展的数据经济体系来支撑人工智能技术的发展，同时也有更强力的算力体系来作为有力的硬件支撑，最后还会有完善的人工智能技术监管体系来保障人类的安全以及人工智能的可依赖性。

从产业发展分析，未来必定有更加完善的人工智能产业体系，人工智能将赋能到各行各业，成为引领社会变革的巨大生产力。在智慧城市、自动驾驶、制药、金融、设计、医疗等众多领域，人工智能系统都将成为数据驱动和知识驱动的决策者。

总体来说，在未来相当长的一段时间内，人工智能技术的发展机遇是巨大的，发展潜力更是不可估量的。当下，互联网经济和人工智能技术结合已经催生了很多人工智能独角兽公司，如专注于计算机视觉任务的商汤科技、旷世科技和依图科技等公司，专注于自动驾驶技术的小马智行、文远知行以及北京初速度科技有限公司（momenta）等，专注于智慧医疗的联影医疗以及迈瑞医疗等，还有专注于自然语言处理的科大讯飞等，这些都是我国人工智能产业化的累累硕果。未来，人工智能技术也必将得到更广泛的应用，发挥其更大的价值，从而成为引领社会变革的重要生产力。

（张广滔，严瀚，俞祝良）

参考文献

[1] WIENER N. Cybernetics or control and communication in the animal and the machine [M]. Cambridge: the MIT Press, 1949.

[2] TURING A M. Computing machinery and intelligence [J]. Mind, 1950, 59: 433-460.

[3] ABRAMSON D. Turing's responses to two objections [J]. Minds and machines, 2008, 18 (2): 147-167.

[4] CREVIER D. AI: the tumultuous history of the search for artificial intelligence [M]. New York: Basic Books, 1993.

[5] KEMENY J G. Man viewed as a machine [J]. Scientific American, 1955, 192 (4): 58-67.

[6] 尼克. 人工智能简史 [M]. 北京: 人民邮电出版社, 2017.

[7] 赫伯特 A. 西蒙. 人工科学 [M]. 武夷山, 译. 北京: 商务印书馆, 1987.

[8] DREYFUS H L. Alchemy and artificial intelligence [M]. Santa Monica: RAND Corporation, 1965.

[9] MINSKY M. The society of mind [M]. New York: Simon & Schuster, 1988.

[10] SIMON H A. The sciences of the artificial [M]. Cambridge: The MIT Press, 1969.

[11] WINSTON P H. Artificial intelligence: an MIT perspective [M]. Cambridge: The MIT Press, 1990.

[12] 李杰. 工业人工智能 [M]. 上海: 上海交通大学出版社, 2019: 56-60.

[13] 波斯特洛姆. 超级智能 [M]. 张体伟, 张玉青, 译. 北京: 中信出版社, 2015: 44-46.

[14] HEBB D O. The organization of behavior: a neuropsychological theory [M]. New York: John Wiley & Sons, Inc., 1949.

[15] ROSENBLATT F. The perceptron: a probabilistic model for information storage and organization in the brain [J]. Psychological review, 1958, 65 (6): 386-408.

[16] MINSKY M, PAPERT S. Perceptrons: an introduction to computational geometry [M]. Cambridge: The MIT Press, 1969.

[17] NAWAZ M S, MALIK M, LI Y, et al. A survey on theorem provers in formal methods [J]. arXiv preprint arXiv: 1912. 03028, 2019.

[18] 吴文俊. 几何定理机器证明的基本原理（初等几何部分）[M]. 北京: 科学出版社, 1984.

[19] ROBINSON J A. A machine-oriented logic based on the resolution principle [J]. Journal of the ACM (JACM), 1965, 12 (1): 23-41.

[20] ACKLEY D H, HINTON G E, SEJNOWSKI T J. A learning algorithm for boltzmann machines [J]. Cognitive science, 1985, 9 (1): 147-169.

[21] LECUN Y, BOSER B, DENKER J S, et al. Backpropagation applied to handwritten zip code recognition [J]. Neural computation, 1989, 1 (4): 541-551.

[22] HINTON G E, OSINDERO S, TEH Y W. A fast learning algorithm for deep belief nets [J]. Neural computation, 2006, 18 (7): 1527-1554.

[23] GLOROT X, BORDES A, BENGIO Y. Deep sparse rectifier neural networks [C]. Proceedings of the fourteenth international conference on artificial intelligence and statistics. JMLR Workshop and Conference Proceedings, 2011: 315-323.

[24] HINTON G E, SRIVASTAVA N, KRIZHEVSKY A, et al. Improving neural networks by preventing co-adaptation of feature detectors [J]. arXiv preprint arXiv: 1207. 0580,

2012.

[25] HE K, ZHANG X, REN S, et al. Deep residual learning for image recognition [C]. Proceedings of the IEEE conference on computer vision and pattern recognition, 2016: 770–778.

[26] RAINA R, MADHAVAN A, NG A Y. Large–scale deep unsupervised learning using graphics processors [C]. Proceedings of the 26th annual international conference on machine learning, 2009: 873–880.

[27] CIREŞAN D C, MEIER U, GAMBARDELLA L M, et al. Deep, big, simple neural nets for handwritten digit recognition [J]. Neural computation, 2010, 22 (12): 3207–3220.

[28] DENG J, DONG W, SOCHER R, et al. ImageNet: a large–scale hierarchical image database [C]. 2009 IEEE conference on computer vision and pattern recognition, IEEE, 2009: 248–255.

[29] HINTON G, DENG L, YU D, et al. Deep neural networks for acoustic modeling in speech recognition: the shared views of four research groups [J]. IEEE Signal processing magazine, 2012, 29 (6): 82–97.

[30] AMODEI D, ANANTHANARAYANAN S, ANUBHAI R, et al. Deep speech 2: End–to–end speech recognition in English and mandarin [C]. ICML16: Proceedings of the 33rd International conference on machine learning, PMLR48, 2016: 173–182.

第**2**章

人工智能发展简介

智能是现代生活中很常见的一个词，比如智能手机、智能家居、智能驾驶等。在不同使用场合中，智能的含义也不太一样。比如"智能手机"中的"智能"一般是指由计算机控制并具有某种智能行为。这里的"计算机控制"+"智能行为"隐含了对人工智能的简单定义[1-2]。

简单地讲，人工智能研究的一个主要目标就是让机器胜任需要人类智能才能完成的复杂工作，这也是人们长期追求的目标。这里关于什么是"智能"并没有一个很明确的定义，但一般认为智能（特指人类智能）是知识和智力的总和，都和大脑的思维活动有关。

2.1　机器学习基础介绍

人工智能的主要理论包括很多方面，当前人工智能的发展热点围绕着机器学习展开，因此主要介绍与此相关的理论与技术。

机器学习实际上已经存在了几十年，而其源头思想可以认为存在了几个世纪。追溯到17世纪，贝叶斯、拉普拉斯关于最小二乘法的推导和马尔可夫链构成了机器学习广泛使用的工具与基础。通俗地讲，机器学习就是让计算机从数据中进行自动学习，得到某种知识或规律。作为一门学科，机器学习通常指一类问题以及解决这类问题的方法，即如何从观测数据（样本）中寻找规律，并利用学习到的规律（模型）对未知或无法观测的数据进行预测。目前机器学习中最主流的一类方法是统计学习方法，将机器学习问题看作统计推断问题，并且又可以进一步分为频率学派和贝叶斯学派。频率学派将模型参数 θ 看作固定常数；而贝叶斯学派将参数 θ 看作随机变量，并且存在某种先验分布[3]。

2.1.1　基本概念

机器学习的基本概念包括特征、标签、样本、模型、学习算法等[4]，如图2-1所示。

特征是输入变量，反映事件或对象在某些方面的表现或性质，也称为属性。简单的机器学习项目可能会使用单个特征，而比较复杂的机器学习项目可能会使用数百万个特征。

标签是指要预测的事物，即简单线性回归中的y变量。

样本是指数据的特定实例。可以将样本分为两类：有标签样本和无标签样本。有标签样本同时包含特征和标签，即labeled examples：{features, label}：{x，y}；无标签样本包含特征而不包含标签，即unlabeled examples：{features，？}：{x，？}。一组样本构成的集合称为数据集。一般将数据集分为两部分：训练集和测试集。训练集中的样本是用来训练模型的，也叫训练样本；而测试集中的样本是用来检验模型好坏的，也叫测试样本。

模型定义了特征与标签之间的关系。例如垃圾邮件检测模型可能会将某些特征与"垃圾邮件"紧密联系起来。模型生命周期的两个阶段为：

训练，是指创建或学习模型，也就是说，向模型展示有标签样本，让模型逐渐学习特征与标签之间的关系，得到最优的$f^*(x)$；推断，是指将训练后的模型$f^*(x)$应用于无标签样本，也就是说，使用经过训练的模型做出有用的预测。

如何寻找这个"最优"的函数$f^*(x)$是机器学习的关键，一般需要通过学习算法A来完成。这个寻找过程通常称为学习或训练过程。

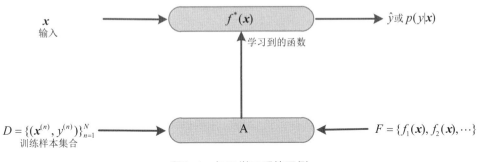

图2-1　机器学习系统示例

2.1.2　机器学习的三个基本要素

机器学习是从有限的观测数据中学习（或"猜测"）到具有一般性的规律，并可以将总结出来的规律推广应用到未观测样本上。机器学习方法可以粗略地分为三个基本要素：模型、策略、算法[5]。

2.1.2.1 模型

对于一个机器学习任务，首先要确定其输入空间X和输出空间Y。不同机器学习任务的主要区别在于输出空间不同。在二分类问题中$Y=\{+1, -1\}$，在C分类问题中$Y=\{1, 2, \cdots, C\}$，而在回归问题中$y=R$。

输入空间X和输出空间Y构成了一个样本空间。对于样本空间中的样本$(x, y) \in X \times Y$，假定x和y之间的关系可以通过一个未知的真实映射函数$y=g(x)$或真实条件概率分布$p_r(y|x)$来描述。机器学习的目标是找到一个模型来近似真实映射函数$g(x)$或真实条件概率分布$p_r(y|x)$。

由于不知道真实的映射函数$g(x)$或条件概率分布$p_r(y|x)$的具体形式，因而只能根据经验来假设一个函数集合F，称为假设空间，然后通过观测其在训练集D上的特性，从中选择一个理想的假设$f^* \in F$。

假设空间F通常为一个参数化的函数族：

$$F = \{f(x;\theta) | \theta \in R^N\}$$

其中$f(x;\theta)$是参数为θ的函数，也称为模型，N为参数的维度。

常见的假设空间可以分为线性和非线性两种，对应的模型f也分别称为线性模型和非线性模型。

2.1.2.2 策略

机器学习的目标在于从假设空间中选取最优模型。而机器学习策略就是确定基于什么样的策略来学习或选择最优模型。主要的策略有以下几个。

损失函数：损失函数是一个非负实数函数，用来量化模型预测和真实标签之间的差异。损失函数主要包括：0-1损失函数，平方损失函数，交叉熵损失函数，Hinge损失函数。

风险最小化策略：一个好的模型$f(x;\theta)$应当有一个比较低的期望错误率。但由于不知道真实的数据分布和映射函数，实际上无法计算其期望风险$R(\theta)$。给定一个训练集$D = \left\{\left(x^{(n)}, y^{(n)}\right)\right\}_{n=1}^{N}$，可以计算经验风险，即在训练集上的平均损失。因此，一个切实可行的策略是找到一组参数使得经验风险最小。

由于无法获取无限训练样本，并且训练样本往往是真实数据的一个很小的子集或者包含一定的噪声数据，因此训练样本不能很好地反映全部数据的真实分布。经验风险最小化策略很容易导致模型在训练集上错误率很低，但是在未知数据上错误率很高，这就是所谓的过拟合[6]。

过拟合问题往往由训练数据少和噪声以及模型能力强等造成。为了解决过拟合问题，一般在经验风险最小化的基础上再引入参数的正则化来限制模型能力，使其不要过度地最小化经验风险。这种准则就是结构风险最小化策略。

和过拟合相反的一个概念是欠拟合，即模型不能很好地拟合训练数据，在训练集上的错误率比较高。欠拟合一般由模型能力不足造成。

总之，机器学习中的学习准则并不仅仅是拟合训练集上的数据，同时也要使泛化错误率最低。给定一个训练集，机器学习的目标是从假设空间中找到一个泛化错误较低的"理想"模型，以便更好地对未知的样本进行预测，特别是未在训练集中出现的样本。因此，我们可以将机器学习看作一个从有限、高维、有噪声的数据中得到更一般性规律的泛化问题。

2.1.2.3　算法

在确定了训练集D、假设空间F以及学习策略后，如何找到最优的模型$f(x, \theta^*)$就成了一个最优化问题。机器学习的训练过程其实就是最优化问题的求解过程。在机器学习中，最简单、常用的优化算法就是梯度下降法。针对梯度下降的优化算法，除了加正则化项之外，还可以通过提前停止来防止过拟合。

当训练集中的样本数量N很大时，空间复杂度比较高，基于梯度下降法每次迭代的计算开销也很大。在机器学习中，假设每个样本都是独立同分布地从真实数据分布中随机抽取出来的，真正的优化目标是期望风险最小。为了减小每次迭代的计算复杂度，可以在每次迭代时只采集一个样本，计算这个样本损失函数的梯度并更新参数，此即随机梯度下降法。当经过足够次数的迭代时，随机梯度下降法也可以收敛到局部最优解[7]。

随机梯度下降法的一个缺点是无法充分利用计算机的并行计算能力。小批量梯度下降法是批量梯度下降和随机梯度下降的折中。每次迭代时，随机选取一小部分训练样本来计算梯度并更新参数，这样既可以利用随机梯度下降法的优点，也可以提高训练效率。在实际应用中，小批量随机梯度下降法有收敛快、计算开销小的优点，因此逐渐成为大规模的机器学习中的主要优化算法[8]。

大部分的机器学习算法都可以看作这三个基本要素的不同组合。相同的模型也可以有不同的学习算法。比如线性分类模型有感知器、逻辑回归和支持向量机，它们之间的差异在于使用了不同的学习策略和优化算法。

2.1.3 机器学习的算法类型

机器学习算法可按照不同的标准来进行分类。比如按函数$f(x;\theta)$的不同，机器学习算法可以分为线性模型和非线性模型；按照学习策略的不同，机器学习算法可以分为统计方法和非统计方法。但一般来说，我们按照训练样本提供的信息以及反馈方式的不同，将机器学习算法分为以下三类（表2-1）：

监督学习。如果机器学习的目标是建模样本的特征x和标签y之间的关系$y = f(x;\theta)$或$p(y|x;\theta)$，并且训练集中每个样本都有标签，那么这类机器学习称为监督学习。根据标签类型的不同，监督学习又可以分为回归问题、分类问题和结构化学习问题。其中，回归问题中的标签y是连续值（实数或连续整数），$f(x;\theta)$的输出也是连续值；分类问题中的标签y是离散的类别（符号）。在分类问题中，学习到的模型也称为分类器。分类问题根据其类别数量又可分为二分类问题和多分类问题。

无监督学习。无监督学习是指从不包含目标标签的训练样本中自动学习到一些有价值的信息。典型的无监督学习问题有聚类、密度估计、特征学习、降维等。

强化学习。强化学习是一类通过交互来学习的机器学习算法。在强化学习中，智能体根据环境的状态做出一个动作，并得到即时或延时的奖励。智能体在和环境的交互中不断学习并调整策略，以取得最大化的期望总回报。

监督学习需要每个样本都有标签，无监督学习则不需要标签。一般而言，监督学习通常需要大量的有标签数据集，这些数据集一般都需要由人工进行标注，成本很高。因此，也出现了很多弱监督学习和半监督学习的方法，希望从大规模的无标注数据中充分挖掘有用的信息，降低对标注样本数量的要求。强化学习和监督学习的不同在于，强化学习不需要显式地以"输入/输出对"的方式给出训练样本，是一种在线的学习机制。

表2-1 三种机器学习算法类型的比较

比较项目	监督学习	无监督学习	强化学习
训练样本	训练集 $\left\{ \left(\boldsymbol{x}(n), y(n) \right) \right\}_{n=1}^{N}$	训练集 $\left\{ \boldsymbol{x}^n \right\}_{n=1}^{N}$	智能体和环境交互的轨迹τ和累积奖励$\boldsymbol{G}_\tau$
优化目标	$y=f(\boldsymbol{x})$ 或 $p(y\|\boldsymbol{x})$	$p(\boldsymbol{x})$ 或带隐变量z的$p(\boldsymbol{x}\|z)$	期望总回报 $\mathbb{E}_\tau\left[\boldsymbol{G}_\tau\right]$
学习准则	期望风险最小化 最大似然估计	最大似然估计 最小重构错误	策略评估 策略改进

2.1.4 数据的特征表示

在实际应用中，数据的类型多种多样，比如文本、音频、图像、视频等。对于图像数据，其特征向量可以简单地表示为$\boldsymbol{M} \times \boldsymbol{N}$维向量，每一维的值为图像中对应像素的灰度值。为提高模型准确率，也会经常加入一个额外的特征，比如直方图、宽高比、笔画数、纹理特征、边缘特征等。假设我们总共抽取了D个特征，这些特征可以表示为一个向量$\boldsymbol{x} \in R^D$。

对于文本特征，为了将样本$\boldsymbol{x}$从文本形式转为向量形式，一种简单的方式是使用词袋模型。假设训练集合中的词都来自一个词表V，大小为$|V|$，则每个样本可以表示为一个$|V|$维的向量$\boldsymbol{x} \in R^{|V|}$。向量$\boldsymbol{x}$中第$i$维的值表示词表中的第$i$个词是否在$\boldsymbol{x}$中出现。如果出现，值为1，否则为0。词袋模型将文本看作词的集合，不考虑词序信息，不能精确地表示文本信息。对此，有一种改进方式是使用N元特征，即每N个连续词构成一个基本单元，再用词袋模型进行表示。

如果直接用数据的原始特征来进行预测，对机器学习模型的能力要求比较高。原始特征可能存在以下几种不足：特征比较单一，需要进行（非线性的）组合才能发挥其作用；特征之间冗余度比较高；并不是所有的特征都对预测有用；很多特征通常是易变的；特征中往往存在一些噪声。为提高机器学习算法的能力，需抽取有效、稳定的特征。传统的特征提取是通过人工方式进行的，需要大量的人工和专家知识。一个成功的机器学习系统通常需要尝试大量的特征，即特征工程。但即使这样，人工设计的特征在很多任务上也不能满足需要。因此，如何让机器自动地学习有效的特征也成为机器学习中的一项重要研究内容，即特征学习，也叫表示学习。特征学习在一定程度上可以减少模型复杂性、缩短训练时间、提高模型泛化能力、避免过拟合等。

传统的特征抽取一般是和预测模型的学习分离的。可以先通过主成分分析或线性判别分析等方法抽取出有效的特征，然后基于这些特征训练一个具体的机器学习模型。将特征的表示学习和机器学习的预测学习有机地统一到一个模型中，建立一个端到端的学习算法，就可以有效地避免它们之间准则的不一致性。这种表示学习方法称为深度学习。目前比较有效的模型是神经网络，即将最后的输出层作为预测学习，其他层作为表示学习。

2.1.5　评价指标

为了衡量一个机器学习模型的好坏，需要给定一个测试集，用模型对测试集中的每一个样本进行预测，并根据预测结果计算评价分数。对于分类问题，常见的评价标准有准确率、精确率、召回率和 F 值等。

2.1.6　理论与定理

在机器学习中，有一些非常有名的理论或定理，对理解机器学习的内在特性非常有帮助。以下简述几个有代表性的理论与定理：

概率近似正确（PAC）学习理论。考虑到从有限的样本中无法训练一个完全正确的模型，因此要求学习算法能以一定的概率学习到一个近似正确的假设，即PAC的学习。一个概率近似正确可学习的算法是指该学习算法能够在多项式时间内从合理数量的训练数据中学习到一个近似正确的 $f(x)$。

没有免费午餐定理。对于基于迭代的最优化算法，不存在某种算法对所有问题（有限的搜索空间内）都有效。不能脱离具体问题来谈论算法的优劣，任何算法都有其局限性。必须"具体问题具体分析"。没有免费午餐定理对于机器学习算法也同样适用。

奥卡姆剃刀原理。奥卡姆剃刀的思想和机器学习中的正则化思想十分类似：简单的模型泛化能力更好。如果有两个性能相近的模型，应该选择更简单的模型。因此，在机器学习的学习准则上，我们经常会引入参数正则化来限制模型能力，避免过拟合。

丑小鸭定理。其用于描述主观判断对样本分类的影响，很多看似有很大差别的样本就像没有长大的丑小鸭与长大了的白天鹅，两者之间的差别其实并不大[9]。

归纳偏置。该理论常体现在对样本的分类观点上，其在贝叶斯学习中也经常称为先验[10]。

（严瀚，俞祝良）

2.2 机器学习模型介绍

2.2.1 线性模型

线性模型是机器学习中应用最广泛的模型，指通过样本特征的线性组合来进行预测的模型[11]。给定一个D维样本$\boldsymbol{x} = [x_1,\cdots,x_D]^T$，其线性组合函数为

$$f(\boldsymbol{x};\boldsymbol{w}) = w_1 x_1 + w_2 x_2 + \cdots + w_D x_D + b = \boldsymbol{w}^T \boldsymbol{x} + b$$

其中$\boldsymbol{w} = [w_1,\cdots,w_D]^T$为$D$维的权重向量，$b$为偏置。线性回归就是典型的线性模型，直接用$f(\boldsymbol{x};\boldsymbol{w})$来预测输出目标$y = f(\boldsymbol{x};\boldsymbol{w})$。

在分类问题中，由于输出目标y是一些离散的标签，而$f(\boldsymbol{x};\boldsymbol{w})$的值域为实数，因此无法直接用$f(\boldsymbol{x};\boldsymbol{w})$来进行预测，需要引入一个非线性的决策函数$g(\cdot)$来预测输出目标$y = g(f(\boldsymbol{x};\boldsymbol{w}))$。

对于二分类问题，$g(\cdot)$可以是符号函数，定义为

$$y = g(f(\boldsymbol{x};\boldsymbol{w})) = \text{sgn}(f(\boldsymbol{x};\boldsymbol{w})) \triangleq \begin{cases} +1 & \text{if } f(\boldsymbol{x};\boldsymbol{w}) > 0, \\ -1 & \text{if } f(\boldsymbol{x},\boldsymbol{w}) < 0 \end{cases}$$

当$f(\boldsymbol{x};\boldsymbol{w}) = 0$时不进行预测。上式定义了一个典型的二分类问题的决策函数。

下面主要介绍四种不同线性分类模型：逻辑回归、Softmax回归、感知机和支持向量机。这些模型的区别主要在于使用了不同的损失函数。

逻辑回归又称逻辑分析，是一种广义的线性回归模型，常用于数据挖掘，疾病自动诊断，经济预测等领域。逻辑回归与多重线性回归有很多相似之处。它们

的模型形式基本相同，都具有$\boldsymbol{w}^T\boldsymbol{x}+b$，其中$\boldsymbol{w}$和$b$是待求参数。逻辑回归通过函数$L$将$\boldsymbol{w}^T\boldsymbol{x}+b$对应一个隐形变量$p$，$p=L(\boldsymbol{w}^T\boldsymbol{x}+b)$，然后根据$p$和$1-p$的大小决定因变量的值。逻辑回归的因变量可以是二类的，也可以是多类的，但是二分类的更为常用，也更加容易解释[12]。

Softmax回归也称为多项或多类的逻辑回归，是逻辑回归在多分类问题上的推广。在多分类问题中，类标签y可以取两个以上的值。Softmax回归模型对于诸如MNIST手写数字分类等问题很有用。

感知机由弗兰克·罗森布拉特（Frank Rosenblatt）于1957年提出，是一种广泛使用的线性分类器，感知机可谓是最简单的人工神经网络，只有一个神经元[13]。感知机是对生物神经元的简单数学模拟，有与生物神经元相对应的部件，如权重（突触）、偏置（阈值）及激活函数（细胞体），输出为+1或−1。感知机是一种简单的两类线性分类模型，其分类准则为

$$\hat{y} = \text{sgn}\left(\boldsymbol{w}^T\boldsymbol{x}\right)$$

罗森布拉特给出了相应的感知机学习算法，常用的有感知机学习、最小二乘法和梯度下降法。在人工神经网络领域中，感知机也指单层的人工神经网络，以区别于较为复杂的多层感知器。

支持向量机是一个经典的二分类算法，其找到的分割超平面具有更好的鲁棒性，因此广泛使用在很多任务上，并表现出了很强优势[14]。

给定一个二分类器数据集$D = \left\{\left(x(n), y(n)\right)\right\}_{n=1}^{N}$，其中$y^n \in \{+1, -1\}$，如果两类样本是线性可分的，即存在一个超平面$\boldsymbol{w}^T\boldsymbol{x}+b=0$，将两类样本分开，那么对于每个样本都有$y^{(n)}(\boldsymbol{w}^T\boldsymbol{x}^{(n)} + b) > 0$。

数据集D中每个样本$\boldsymbol{x}^{(n)}$到分割超平面的距离为：

$$\gamma^{(n)} = \frac{|\boldsymbol{w}^T\boldsymbol{x}^{(n)} + b|}{\|\boldsymbol{w}\|} = \frac{y^{(n)}(\boldsymbol{w}^T\boldsymbol{x}^{(n)} + b)}{\|\boldsymbol{w}\|}$$

我们定义间隔γ为整个数据集D中所有样本到分割超平面的最短距离：

$$\gamma = \min_{n} \gamma^{(n)}$$

如果间隔γ越大，其分割超平面对两个数据集的划分越稳定，不容易受噪声等因素影响。支持向量机的目标是寻找一个超平面（$\boldsymbol{w}^*$, b^*）使得γ最大。

$$\max_{\boldsymbol{w},b} \gamma$$

$$\text{s.t.} \frac{y^{(n)}(\boldsymbol{w}^T \boldsymbol{x}^{(n)}+\text{b})}{\|\boldsymbol{w}\|} \geqslant \gamma, \forall n \in \{1,\cdots,N\}$$

由于同时缩放$\boldsymbol{w} \to k\boldsymbol{w}$和$b \to kb$不会改变样本$\boldsymbol{x}^{(n)}$到分割超平面的距离，我们可以限制$\|\boldsymbol{w}\| \cdot \gamma = 1$，则上面的公式等价于

$$\max_{\boldsymbol{w},b} \frac{1}{\|\boldsymbol{w}\|^2}$$

$$\text{s.t.} \, y^{(n)}(\boldsymbol{w}^T \boldsymbol{x}^{(n)}+b) > 1, \forall n \in \{1,\cdots,N\}$$

数据集中所有满足$y^{(n)}(\boldsymbol{w}^T \boldsymbol{x}^{(n)}+b)=1$的样本点，都称为支持向量。

对于一个线性可分的数据集，其分割超平面有很多个，但是间隔最大的超平面是唯一的。进一步可以将问题转化为一个求解凸二次规划的问题。与逻辑回归和神经网络相比，支持向量机在学习复杂的非线性方程时提供了一个更为清晰、更加强大的方式。具体来说就是在线性可分时，在原空间寻找两类样本的最优分类超平面，在线性不可分时，加入松弛变量并通过使用非线性映射将低维度输入空间的样本映射到高维空间使其变得线性可分，这样就可以在该特征空间中寻找最优分割超平面[15]。

表2-2给出了几种常见的线性模型的比较。在逻辑回归和Softmax回归中，y为类别的one-hot向量表示；在感知机和支持向量机中，y为$\{+1，-1\}$。

表2-2　几种常见的线性模型对比

线性模型	激活函数	损失函数	优化方法
线性回归	—	$(y-\boldsymbol{w}^T \boldsymbol{x})^2$	最小二乘、梯度下降
逻辑回归	$\sigma(\boldsymbol{w}^T \boldsymbol{x})$	$y \log \sigma(\boldsymbol{w}^T \boldsymbol{x})$	梯度下降
Softmax回归	softmax$(\boldsymbol{w}^T \boldsymbol{x})$	$y \log$ softmax$(\boldsymbol{w}^T \boldsymbol{x})$	梯度下降
感知机	sgn$(\boldsymbol{w}^T \boldsymbol{x})$	max$(0, -y\boldsymbol{w}^T \boldsymbol{x})$	随机梯度下降
支持向量机	sgn$(\boldsymbol{w}^T \boldsymbol{x})$	max$(0, 1-y\boldsymbol{w}^T \boldsymbol{x})$	二次规划、序列最小化（SMO）算法等

2.2.2 非线性模型

2.2.2.1 人工神经网络

人工神经网络是指一系列受生物学和神经科学启发而形成的数学模型。这些模型主要是通过对人脑的神经元网络进行抽象，构建人工神经元，并按照一定拓扑结构来建立人工神经元之间的连接，从而模拟生物神经网络。在人工智能领域，人工神经网络也常常简称为神经网络或神经模型[2]。

人工神经元，简称神经元，是构成神经网络的基本单元，其主要模拟生物神经元的结构和特性，接收一组输入信号并产生输出。

假设一个神经元接收D个输入x_1, x_2, $\cdots$, x_D，令向量$\boldsymbol{x} = [\boldsymbol{x}_1; \boldsymbol{x}_2; \cdots \boldsymbol{x}_D; \boldsymbol{x}^D]$来表示这组输入，并用净输入（Net Input）$z \in R$表示一个神经元所获得的输入信号$x$的加权和。

$$z = \sum_{d=1}^{D} w_d \boldsymbol{x}_d + b = w^T \boldsymbol{x} + b$$

净输入z在经过一个非线性函数$f(\cdot)$后，得到神经元的活性值$\boldsymbol{a}$。

$$\boldsymbol{a} = f(z)$$

其中非线性函数$f(\cdot)$称为激活函数。

1. 激活函数

激活函数在神经元中非常重要。为了增强网络的表示能力和学习能力，激活函数需要具备以下性质：

（1）连续并可导（允许少数点上不可导）的非线性函数。可导的激活函数可以直接利用数值优化的方法来学习网络参数。

（2）激活函数及其导函数要尽可能简单，以便提高网络计算效率。

（3）激活函数的导函数的值域要在一个合适的区间内，不能太大也不能太小，否则会影响训练的效率和稳定性。

在神经网络中常用的激活函数包括：Sigmoid型函数、Hard-logistic函数、Hard-Tanh函数和ReLU函数。其中Sigmoid型函数与ReLU函数是影响最大的两类激活函数。

Sigmoid 型函数是指一类S型曲线函数，为两端饱和函数。常用的Sigmoid型函数有逻辑函数和Hard–Tanh函数[16-17]。逻辑函数定义为：

$$\sigma(x) = \frac{1}{1 + \exp(-x)}$$

逻辑函数可以看成一个"挤压"函数，把一个实数域的输入"挤压"到（0，1）。当输入值在0附近时，Sigmoid型函数近似为线性函数；当输入值靠近两端时，对输入进行抑制。输入越小，越接近于0；输入越大，越接近于1。这样的特点也和生物神经元类似，对一些输入会产生兴奋（输出为1），对另一些输入产生抑制（输出为0）。

Hard–Tanh函数定义为：

$$\mathrm{Tanh}(x) = \frac{\exp(x) - \exp(-x)}{\exp(x) + \exp(-x)}$$

Hard–Tanh函数可以看作放大并平移的逻辑函数，其值域是（–1，1）。

ReLU函数，也叫修正函数，是目前深度神经网络中经常使用的激活函数。ReLU实际上是一个斜坡函数，定义为

$$\mathrm{ReLU}(x) = \begin{cases} x & x \geqslant 0 \\ 0 & x < 0 \end{cases} = \max(0, x)$$

ReLU函数的优点是，采用ReLU的神经元只需要进行加、乘和比较的操作，计算更加高效。ReLU函数也被认为具有生物学合理性，比如单侧抑制、宽兴奋边界（即兴奋程度可以非常高）。而其缺点为，ReLU函数的输出是非零中心化的，给后一层的神经网络引入偏置偏移，会影响梯度下降的效率。此外，ReLU神经元在训练时比较容易"死亡"，也就是说某个神经元可能在训练过程中永远不可能被激活。

此外，基于ReLU函数的特点，研究人员还提出了带泄露的ReLU、带参数的ReLU、ExponentialLU、Gaussian Error LU等函数，其他还有Softplus函数、Swish函数、Maxout单元等函数[18-19]。

2. 网络结构

一个生物神经细胞的功能比较简单，而人工神经元只是生物神经细胞的理想化和简单实现，功能更加简单。要想模拟人脑的能力，单一的神经元是远远不够的，需要通过很多神经元一起协作来实现复杂的功能。这样通过一定的连接方式

或信息传递方式进行协作的神经元可以看作一个网络，就是神经网络。

到目前为止，研究者发明了各种各样的神经网络结构。目前常用的神经网络结构有前馈网络、记忆网络与图网络[19]。

3. 前馈神经网络

前馈神经网络是最早发明的简单人工神经网络[20]。前馈神经网络由多层的逻辑回归模型（连续的非线性函数）组成。在前馈神经网络中，各神经元分别属于不同的层。每一层的神经元可以接收前一层神经元的信号，并产生信号输出到下一层。第0层称为输入层，最后一层称为输出层，其他中间层称为隐藏层。整个网络中无反馈，信号从输入层向输出层单向传播。

前馈神经网络具有很强的拟合能力，常见的连续非线性函数都可以用前馈神经网络来近似。根据通用近似定理，神经网络在某种程度上可以作为一个"万能"函数来使用，可以用来进行复杂的特征转换，或逼近一个复杂的条件分布。

在机器学习中，输入样本的特征对分类器的影响很大。以监督学习为例，好的特征可以极大提高分类器的性能。因此，要取得好的分类效果，需要将样本的原始特征向量x转换为更有效的特征向量$\varphi(x)$，这个过程叫作特征抽取。

多层前馈神经网络可以看作一个非线性复合函数$\varphi: R^D \to R^{D'}$，将输入$x \in R^D$映射到输出$\varphi(x) \in R^{D'}$。因此，多层前馈神经网络也可以看成一种特征转换方法，其输出$\varphi(x)$作为分类器的输入进行分类。

梯度下降法需要计算损失函数对参数的偏导数，如果通过链式法则逐一对每个参数进行求偏导比较低效。在神经网络的训练中常使用反向传播算法来高效地计算梯度。

4. 反向传播算法

假设采用随机梯度下降进行神经网络参数学习，给定一个样本(x, y)，将其输入神经网络模型中，得到网络输出为$\hat{y}$。假设损失函数为$L(y, \hat{y})$，要进行参数学习就需要计算损失函数关于每个参数的导数[20]。

不失一般性，对第l层中的参数$W(l)$和$b(l)$计算偏导数。因为$\dfrac{\partial L(y, \hat{y})}{\partial W^{(l)}}$的计算涉及向量对矩阵的微分，十分繁琐，因此先计算$L(y, \hat{y})$关于参数矩阵中

每个元素的偏导数 $\dfrac{\partial L\left(y,\hat{y}\right)}{\partial w_{ij}^{(l)}}$。根据链式法则，有

$$\frac{\partial L\left(y,\hat{y}\right)}{\partial w_{ij}^{(l)}}=\frac{\partial z^{(l)}}{\partial w_{ij}^{(l)}}\frac{\partial L\left(y,\hat{y}\right)}{\partial z^{(l)}}$$

$$\frac{\partial L\left(y,\hat{y}\right)}{\partial b^{(l)}}=\frac{\partial z^{(l)}}{\partial b^{(l)}}\frac{\partial L\left(y,\hat{y}\right)}{\partial z^{(l)}}$$

上式中的第二项都是目标函数关于第 l 层的神经元 $z\left(l\right)$ 的偏导数，称为

误差项，可以一次计算得到。这样只需要计算三个偏导数，分别为 $\dfrac{\partial z^{(l)}}{\partial w_{ij}^{(l)}}$，

$\dfrac{\partial z^{(l)}}{\partial b^{(l)}}$，$\dfrac{\partial L\left(y,\hat{y}\right)}{\partial z^{(l)}}$。

下面分别来计算这三个偏导数。

（1）计算偏导数 $\dfrac{\partial z^{(l)}}{\partial w_{ij}^{(l)}}$。

因 $z\left(l\right)=W^{(l)}a^{(l-1)}+b^{(l)}$，偏导数

$$\frac{\partial z^{(l)}}{\partial w_{ij}^{(l)}}=\left[\frac{\partial z_1^{(l)}}{\partial w_{ij}^{(l)}},\frac{\partial z_2^{(l)}}{\partial w_{ij}^{(l)}},\cdots,\frac{\partial z_{M_l}^{(l)}}{\partial w_{ij}^{(l)}}\right]$$

$$=\left[0,\cdots,\frac{\partial\left(w_i^{(l)}a^{(l-1)}\right)+b_i^{(l)}}{\partial w_{ij}^{(l)}},\cdots,0\right]$$

$$=\left[0,\cdots,a_j^{(l-1)},\cdots,0\right]$$

$$\triangleq I_i\left(a_j^{(l-1)}\right)$$

其中 $w_i^{(l)}$ 为权重矩阵 $W\left(l\right)$ 的第 i 行，$I_i\left(a_j^{(l-1)}\right)$ 表示第 i 个元素为 $a_j^{(l-1)}$，其余

为 0 的行向量。

（2）计算偏导数 $\dfrac{\partial z^{(l)}}{\partial b^{(l)}}$。

因为 $z(l)$ 和 $b(l)$ 的函数关系为 $z(l) = W^{(l)}a^{(l-1)} + b^{(l)}$，所以偏导数

$$\frac{\partial z^{(l)}}{\partial b^{(l)}} = I_{M_l} \in R^{M_l \times M_l}$$

为 $M_l \times M_l$ 的单位矩阵。

（3）计算偏导数 $\dfrac{\partial L(y, \hat{y})}{\partial z^{(l)}}$。

偏导数 $\dfrac{\partial L(y, \hat{y})}{\partial z^{(l)}}$ 表示第 l 层神经元对最终损失的影响，也反映了最终损失对第 l 层神经元的敏感程度，因此一般称为第 l 层神经元的误差项，用 $\delta^{(l)}$ 来表示。

$$\delta^{(l)} \triangleq \frac{\partial L(y, \hat{y})}{\partial z^{(l)}} \in R^{M_l}$$

误差项 $\delta^{(l)}$ 也间接反映了不同神经元对网络能力的贡献程度，从而比较好地解决了贡献度分配问题。根据 $z^{(l+1)} = W^{(l+1)}a^{(l+1)} + b^{(l+1)}$，有

$$\frac{\partial z^{(l+1)}}{\partial a^{(l)}} = \left(W^{(l+1)}\right)^T \in R^{M_l \times M_l}$$

根据 $a^{(l)} = f_l(z^{(l)})$，其中 $f_l(\cdot)$ 为按位计算的函数，因此有

$$\frac{\partial a^{(l)}}{\partial z^{(l)}} = \frac{\partial f_l(z^{(l)})}{\partial z^{(l)}} = \mathrm{diag}\left(f_l' z^{(l)}\right) \in R^{M_l \times M_l}$$

因此，根据链式法则，第 l 层的误差项为

$$\delta^{(l)} \triangleq \frac{\partial L(y, \hat{y})}{\partial z^{(l)}} = \frac{\partial a^{(l)}}{\partial z^{(l)}} \frac{\partial z^{(l+1)}}{\partial a^{(l)}} \frac{\partial L(y, \hat{y})}{\partial z^{(l+1)}}$$

$$= \mathrm{diag}\left(f_l' z^{(l)}\right)\left(W^{(l+1)}\right)^T \delta^{(l+1)} = f_l' z^{(l)} \odot \left(W^{(l+1)}\right)^T \delta^{(l+1)}$$

其中 $\odot$ 是向量的哈达玛积运算符，表示每个元素相乘。从上式可以看出，第 l 层的误差项可以通过第 $l+1$ 层的误差项计算得到，这就是误差的反向传播。反向传播算法的含义是：第 l 层的一个神经元的误差项（或敏感性）是所有与该神

经元相连的第$l+1$层的神经元的误差项的权重和。然后，乘上该神经元激活函数的梯度。

神经网络的参数学习比线性模型要更困难，主要原因有两点：非凸优化问题和梯度消失问题。

2.2.2.2 卷积神经网络

卷积神经网络是一种具有局部连接、权重共享等特性的深层前馈神经网络[21]。卷积神经网络最早主要用来处理图像信息。在用全连接前馈网络来处理图像时，会存在以下两个问题：

（1）参数太多：如果输入图像大小为100×100×3（即图像高度为100像素，宽度为100像素以及RGB 3个颜色通道），在全连接前馈网络中，第一个隐藏层的每个神经元到输入层都有100×100×3＝30 000个互相独立的连接，每个连接均对应一个权重参数。随着隐藏层神经元数量的增多，参数的规模也会急剧增大。这会导致整个神经网络的训练效率非常低，也很容易出现过拟合[22]。

（2）局部不变性特征：自然图像中的物体都具有局部不变性特征，比如尺度缩放、平移、旋转等操作不影响其语义信息。而全连接前馈网络很难提取这些局部不变性特征，一般需要进行数据增强来提高性能。

卷积神经网络是受生物学上感受野机制的启发而提出的。感受野机制主要是指听觉、视觉等神经系统中一些神经元的特性，即神经元只接受其所支配的刺激区域内的信号。在视觉神经系统中，视觉皮层中的神经细胞的输出依赖于视网膜上的光感受器。视网膜上的光感受器受刺激兴奋时，将神经冲动信号传到视觉皮层，但不是所有视觉皮层中的神经元都会接受这些信号。一个神经元的感受野是指视网膜上的特定区域，只有这个区域内的刺激才能够激活该神经元。

目前的卷积神经网络一般是由卷积层、汇聚层和全连接层交叉堆叠而成的，卷积神经网络有三个结构上的特性：局部连接、权重共享以及汇聚。这些特性使卷积神经网络具有一定程度上的平移、缩放和旋转不变性。和前馈神经网络相比，卷积神经网络的参数更少[23-26]。

卷积神经网络主要应用在图像和视频分析的各种任务（比如图像分类、人脸识别、物体识别、图像分割等）上，其准确率一般远远高于其他的神经网络模型。近年来卷积神经网络也被广泛地应用到自然语言处理、推荐系统等领域。

2.2.2.3 循环神经网络

循环神经网络是一类具有短期记忆能力的神经网络，如图2-2所示。在循环神经网络中，神经元不但可以接受其他神经元的信息，也可以接受自身神经元的信息，形成具有环路的网络结构。和前馈神经网络相比，循环神经网络更加符合生物神经网络的结构。循环神经网络已经被广泛应用在语音识别、语言模型以及自然语言生成等任务上[27]。

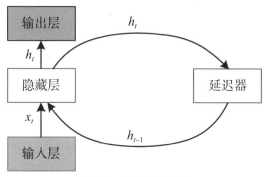

图2-2　循环神经网络

循环神经网络的参数学习可以通过随时间反向传播算法来进行。随时间反向传播算法即按照时间的逆序将错误信息一步步地往前传递。当输入序列比较长时，会存在梯度爆炸或消失问题，也称为长程依赖问题。为了解决这个问题，人们对循环神经网络进行了很多的改进，其中最有效的改进方式为引入门控机制，包括有选择地加入新的信息，并有选择地遗忘之前累积的信息。这一类网络可以称为基于门控的循环神经网络。当前，基于门控的循环神经网络中，长短期记忆网络和门控循环单元网络比较热门。

长短期记忆（long short-term memory，LSTM）网络是循环神经网络的一个变体，可以有效地解决简单循环神经网络的梯度爆炸或消失问题[28]。

根据已有的方法解决梯度消失问题，提出改变模型，比如让 $U=I$，同时令

$$\frac{\partial h_t}{\partial h_{t-1}}=I$$ 为单位矩阵，即：

$$h_t=h_{t-1}+g\left(x_t;\theta\right)$$

其中 $g(\cdot)$ 是一个非线性函数，θ 为参数。上式中，h_t 和 h_{t-1} 之间为线性依赖

关系，且权重系数为1，这样就不存在梯度爆炸或消失问题。但这种改变也丢失了神经元在反馈边上的非线性激活的性质，从而也降低了模型的表示能力。因此提出更进一步的改进方法：

$$h_t = h_{t-1} + g(x_t, h_{t-1}; \theta)$$

这样h_t和h_{t-1}之间既有线性关系，也有非线性关系，并且可以缓解梯度消失问题。但这种改进依然存在两个问题：

梯度爆炸问题：令$z_k = Uh_{k-1} + W_{xk+b}$为在第$k$时刻函数$g(\cdot)$的输入，在计算误差项$\delta_{t,k} = \dfrac{\partial L_t}{\partial z_k}$时，梯度可能会过大，从而导致梯度爆炸问题。

记忆容量问题：随着h_t不断累积存储新的输入信息，会发生饱和现象。假设$g(\cdot)$为逻辑函数，则随着时间t的增长，h_t会变得越来越大，从而导致h变得饱和。也就是说，隐状态h_t可以存储的信息是有限的，随着记忆单元存储的内容越来越多，其丢失的信息也越来越多。

在上式的基础上，LSTM网络主要从以下两个方面进行改进。

新的内部状态：LSTM网络引入一个新的内部状态$c_t \in R^D$专门进行线性的循环信息传递，同时（非线性地）输出信息给隐藏层的外部状态$h_t \in R^D$。在每个时刻t，LSTM网络的内部状态c_t记录了到当前时刻为止的历史信息。

门控机制：在数字电路中，门为一个二值变量$\{0, 1\}$。0代表关闭状态，不许任何信息通过；1代表开放状态，允许所有信息通过。LSTM网络引入门控机制来控制信息传递的路径。这三个"门"分别为输入门、遗忘门和输出门。这三个门的作用分别为：输入门控制当前时刻的候选状态有多少信息需要保存；遗忘门控制上一个时刻的内部状态需要遗忘多少信息；输出门控制当前时刻的内部状态有多少信息需要输出给外部状态。

记忆循环神经网络中的隐状态存储了历史信息，可以看作一种记忆。在简单循环网络中，隐状态每个时刻都会被重写，因此可以看作一种短期记忆。在神经网络中，长期记忆可以看作网络参数，隐含了从训练数据中学到的经验，其更新周期要远远长于短期记忆。而在LSTM网络中，记忆单元c可以在某个时刻捕捉到某个关键信息，并有能力将此关键信息保存一定的时间。记忆单元c中保存信息的生命周期要长于短期记忆h，但又远远短于长期记忆，因此称为长短期记忆。长短期记忆是指长的"短期记忆"。

LSTM网络是目前为止最成功的循环神经网络模型，被成功应用在很多领域，比如语音识别、机器翻译、语音模型以及文本生成。LSTM网络通过引入线性连接来缓解长距离依赖问题。虽然LSTM网络取得了很大的成功，但其结构的合理性一直受到广泛关注。人们不断尝试对其进行改进来寻找最优结构，比如减少门的数量、提高并行能力等。

LSTM网络的线性连接以及门控机制是一种十分有效且避免梯度消失问题的方法[28]。这种机制也可以用在深层的前馈网络中，比如残差网络和高速网络都通过引入线性连接来训练非常深的卷积网络。对于循环神经网格，这种机制也可以用在非时间维度上，比如Gird LSTM网络等。

门控循环单元网络是一种比LSTM网络更加简单的循环神经网络[29-30]。GRU网络引入门控机制来控制信息更新的方式。和LSTM不同，GRU不引入额外的记忆单元，GRU网络也是在公式 $h_t = h_{t-1} + g(x_t, h_{t-1}; \theta)$ 的基础上引入一个更新门来控制当前状态需要从历史状态中保留多少信息（不经过非线性变换），以及需要从候选状态中接受多少新信息。

循环神经网络可以被应用到很多不同类型的机器学习任务中。根据这些任务的特点可以分为以下几种模式：序列到类别模式、同步的序列到序列模式、异步的序列到序列模式。

如果将循环神经网络按时间展开，每个时刻的隐状态 h_t 看作一个节点，那么这些节点构成一个链式结构，每个节点 t 均收到其父节点的消息，更新自己的状态，并传递给其子节点。而链式结构是一种特殊的图结构，可以比较容易地将这种消息传递的思想扩展到任意的图结构上。

2.2.2.4 网络优化与正则化

虽然神经网络具有非常强的表达能力，但是将神经网络模型应用到机器学习中时依然存在一些难点问题。主要是优化问题与泛化问题。

1. 优化算法

目前，深度神经网络的参数学习主要是通过梯度下降法来寻找一组可以最小化结构风险的参数。在具体实现中，梯度下降法可以分为批量梯度下降、随机梯度下降以及小批量梯度下降三种形式[31]。根据不同的数据量和参数量，可以选择一种具体的实现形式。

研究人员发现，批量训练中批量的大小对训练效果有较大影响。具体来说就是批量越大，下降效果越明显，并且下降曲线越平滑；而如果按整个数据集上的回合数来看，则是批量样本数越小，下降效果越明显。适当小的批量会产生更快的收敛[32]。

从经验上看，学习率对训练效果的影响也较为显著。学习率在一开始要保持大些来保证收敛速度，在收敛到最优点附近时要小些以避免来回振荡。比较简单的学习率调整可以通过学习率衰减的方式来实现，也称为学习率退火。

除了调整学习率之外，还可以进行梯度估计的修正。在随机（小批量）梯度下降法中，如果每次选取样本数量比较小，损失会呈现振荡的方式下降。也就是说，随机梯度下降方法中每次迭代的梯度估计和整个训练集上的最优梯度并不一致，具有一定的随机性。一种有效地缓解梯度估计随机性的方式是通过使用最近一段时间内的平均梯度来代替当前时刻的随机梯度来作为参数更新的方向，从而提高优化速度[32]。

2. 参数初始化

神经网络的参数学习是一个非凸优化问题。当使用梯度下降法来优化网络参数时，参数初始值的选取就显得十分关键，它关系到网络的优化效率和泛化能力。参数初始化的方式通常有预训练初始化、随机初始化和固定值初始化。

3. 数据预处理

收集的样本可能存在量纲不一、尺度差距大等问题，因此需要对数据进行预处理。

归一化方法泛指把数据特征转换为相同尺度的方法，比如把数据特征映射到 [0，1] 或 [-1，1] 区间内，或者映射为服从均值为0、方差为1的标准正态分布。归一化的方法有很多种，比如之前我们介绍的Sigmoid型函数等都可以将不同尺度的特征挤压到一个比较受限的区间。将传统机器学习中的数据归一化方法应用到深度神经网络中，对神经网络中隐藏层的输入进行归一化，从而使得网络更容易训练，这种方法叫作逐层归一化[33-35]。

4. 超参数优化

在神经网络中，除了可学习的参数之外，还存在很多超参数。这些超参数对网络性能的影响也很大。不同的机器学习任务往往需要不同的超参数。常见的超参数有以下三类：

网络结构，包括神经元之间的连接关系、层数、每层的神经元数量、激活函数的类型等。

优化参数，包括优化方法、学习率、小批量的样本数量等。

正则化系数。

超参数优化主要存在两方面的困难：超参数优化是一个组合优化问题，无法像一般参数那样通过梯度下降方法来优化，也没有一种通用有效的优化方法；评估一组超参数配置的时间代价非常高，从而导致一些优化方法（比如演化算法）在超参数优化中难以应用。

常用的超参数优化方法有网格搜索、随机搜索、贝叶斯优化、动态资源分配、神经架构搜索等[36]。

5. 网络正则化

机器学习模型的关键是泛化问题，即在样本真实分布上的期望风险最小化。而训练数据集上的经验风险最小化和期望风险最小化并不一致。由于神经网络的拟合能力非常强，其在训练数据上的错误率往往都可以降到非常低，甚至可以到0，从而导致过拟合。因此，如何提高神经网络的泛化能力反而成为影响模型能力的最关键因素。

正则化是一类通过限制模型复杂度，从而避免过拟合、提高泛化能力的方法，比如引入约束、增加先验、提前停止等。在传统的机器学习中，提高泛化能力的方法主要是限制模型复杂度，比如采用L1和L2正则化等方式。而在训练深度神经网络时，特别是在过度参数化时，L1和L2正则化的效果往往不如在浅层机器学习模型中显著。因此训练深度学习模型时，往往还会使用其他的正则化方法，比如数据增强、提前停止、丢弃法、集成法等。

2.2.2.5 注意力机制与外部记忆

神经网络中可以存储的信息量称为网络容量。一般来讲，利用一组神经元来存储信息时，其存储容量和神经元的数量以及网络的复杂度成正比。要存储的信息越多，神经元数量就要越多或者网络就要越复杂，进而导致神经网络的参数成倍地增加。

人类脑部的生物神经网络同样存在网络容量问题，大脑神经系统有两个重要机制可以解决信息过载问题：注意力机制和外部记忆[37]。

1. 注意力机制

在目前的神经网络模型中，我们可以将最大汇聚、门控机制近似地看作自下而上的基于显著性的注意力机制。

为了从N个输入向量$[x_1, \cdots, x_N]$中选择出和某个特定任务相关的信息，需要引入一个和任务相关的表示，称为查询向量，并通过一个打分函数来计算每个输入向量和查询向量之间的相关性。

给定一个和任务相关的查询向量q，查询向量q可以是动态生成的，也可以是可学习的参数。用注意力变量$z \in [1, N]$来表示被选择信息的索引位置，即$z = n$表示选择了第n个输入向量。为了方便计算，可采用一种"软性"的信息选择机制。首先计算在给定q和X下，选择第n个输入向量的概率α_n。α_n可以解释为在给定任务相关的查询向量q时，第n个输入向量受关注的程度。采用一种"软性"的信息选择机制对输入信息进行汇总。

$$\text{att}(X, q) = \sum_{n=1}^{N} \alpha_n x_n = E_{z \sim p(z|X,q)}[x_z]$$

上式称为软性注意力机制。除了软性注意力机制模型外，还有一些其他模型，例如硬性注意力、键值对注意力、多头注意力、结构化注意力、指针网络[38]。

2. 外部记忆

为了增加网络容量，可以引入辅助记忆单元，将一些和任务相关的信息保存在辅助记忆中，在需要时再进行读取，这样可以有效地增加网络容量。这个引入的辅助记忆单元一般称为外部记忆，以区别于循环神经网络的内部记忆（即隐状态）[39]。这种装备外部记忆的神经网络也称为记忆增强神经网络（memory augmented neural network，MANN），或简称为记忆网络（memory network，MN）。

记忆网络的典型结构如图2-3所示，一般由以下四个模块构成。

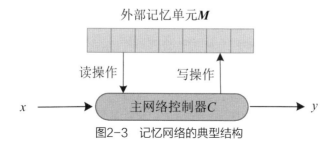

图2-3　记忆网络的典型结构

主网络控制器C：也称控制器，负责信息处理以及与外界的交互（接受外界的输入信息并产生输出到外界）。主网络还同时通过读写模块和外部记忆进行交互。

外部记忆单元M：外部记忆单元用来存储信息，一般可以分为很多记忆片段，这些记忆片段按照一定的结构来进行组织。记忆片段一般用向量来表示，外部记忆单元可以用一组向量$M = [m_1, \cdots, m_N]$来表示。这些向量的组织方式可以是集合、树、栈或队列等。大部分信息存储于外部记忆中，不需要全时参与主网络的运算。

读取模块R：根据主网络生成的查询向量q_r，从外部记忆单元中读取相应的信息$r = R(M, q_r)$。

写入模块W：根据主网络生成的查询向量q_w和要写入的信息a来更新外部记忆$M = W(M, q_w, a)$。

记忆增强神经网络的代表性模型有神经图灵机、端到端记忆网络、动态记忆网络等。此外，基于神经动力学的联想记忆也可以作为一种外部记忆，并具有更好的生物学解释性。Hopfield将能量函数的概念引入神经网络模型中，提出了Hopfield网络[40]。Hopfield网络在旅行商问题上获得了当时最好的结果，引起轰动。目前人工神经网络中的外部记忆模型结构还比较简单，需要借鉴神经科学的研究成果，提出更有效的记忆模型，增加网络容量。

2.2.2.6 无监督学习

无监督学习是指从无标签的数据中学习得到一些有用的模式。无监督学习算法一般直接从原始数据中学习，不借助于任何人工标签或者反馈等指导信息[2]。如果监督学习是建立输入–输出之间的映射关系，那么无监督学习就是发现隐藏的数据中的有价值信息，包括有效的特征、类别、结构以及概率分布等[41]。典型的无监督学习问题可以分为无监督特征学习、概率密度估计、聚类等。

无监督特征学习是从无标签的训练数据中挖掘有效的特征或表示。无监督特征学习一般用来进行降维、数据可视化或监督学习前期的数据预处理。常见的无监督特征学习包括主成分分析、稀疏编码、自编码器等方法。

概率密度估计简称密度估计，是根据一组训练样本来估计样本空间的概率密度。密度估计分为参数密度估计和非参数密度估计。参数密度估计是假设数据服从某个已知概率密度函数形式的分布（比如高斯分布），然后根据训练样本去估計概率密度函数的参数。非参数密度估计是不假设数据服从某个已知分布，只利用训练样本对密度进行估计，可以进行任意形状密度的估计。非参数密度估计的方法有直方图、核密度估计等。

聚类是将一组样本根据一定的准则划分到不同的组（也称为簇）。一个比较通用的准则是组内样本的相似性要高于组间样本的相似性。常见的聚类算法包括K-Means算法、谱聚类等。

2.2.2.7　模型独立的学习方式

在实际应用中，当展开机器学习时，存在一些具体的困难，比如训练任务和目标任务的数据分布不一致、训练数据过少等。这时机器学习的应用会受到很大的限制。并且在很多场合中，往往需要一个可以快速地适应新任务的模型。因此，人们开始关注一些新的学习方式，其中最主要的是"模型独立"的学习方式。例如集成学习、协同学习、自训练、多任务学习、迁移学习、终身学习、小样本学习、元学习等。这里"模型独立"是指这些学习方式不限于具体的模型，不管是前馈神经网络、循环神经网络还是其他模型。然而，一种学习方式往往会对符合某种特性的模型更加青睐，比如集成学习往往和方差大的模型组合时效果显著。

集成学习可以通过某种策略将多个模型集成起来，通过群体决策来提高决策准确率。集成学习首要的问题是如何集成多个模型。比较常用的集成策略有直接平均、加权平均等。

为了得到更好的集成效果，要求每个模型之间具备一定的差异性。并且随着模型数量的增加，其错误率也会下降，并趋近于0。为了增加模型之间的差异性，可以采取自助投票（Bagging）和自适应提升（Boosting）这两类方法。

Bagging是通过提升不同模型的训练数据集的独立性来提高不同模型之间的独立性。在原始训练集上进行有放回的随机采样，得到M个比较小的训练集并训练M个模型，然后通过投票的方法得到模型集的分类结果。

Boosting是按照一定的顺序来先后训练不同的基模型，每个模型都针对前序模型的错误进行专门训练[42]。根据前序模型的结果，来调整训练样本的权重，从而增加不同基模型之间的差异性。Boosting是一种非常强大的集成方法，只要基模型的准确率比随机猜测高，就可以通过集成方法来显著地提高集成模型的准确率。Boosting的代表性方法有Ada Boost。

自训练，也叫自举法，是一种非常简单的半监督学习算法[43]。首先使用标注数据来训练一个模型，并使用这个模型来预测无标注样本的标签，把预测置信度比较高的样本及其预测的伪标签加入训练集，然后重新训练新的模型，并不断重复这个过程。

协同训练是自训练的一种改进方法，通过两个基于不同视角的分类器来互相促进。很多数据都有相对独立的不同视角。比如互联网上的每个网页都由两种视角组成：文字内容和指向其他网页的链接。如果要确定一个网页的类别，既可根据文字内容来判断，也可根据网页之间的链接关系来判断[44]。

多任务学习是指同时学习多个相关任务，让这些任务在学习过程中共享知识，利用多个任务之间的相关性来提高模型在每个任务上的性能和泛化能力[45]。多任务学习可以看作一种归纳迁移学习，即通过利用包含在相关任务中的信息作为归纳偏置来提高泛化能力。

迁移学习是指两个不同领域的知识迁移过程，利用源领域D_S中学到的知识来帮助完成目标领域D_T上的学习任务[46]。源领域的训练样本数量一般远大于目标领域。迁移学习根据不同的迁移方式又分为两个类型：归纳迁移学习和转导迁移学习。这两个类型分别对应两个机器学习的范式：归纳学习和转导学习。一般的机器学习是指归纳学习，即希望在训练数据集上学习到使得期望风险（即真实数据分布上的错误率）最小的模型。而转导学习的目标是学习一种在给定测试集上错误率最小的模型，其在训练阶段可以利用测试集的信息。

终身学习，也叫持续学习，是指像人类一样具有持续不断的学习能力，根据历史任务中学到的经验和知识来帮助学习不断出现的新任务，并且这些经验和知识是持续累积的，不会因为新的任务而忘记旧的知识[47]。在终身学习中，假设一个终身学习算法已经在历史任务T_1，T_2，$\cdots$，T_m上学习到一个模型，当出现一个新任务T_{m+1}时，这个算法可以根据过去在m个任务上学习的知识来帮助学习第$m+1$个任务，同时累积所有的$m+1$个任务上的知识。在终身学习中，一个关键的问题是如何避免灾难性遗忘，即按照一定顺序学习多个任务时，在学习新任务的同时不忘记先前学会的历史任务。当前也已经提出较多方法解决该问题，例如弹性权重巩固方法。

元学习，也称学习的学习。元学习的目的是从已有任务中学习一种学习方法或元知识，可以加速新任务的学习。元学习主要关注如何在多个不同任务上学习一种可泛化的快速学习能力[48]。

2.2.3 进阶模型

随着机器学习基础模型的不断发展和成熟，在解决一些具体问题时，研究人员结合其他领域的理论方法，提出了更加复杂的机器学习模型。主要的进阶模型包括概率图模型、深度信念模型、深度生成模型、深度强化学习和序列生成模型。

2.2.3.1 概率图模型

概率图模型，简称图模型，是指一种用图结构来描述多元随机变量之间条件独立关系的概率模型，其给研究高维空间中的概率模型带来了很大的便捷性[11]。

对于一个K维随机向量$X=[X_1, X_2, \cdots, X_K]^\top$，其联合概率为高维空间中的分布，一般难以直接建模。一种有效减少参数量的方法是独立性假设。将一个K维随机向量X的联合概率分解为K个条件概率的乘积。

$$p(x) \triangleq P(X=x) = \prod_{k=1}^{K} p(x_k \mid x_1, \cdots, x_{k-1})$$

其中x_k表示变量X_K的取值。如果某些变量之间存在条件独立，其参数量就可以大幅减少。

当概率模型中的变量数量比较多时，其条件依赖关系也比较复杂。可以使用图结构的方式将概率模型可视化，以一种直观、简单的方式描述随机变量之间的条件独立性，还可以将一个复杂的联合概率模型分解为一些简单条件概率模型的组合。图模型有三个基本问题。

模型表示问题：对于一个概率模型，如何通过图结构来描述变量之间的依赖关系。

学习问题：图模型的学习包括参数的学习和图结构的学习。

推断问题：在已知部分变量时，计算其他变量的条件概率分布。

很多机器学习模型都可以归结为概率模型，即建模输入和输出之间的条件概率分布。因此，图模型提供了一种新的角度来解释机器学习模型，并且这种角度有很多优点，比如可以了解不同机器学习模型之间的联系、方便设计新模型等。

在机器学习中，图模型越来越多地用于设计和分析各种学习算法。目前，概率图模型已经是一个非常庞大的研究领域，涉及众多的模型和算法，图2-4给出了概率图模型所涵盖的内容[49]。

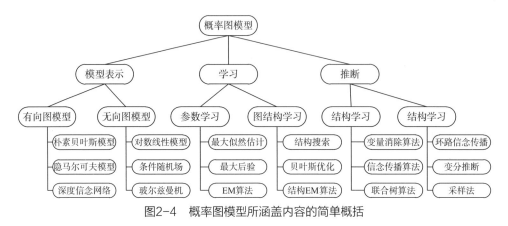

图2-4　概率图模型所涵盖内容的简单概括

2.2.3.2　深度信念网络

深度信念网络中包含很多层的隐变量，可以有效地学习数据的内部特征表示，也可以作为一种有效的非线性降维方法。这些学习到的内部特征表示包含了数据更高级的、有价值的信息，因此十分有助于后续的分类和回归等任务[50]。

玻尔兹曼机和深度信念网络都是生成模型，借助隐变量来描述复杂的数据分布[51]。作为概率图模型，玻尔兹曼机和深度信念网络的共同问题是推断和学习问题。因为这两种模型都比较复杂，并且都包含隐变量，它们的推断和学习一般通过马尔科夫链蒙特卡洛方法来进行近似估计。这两种模型和神经网络有很强的对应关系，从一定程度上来讲也可称为随机神经网络。

2.2.3.3　深度生成模型

概率生成模型，简称生成模型，是概率统计和机器学习领域的一类重要模型，指一系列用于随机生成可观测数据的模型。假设在一个连续或离散的高维空间X中，存在一个随机向量X服从一个未知的数据分布$p_r(x)$，$x \in X$。生成模型根据一些可观测的样本$x_{(1)}$，$x_{(2)}$，$\cdots$，$x_{(N)}$来学习一个参数化的模型$p_\theta(x)$以近似未知分布$p_r(x)$，并可以用这个模型来生成一些样本，使得"生成"的样本和"真实"的样本尽可能地相似。生成模型通常具备两个基本功能：概率密度估计（简称密度估计）和生成样本（采样）。

生成模型的应用十分广泛，可以用来建模不同的数据，比如图像、文本、声音等。但对于一个高维空间中的复杂分布，密度估计和生成样本通常都不容易实现，原因在于：一是高维随机向量一般比较难以直接建模，需要通过一些条件独立性来简化模型；二是给定一个已建模的复杂分布，也缺乏有效的采样方法。

深度生成模型就是利用深度神经网络可以近似任意函数的能力来建模一个复杂分布$p_r(\boldsymbol{x})$或直接生成符合分布$p_r(\boldsymbol{x})$的样本。

1. 概率生成模型

给定一组数据$D=\left\{x(n)\right\}_{n=1}^{N}$，假设它们都是独立地从相同的概率密度函数为$p_r(\boldsymbol{x})$的未知分布中产生的。密度估计是根据数据集$D$来估计其概率密度函数$p_\theta(\boldsymbol{x})$。在机器学习中，密度估计是一类无监督学习问题。如果要建模含隐变量的分布，如图2-5（a）所示，就需要利用EM算法来进行密度估计。而在EM算法中，需要估计条件分布$p(\boldsymbol{x}|\boldsymbol{z};\theta)$以及近似后验分布$p(\boldsymbol{z}|\boldsymbol{x};\theta)$。当这两个分布比较复杂时，我们可以利用神经网络来进行建模，这就是变分自编码器的思想。

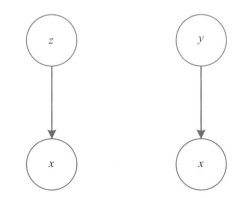

(a) 含隐变量的生成模型　　（b）带标签的生成模型

图2-5　生成模型

生成样本就是给定一个概率密度函数为$p_\theta(\boldsymbol{x})$的分布，生成一些服从这个分布的样本，也称为采样。

对于图2-5（a）中的图模型，在得到两个变量的局部条件概率$p_\theta(\boldsymbol{z})$和$p_\theta(\boldsymbol{x}|\boldsymbol{z})$之后，就可以生成数据$\boldsymbol{x}$，具体过程可以分为两步进行：

（1）根据隐变量的先验分布$p_\theta(\boldsymbol{z})$进行采样，得到样本$\boldsymbol{z}$。

（2）根据条件分布$p_\theta(\boldsymbol{x}|\boldsymbol{z})$进行采样，得到样本$\boldsymbol{x}$。

为了便于采样，通常$p_\theta(\boldsymbol{x}|\boldsymbol{z})$不能太过复杂。因此，另一种生成样本的思想是从一个简单分布$p(\boldsymbol{z})$，$\boldsymbol{z}\in\mathbb{Z}$（比如标准正态分布）中采集一个样本$\boldsymbol{z}$，并利用一个深度神经网络$g$：$\mathbb{Z}\to\mathbb{X}$使$g(\boldsymbol{z})$服从$p_r(\boldsymbol{x})$。这样，就可以避免密度估计问题，并有效降低生成样本的难度，这正是生成对抗网络的思想。

2. 变分自编码器

变分自编码器是一种深度生成模型，其思想是利用神经网络来分别建模两个复杂的条件概率密度函数。

（1）用神经网络来估计变分分布$q(\boldsymbol{z};\varphi)$，称为推断网络。理论上$q(\boldsymbol{z};\varphi)$可以不依赖$\boldsymbol{x}$。但由于$q(\boldsymbol{z};\varphi)$的目标是近似后验分布$p(\boldsymbol{z}|\boldsymbol{x};\theta)$，它和$\boldsymbol{x}$相关，因此变分密度函数一般写为$q(\boldsymbol{z}|\boldsymbol{x};\varphi)$。推断网络的输入为$\boldsymbol{x}$，输出为变分分布$q(\boldsymbol{z}|\boldsymbol{x};\varphi)$。

（2）用神经网络来估计概率分布$p(\boldsymbol{x}|\boldsymbol{z};\theta)$，称为生成网络。生成网络的输入为$\boldsymbol{z}$，输出为概率分布$p(\boldsymbol{x}|\boldsymbol{z};\theta)$。将推断网络和生成网络合并就得到了变分自编码器的整个网络结构，如图2-6所示。其中实线表示网络计算操作，虚线表示采样操作。

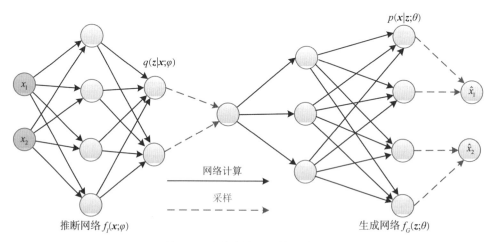

图2-6　变分自编码器的网络结构

①推断网络。为简单起见，假设$q(\boldsymbol{z}|\boldsymbol{x};\varphi)$是服从对角化协方差的高斯分布，则：

$$q(z\,|\,\boldsymbol{x};\varphi) = N\left(z;\boldsymbol{\mu}I,\sigma_I^2 I\right)$$

其中$\boldsymbol{\mu}I$和σ_I^2是高斯分布的均值和方差，可以通过推断网络$f_I(\boldsymbol{x};\varphi)$来预测。其中推断网络$f_I(\boldsymbol{x};\varphi)$可以是一般的全连接网络或卷积网络。推断网络的目标是使得$q(z|\boldsymbol{x};\varphi)$尽可能接近真实的后验$p(z|\boldsymbol{x};\theta)$，需要找到一组网络参数$\varphi*$来最小化两个分布的KL散度，即：

$$\varphi* = \arg\min_{\varphi} KL(q(z\,|\,\boldsymbol{x};\varphi), p(z\,|\,\boldsymbol{x};\theta))$$

然而，直接计算上面的KL散度是不可能的，因为$p(z|\boldsymbol{x};\theta)$一般无法计算。传统方法是利用采样或者变分法来近似推断。基于采样的方法效率很低且估计也不是很准确，所以一般使用的是变分推断方法，即用简单的分布q去近似复杂的分布$p(z|\boldsymbol{x};\theta)$。

②生成网络。生成模型的联合分布$p(\boldsymbol{x},z;\theta)$可以分解为两部分：隐变量$z$的先验分布$p(z;\theta)$和条件概率分布$p(\boldsymbol{x}|z;\theta)$。为简单起见，一般假设隐变量$z$的先验分布为各向同性的标准高斯分布$N(z|0,I)$。隐变量$z$的每一维之间都是独立的。条件概率分布$p(\boldsymbol{x}|z;\theta)$可以通过生成网络来建模。为简单起见，同样用参数化的分布族来表示条件概率分布$p(\boldsymbol{x}|z;\theta)$，这些分布族的参数可以通过生成网络计算得到。

生成网络$f_G(z;\theta)$的目标是找到一组网络参数$\theta*$来最大化证据下界$ELBO(q,\boldsymbol{x};\theta,\varphi)$，即$\theta* = \arg\max_{\theta} ELBO(q,\boldsymbol{x};\theta,\varphi)$。

推断网络和生成网络的目标都为最大化证据下界$ELBO(q,\boldsymbol{x};\theta,\varphi)$。因此，变分自编码器的总目标函数为：

$$\max_{\theta,\phi} ELBO(q,\boldsymbol{x};\theta,\varphi) = \max_{\theta,\varphi} E_{z\sim q(z;\varphi)}\left[\log\frac{p(\boldsymbol{x}\,|\,z;\theta)p(z;\theta)}{q(z;\varphi)}\right]$$

$$= \max_{\theta,\phi} E_{z\sim q(z;\phi)}\left[\log p(\boldsymbol{x}\,|\,z;\theta) - KL\left(q(z\,|\,\boldsymbol{x};\varphi), p(z;\theta)\right)\right]$$

其中$p(z;\theta)$为先验分布，θ和φ分别表示生成网络和推断网络的参数。

从最大期望（EM）算法角度来看，使用变分自编码器优化推断网络和生成网络的过程，可以分别看作EM算法中的E步和M步。但在变分自编码器中，这两步的目标合二为一，都是最大化证据下界。此外，变分自编码器可以看作神经网络和贝叶斯网络的混合体。贝叶斯网络中的所有节点都是随机变量。在变分自编码器中，我们仅仅将隐藏编码对应的节点看成随机变量，其他节点还是作为普通神经元。这样，编码器变成一个变分推断网络，而解码器变成一个将隐变量映射到观测变量的生成网络。

3. 生成对抗网络

之前介绍的深度生成模型，比如变分自编码器、深度信念网络等，都是显式地构建出样本的密度函数 $p(x;\theta)$，并通过最大似然估计来求解参数，称为显式密度模型。如果只希望有一个模型能生成符合数据分布 $p_r(x)$ 的样本，那么可以不显式地估计出数据分布的密度函数。假设在低维空间Z中有一个简单、容易采样的分布 $p(z)$，$p(z)$ 通常为标准多元正态分布 $N(0, I)$。我们用神经网络构建一个映射函数 $G: Z \rightarrow X$，称为生成网络。利用神经网络强大的拟合能力，使得 $G(z)$ 服从数据分布 $p_r(x)$。这种模型就称为隐式密度模型。所谓隐式模型就是指并不显式地建模 $p_r(x)$，而是建模数据的生成过程。图2-7给出了隐式模型生成样本的过程。

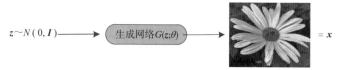

$$z \sim N(0, I) \longrightarrow \boxed{生成网络 G(z;\theta)} \longrightarrow \quad = x$$

图2-7　隐式模型生成样本的过程

隐式密度模型的一个关键是如何确保生成网络产生的样本一定服从真实的数据分布。既然不构建显式密度函数，就无法通过最大似然估计等方法来训练。生成对抗网络是通过对抗训练的方式使生成网络产生的样本服从真实数据分布[52]。在生成对抗网络中，有两个网络进行对抗训练。一个是判别网络，目标是尽量准确地判断一个样本是来自真实数据还是由生成网络产生；另一个是生成网络，目标是尽量生成判别网络无法区分来源的样本。这两个目标相反的网络不断地进行交替训练。当最后收敛时，如果判别网络再也无法判断出一个样本的来源，那么也就等价于生成网络可以生成符合真实数据分布的样本。生成对抗网络的流程图如图2-8所示。

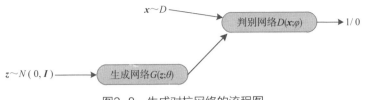

图2-8 生成对抗网络的流程图

（1）判别网络。

判别网络$D(\boldsymbol{x};\varphi)$的目标是区分出一个样本$\boldsymbol{x}$是来自真实分布$p_r(\boldsymbol{x})$还是来自生成模型$p_\theta(\boldsymbol{x})$，因此判别网络实际上是一个二分类的分类器。用标签$y=1$来表示样本来自真实分布，$y=0$表示样本来自生成模型，判别网络$D(\boldsymbol{x};\varphi)$的输出为$\boldsymbol{x}$属于真实数据分布的概率，即：

$$p(y=1|\boldsymbol{x})=D(\boldsymbol{x};\varphi)$$

则样本来自生成模型的概率为 $p(y=0|\boldsymbol{x})=1-D(\boldsymbol{x};\varphi)$

给定一个样本$(\boldsymbol{x},y)$，$y=\{1,0\}$表示其来自$p_r(\boldsymbol{x})$还是$p_\theta(\boldsymbol{x})$，判别网络的目标函数为最小化交叉熵，即：

$$\min_\varphi -\left(\mathrm{E}_{\boldsymbol{x}}\left[y\log p(y=1|\boldsymbol{x})+(1-y)\log p(y=0|\boldsymbol{x})\right]\right)$$

假设分布$p(\boldsymbol{x})$是由分布$p_r(\boldsymbol{x})$和分布$p_\theta(\boldsymbol{x})$等比例混合而成，即$p(\boldsymbol{x})=1/2\left[p_r(\boldsymbol{x})+p_\theta(\boldsymbol{x})\right]$，则上式等价于：

$$\max_\varphi E_{\boldsymbol{x}\sim p_r(\boldsymbol{x})}\left[\log D(\boldsymbol{x};\varphi)\right]+E_{\boldsymbol{x}'\sim p_r(\boldsymbol{x}')}\left[\log\left(1-D(\boldsymbol{x}';\varphi)\right)\right]$$

$$=\max_\varphi E_{\boldsymbol{x}\sim p_r(\boldsymbol{x})}\left[\log D(\boldsymbol{x};\varphi)\right]+E_{\boldsymbol{z}\sim p(\boldsymbol{z})}\left[\log\left(1-D\left(G(\boldsymbol{z};\theta);\varphi\right)\right)\right]$$

其中θ和φ分别是生成网络和判别网络的参数。

（2）生成网络。

生成网络的目标刚好和判别网络相反，即让判别网络将自己生成的样本判别为真实样本。

$$\max_\theta E_{\boldsymbol{z}\sim p(\boldsymbol{z})}\left[\log D\left(G(\boldsymbol{z};\theta);\varphi\right)\right]$$

$$=\min_\theta E_{\boldsymbol{z}\sim p(\boldsymbol{z})}\left[\log\left(1-D\left(G(\boldsymbol{z};\theta);\varphi\right)\right)\right]$$

上面的这两个目标函数是等价的。但是在实际训练时，一般使用前者，因为其梯度性质更好。

（3）训练。

和单目标的优化任务相比，生成对抗网络的两个网络的优化目标刚好相反。因此生成对抗网络的训练比较难，往往不太稳定。一般情况下，需平衡两个网络的能力。对于判别网络来说，一开始判别能力不能太强，否则难以提升生成网络的能力。但是，判别网络的判别能力也不能太弱，否则针对它训练的生成网络也不会太好。在训练时需要使用一些技巧，使得在每次迭代中，判别网络比生成网络的能力强一些，但又不会强太多。

2.2.3.4 深度强化学习

1. 强化学习

强化学习，也叫再励学习，是指智能体（agent）从（与环境）交互中不断学习问题以及解决这类问题的方法[52]。强化学习问题可以描述为一个智能体在与环境的交互中不断学习以完成特定目标（比如取得最大奖励值）。和深度学习类似，强化学习中的关键问题也是贡献度分配问题。每一个动作并不能直接得到监督信息，需要通过整个模型的最终监督信息（奖励）得到，并且有一定的延时。

强化学习也是机器学习的一个重要分支，其理论基础为马尔可夫决策过程。强化学习和监督学习的不同在于，强化学习问题不需要给出"正确"策略作为监督信息，只需要给出策略的（延迟）回报，并通过调整策略来取得最大化的期望回报。

在强化学习中，有两个可以进行交互的对象：智能体和环境（图2-9）。

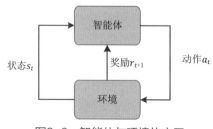

图2-9 智能体与环境的交互

智能体可以感知外界环境的状态和反馈的奖励，并进行学习和决策。智能体的决策功能是指根据外界环境的状态来做出不同的动作，而其学习功能是指根据外界环境的奖励来调整策略。

环境是指智能体外部的所有事物，其受智能体动作的影响而改变自身状态，并反馈给智能体相应的奖励。

强化学习的基本要素包括：

状态s是对环境的描述，可以是离散的或连续的，其状态空间为S。

动作a是对智能体行为的描述，可以是离散的或连续的，其动作空间为A。

策略$\pi(a|s)$是智能体根据环境状态s来决定下一步动作a的函数。

状态转移概率$p(s'|s, a)$是在智能体根据当前状态s做出一个动作a之后，环境在下一个时刻转变为状态s'的概率。

即时奖励$r(s, a, s')$是一个标量函数，即智能体根据当前状态s做出动作a之后，环境会反馈给智能体一个奖励，这个奖励也经常和下一个时刻的状态s'有关。

智能体的策略（policy）就是智能体如何根据环境状态s来决定下一步的动作a，通常可以分为确定性策略和随机性策略两种。确定性策略是从状态空间到动作空间的映射函数π：S→A。随机性策略表示在给定环境状态时，智能体选择某个动作的概率分布$\pi(a|s) \triangleq p(a|s)$，且$\sum_{a \in A} \pi(a|s) = 1$。

通常情况下，强化学习一般使用随机性策略。随机性策略有很多优点：在学习时可以通过引入一定随机性来更好地探索环境；随机性策略的动作具有多样性，这一点在多个智能体博弈时也非常重要。采用确定性策略的智能体总是对同样的环境做出相同的动作，会导致它的策略很容易被对手预测。

2. 强化学习目标函数

强化学习的目标函数为：

$$\mathcal{J}(\theta) = E_{\tau \sim p(\tau)}\big[G(\tau)\big] = E_{\tau \sim p(\tau)}\left[\sum_{t=0}^{T-1} \gamma^t r_{t+1}\right]$$

其中θ为策略函数的参数，γ为折扣因子，r_{t+1}为第$t+1$时刻感受到t时刻行动的回报。

3. 值函数

为了评估策略π的期望回报，我们定义两个值函数：状态值函数和状态–动作值函数。

状态值函数：策略π的期望回报可以分解为：

$$E_{\tau \sim p(\tau)}\big[G(\tau)\big] = E_{s \sim p(s_o)}\left[E_{\tau \sim p(\tau)}\left[\sum_{t=0}^{T-1} \gamma^t r_{t+1} \mid \tau_{s,0} = s\right]\right] = E_{s \sim p(s_o)}\big[V^{\pi}(s)\big]$$

其中$V^{\pi}(s)$称为状态值函数，表示从状态s开始，执行策略π得到的期望总回报。

如果给定策略$\pi(a|s)$，状态转移概率$p(s'|s,a)$和奖励$r(s,a,s')$，就可以通过迭代的方式来计算$V^{\pi}(s)$。由于存在折扣率，迭代一定步数后，每个状态的值函数就会固定不变。

状态–动作值函数：状态–动作值函数也经常称为Q函数[53]。状态值函数$V^{\pi}(s)$是Q函数$Q^{\pi}(s, a)$关于动作a的期望，即：

$$V^{\pi}(s) = E_{a \sim \pi(a|s)}\big[Q^{\pi}(s,a)\big]$$

Q函数可以写为：

$$Q^{\pi}(s,a) = E_{s' \sim p(s'|s,a)}\big[r(s,a,s') + \gamma E_{a' \sim \pi(a'|s')}\big[Q^{\pi}(s',a')\big]\big]$$

这是关于Q函数的贝尔曼方程。

值函数可以看作对策略π的评估，因此可以根据值函数来优化策略。假设在状态s，有一个动作a^*使得$Q^{\pi}(s, a^*) > V^{\pi}(s)$，说明执行动作$a^*$的回报比当前的策略$\pi(a|s)$要高，就可以调整参数使得策略中动作$a^*$的概率$p(a^*|s)$增加。

4. 深度强化学习

在强化学习中，一般需要建模策略$\pi(a|s)$和值函数$V^{\pi}(s)$，$Q^{\pi}(s, a)$。早期的强化学习算法主要关注状态和动作都是离散且有限的问题，可以使用表格来记录这些概率。但在很多实际问题中，有些任务的状态和动作的数量非常多。比如围棋的棋局有$3^{361} \approx 10^{170}$种状态，动作（即落子位置）数量为361。还有些任务的状态和动作是连续的。

为了有效地解决这些问题，可以设计一个更强的策略函数（比如深度神经网络），使得智能体可以应对复杂的环境，学习更优的策略，并具有更强的泛化能力。深度强化学习是将强化学习和深度学习结合在一起，用强化学习来定义问题和优化目标，用深度学习来解决策略和值函数的建模问题，然后使用误差反向传播算法来优化目标函数。深度强化学习在一定程度上具备解决复杂问题的通用智能，并在很多任务上取得了很大的成功[54]。

2.2.3.5　序列生成模型

在深度学习的应用中，有很多数据以序列的形式存在，比如声音、语言、视频、DNA序列或者其他的时序数据等。以自然语言为例，一个句子可以看作符合一定自然语言规则的词的序列。这些语言规则包含非常复杂的语法和语义的组合关系，因此很难显式地建模这些规则。为了有效地描述自然语言规则，可以从统计的角度来建模[55]。将一个长度为T的文本序列看作一个随机事件$X_{1:T}=(X_1,\cdots,X_T)$，其中每个位置上的变量X_T的样本空间为一个给定的词表V，整个序列$x_{1:T}$的样本空间为$|V|^T$。在某种程度上，自然语言也确实有很多随机因素。比如当我们称赞一个人漂亮时，可以说"美丽""标致"或者"好看"等。当不指定使用场合时，这几个词可以交替使用，具体使用哪个词相当于一个随机事件。一个文本序列的概率可以用来评估它符合自然语言规则的程度。

序列数据一般可以通过概率图模型来建模序列中不同变量之间的依赖关系。序列数据有两个特点：样本是变长的；样本空间非常大。对于一个长度为T的序列，其样本空间为$|V|^T$。因此，很难用已知的概率模型来直接建模整个序列的概率。序列数据的概率密度估计问题可以转换为单变量的条件概率估计问题，即给定$x_1x_2\cdots x_{T-1}$时x_T的条件概率$p(x_T|x_1x_2\cdots x_{T-1})$。

给定一个包含N个序列数据的数据集$D=\left\{x_{1:T_n}^{(n)}\right\}_{n=1}^N$，序列概率模型需要学习一个模型$p_\theta(x|x_1x_2\cdots x_{T-1})$来最大化整个数据集的对数似然函数。在这种序列模型方式中，每一步都需要将前面的输出作为当前步的输入，这是一种自回归的方式。因此这一类模型也称为自回归生成模型。当前研究较多的自回归生成模型包括N元统计模型和深度序列模型。

1. N元统计模型

由于数据稀疏问题，当t比较大时，依然很难估计条件概率$p(x_T|x_1x_2\cdots x_{T-1})$。一个简化的方法是$N$元模型，假设每个词$x_t$只依赖于其前面的$N-1$个词（$N$阶马尔可夫性质）。

$$p(x_T|x_1x_2\cdots x_{T-1})=p(x_T|x_{T-N+1}x_{T-N+2}\cdots x_{T-1})$$

当$N=1$时，称为一元模型；当$N=2$时，称为二元模型；以此类推。

N元模型广泛应用于各种自然语言处理问题，如语音识别、机器翻译、拼音输入法、字符识别等。通过N元模型，可以计算一个序列的概率，从而判断该序列是否符合自然语言的语法和语义规则。

2. 深度序列模型

深度序列模型是指利用神经网络模型来估计条件概率$p_\theta\left(\boldsymbol{x}_T|\boldsymbol{x}_1\boldsymbol{x}_2\cdots\boldsymbol{x}_{T-1}\right)$[56, 57]。假设一个神经网络$f\left(\cdot\,;\theta\right)$，其输入为历史信息$\tilde{h}_T=\boldsymbol{x}_1\boldsymbol{x}_2\cdots\boldsymbol{x}_{T-1}$，输出为词表$V$中的每个词$v_k$（$1\leqslant k\leqslant|V|$）出现的概率，并满足：

$$\sum_{k=1}^{|V|}f_k\left(\boldsymbol{x}_1\boldsymbol{x}_2\cdots\boldsymbol{x}_{T-1};\theta\right)=1$$

其中θ表示网络参数。条件概率$p_\theta\left(\boldsymbol{x}_T|\boldsymbol{x}_1\boldsymbol{x}_2\cdots\boldsymbol{x}_{T-1}\right)$可以从神经网络的输出中得到。

$$p_\theta\left(\boldsymbol{x}_T\mid\boldsymbol{x}_1\boldsymbol{x}_2\cdots\boldsymbol{x}_{T-1}\right)=f_{k_{x_T}}\left(\boldsymbol{x}_1\boldsymbol{x}_2\cdots\boldsymbol{x}_{T-1};\theta\right)$$

其中k_{x_t}为$\boldsymbol{x}_T$在词表V中的索引。

深度序列模型一般可以分为三个模块：嵌入层、特征层、输出层。

嵌入层：令$\tilde{h}_T=\boldsymbol{x}_1\boldsymbol{x}_2\cdots\boldsymbol{x}_{T-1}$表示输入的历史信息，一般为符号序列。由于神经网络模型一般要求输入形式为实数向量，因此为了使得神经网络模型能处理符号数据，需要将这些符号转换为向量形式。一种简单的转换方法是通过一个嵌入表来将每个符号直接映射成向量表示。嵌入表也称为嵌入矩阵或查询表。

特征层：特征层用于从输入向量序列$\boldsymbol{e}_1，\cdots，\boldsymbol{e}_{T-1}$中提取特征，输出为一个可以表示历史信息的向量$\boldsymbol{h}_T$。特征层可以通过不同类型的神经网络（比如前馈神经网络和循环神经网络等）来实现。常见的网络类型有简单平均网络、前馈神经网络、循环神经网络。

输出层：输出层一般使用Softmax分类器，接受历史信息的向量表示$\boldsymbol{h}_T\in R^{D}h$，输出为词表中每个词的后验概率，输出大小为$|V|$。

$$\boldsymbol{o}_T=\text{soft}\max\left(\hat{\boldsymbol{o}}_T\right)=\text{soft}\max\left(\boldsymbol{W}\boldsymbol{h}_T+b\right)$$

其中输出向量$\boldsymbol{o}_T\in\left(0，1\right)^{|V|}$为预测的概率分布，第$k$维是词表中第$k$个词出现的条件概率；$\hat{\boldsymbol{o}}_T$是未归一化的得分向量；$\boldsymbol{W}\in R^{|V|\times D_h}$是最后一层隐藏层到输出层直接的权重矩阵；$b\in R^{|V|}$为偏置。

（俞祝良）

2.3 总结

本章首先对人工智能的基本概念、发展历程进行了简述。接着，基于近些年在机器学习方面的理论研究与工程应用取得长足进步的现状，对机器学习的基本概念和要素，以及算法类型等进行了介绍，并对机器学习的相关模型进行了进一步讨论。本章对相关模型的介绍遵循的原则是力争能够涵盖机器学习领域的所有方面，同时重点介绍机器学习自诞生以来的各个阶段在业界产生较重大影响的相关模型，例如支持向量机、神经网络、循环神经网络、生成对抗网络、深度强化学习等模型。通过本章的讲解，可以了解到以机器学习、知识图谱为代表的人工智能技术的发展与广泛应用，这些技术的背后都离不开人工智能领域研究者的长期努力。我们也应充分意识到目前以深度学习为核心的各种人工智能技术和"人类智能"还不能相提并论。深度学习和人类的学习方式差异性很大，需要大量的标注数据。虽然深度学习取得了很大的成功，但是目前来说深度学习还不是一种可以解决一系列复杂问题的通用智能技术，而只是可以解决单个问题的一系列技术。

（俞祝良）

参考文献

［1］ 邱锡鹏. 神经网络与深度学习［M］. 北京：机械工业出版社，2020.

［2］ RUSSELL S，NORVIG P. 人工智能：一种现代方法［M］. 3版. 北京：清华大学出版社，2013.

［3］ 周志华. 机器学习［M］. 北京：清华大学出版社，2016.

［4］ 李航. 统计学习方法［M］. 2版. 北京：清华大学出版社，2019.

［5］ HASTIE T，TIBSHIRANI R，FRIEDMAN J H，et al. The elements of statistical learning：data mining，inference，and prediction［M］. New York：Springer，2009.

［6］ BENGIO Y，COURVILLE A，VINCENT P. Representation learning：a review and new perspectives［J］. IEEE transactions on pattern analysis and machine intelligence，2013，35（8）：1798-1828.

［7］ MITCHELL T M，MITCHELL T M. Machine learning［M］. New York：McGraw-hill，1997.

［8］ NEMIROVSKI A，JUDITSKY A，LAN G，et al. Robust stochastic approximation approach to stochastic programming［J］. SIAM Journal on optimization，2009，19（4）：1574-1609.

［9］ BOTTOU L. Large-scale machine learning with stochastic gradient descent ［C］.
Proceedings of Compstat'2010. Physica-Verlag HD, 2010: 177-186.

［10］ WATANABE S. Knowing and guessing: a quantitative study of inference and
information ［M］. New York: Wiley, 1969.

［11］ YANG Y. An evaluation of statistical approaches to text categorization ［J］. Information
retrieval, 1999, 1（1-2）: 69-90.

［12］ BISHOP C M, NASRABADI N M. Pattern recognition and machine learning ［M］. New
York: Springer, 2006.

［13］ DAUMÉ III H. A course in machine learning ［EB/OL］. 2012. http: //ciml. info.

［14］ ROSENBLATT F. The perceptron: a probabilistic model for information storage and
organization in the brain ［J］. Psychological review, 1958, 65（6）: 386.

［15］ PLATT J. Sequential minimal optimization: a fast algorithm for training support vector
machines ［J］. 1998.

［16］ SCHÖLKOPF B, SMOLA A J, BACH F. Learning with kernels: support vector
machines, regularization, optimization, and beyond ［M］. Cambridge: the MIT press,
2002.

［17］ CYBENKO G. Approximations by superpositions of a sigmoidal function ［J］. Mathematics
of control, signals and systems, 1989, 2: 183-192.

［18］ HENDRYCKS D, GIMPEL K. Gaussian error linear units（GELUs）［J］. arXiv preprint
arXiv: 1606. 08415, 2016.

［19］ GOODFELLOW I J, WARDE-FARLEY D, MIRZA M, et al. Maxout networks ［C］.
Proceedings of the international conference on machine learning, 2013: 1319-1327.

［20］ KIPF T N, WELLING M. Semi-supervised classification with graph convolutional
networks ［J］. arXiv preprint arXiv: 1609. 02907, 2016.

［21］ HORNIK K, STINCHCOMBE M, WHITE H. Multilayer feedforward networks are
universal approximators ［J］. Neural networks, 1989, 2（5）: 359-366.

［22］ KRIZHEVSKY A, SUTSKEVER I, HINTON G E. ImageNet classification with deep
convolutional neural networks ［C］. Advances in neural information processing systems,
2012: 1106-1114.

［23］ LECUN Y, BOSER B, DENKER J S, et al. Backpropagation applied to handwritten zip
code recognition ［J］. Neural computation, 1989, 1（4）: 541-551.

［24］ LECUN Y, BOTTOU L, BENGIO Y, et al. Gradient-based learning applied to document
recognition ［J］. Proceedings of the IEEE, 1998, 86（11）: 2278-2324.

［25］ LONG J, SHELHAMER E, DARRELL T. Fully convolutional networks for semantic
segmentation ［C］. Proceedings of the IEEE conference on computer vision and pattern
recognition, 2015: 3431-3440.

［26］ SIMONYAN K, ZISSERMAN A. Very deep convolutional networks for large-scale image
recognition ［J］. arXiv preprint arXiv: 1409. 1556, 2014.

［27］ LANG K J, WAIBEL A H, HINTON G E. A time-delay neural network architecture for
isolated word recognition ［J］. Neural networks, 1990, 3（1）: 23-43.

［28］ GERS F A, SCHMIDHUBER J, CUMMINS F. Learning to forget: continual prediction with lstm ［J］. Neural computation, 2000, 12（10）: 2451–2471.

［29］GREFF K, SRIVASTAVA R K, KOUTNÍK J, et al. LSTM: a search space odyssey ［J］. IEEE transactions on neural networks and learning systems, 2017, 28（10）: 2222–2232.

［30］CHO K, VAN MERRIËNBOER B, GULCEHRE C, et al. Learning phrase representations using RNN encoder–decoder for statistical machine translation ［J］. arXiv preprint arXiv: 1406. 1078, 2014.

［31］CHUNG J, GULCEHRE C, CHO K, et al. Empirical evaluation of gated recurrent neural networks on sequence modeling ［J］. arXiv preprint arXiv: 1412. 3555, 2014.

［32］GOYAL P, DOLLÁR P, GIRSHICK R, et al. Accurate, large minibatch sgd: training imagenet in 1 hour ［J］. arXiv preprint arXiv: 1706. 02677, 2017.

［33］IOFFE S, SZEGEDY C. Batch normalization: Accelerating deep network training by reducing internal covariate shift ［C］. Proceedings of the 32nd international conference on machine learning, 2015: 448–456.

［34］DOZAT T. Incorporating nesterov momentum into adam ［C］. ICLR, 2016.

［35］BA L J, KIROS R, HINTON G E. Layer normalization ［J］. arXiv preprint arXiv: 1607. 06450, 2016.

［36］BERGSTRA J, BENGIO Y. Random search for hyper–parameter optimization ［J］. Journal of machine learning research, 2012, 13（Feb）: 281–305.

［37］ITTI L, KOCH C, NIEBUR E. A model of saliency–based visual attention for rapid scene analysis ［J］. IEEE transactions on pattern analysis & machine intelligence, 1998, 20（11）: 1254–1259.

［38］KIM Y, DENTON C, HOANG L, et al. Structured attention networks ［C］. Proceedings of 5th international conference on learning representations, 2017.

［39］KOHONEN T. Self–organization and associative memory ［M］. Heidelberg: Springer science & business media, 2012.

［40］HOPFIELD J J. Neurons with graded response have collective computational properties like those of two–state neurons ［J］. Proceedings of the national academy of sciences, 1984, 81（10）: 3088–3092.

［41］HINTON G E, SEJNOWSKI T J, POGGIO T A. Unsupervised learning: foundations of neural computation ［M］. Cambridge: the MIT press, 1999.

［42］FREUND Y, SCHAPIRE R E, et al. Experiments with a new boosting algorithm ［C］. Proceedings of the international conference on machine learning, 1996: 148–156.

［43］RAINA R, BATTLE A, LEE H, et al. Self–taught learning: transfer learning from unlabeled data ［C］. Proceedings of the 24th international conference on machine learning, 2007: 759–766.

［44］BLUM A, MITCHELL T. Combining labeled and unlabeled data with co–training ［C］. Proceedings of the eleventh annual conference on computational learning theory, 1998: 92–100.

［45］ZHANG Y, YANG Q. A survey on multi–task learning ［J］. arXiv preprint arXiv: 1707. 08114, 2017.

［46］ARNOLD A，NALLAPATI R，COHEN W W．A comparative study of methods for transductive transfer learning［C］．Seventh IEEE international conference on data mining workshops（ICDMW 2007）．IEEE，2007：77-82.

［47］THRUN S．Lifelong learning algorithms［M］//Learning to learn．Boston，MA：Springer，1998：181-209.

［48］YOUNGER A S，Hochreiter S，Conwell P R．Meta-learning with backpropagation［C］．IJCNN'01．International Joint Conference on Neural Networks．Proceedings（Cat．No．01CH37222）．IEEE，2001，3.

［49］KOLLER D，FRIEDMAN N．Probabilistic graphical models：principles and techniques［M］．Cambridge：the MIT press．2009.

［50］HINTON G E，OSINDERO S，TEH Y W．A fast learning algorithm for deep belief nets［J］．Neural computation，2006，18（7）：1527-1554.

［51］ACKLEY D H，HINTON G E，SEJNOWSKI T J．A learning algorithm for boltzmann machines［J］．Cognitive science，1985，9（1）：147-169.

［52］GOODFELLOW I，POUGET-ABADIE J，MIRZA M，et al．Generative adversarial nets［J］．Communications of the ACM，2020，63（11）：139-144.

［53］SUTTON R S，BARTO A G．Reinforcement learning：an introduction［M］．Cambridge：the MIT press，2018.

［54］WATKINS C J，DAYAN P．Q-learning［J］．Machine learning，1992，8（3）：279-292.

［55］SILVER D，LEVER G，HEESS N，et al．Deterministic policy gradient algorithms［C］．Proceedings of international conference on machine learning，2014：387-395.

［56］BENGIO S，VINYALS O，JAITLY N，et al．Scheduled sampling for sequence prediction with recurrent neural networks［C］．Advances in neural information processing systems，2015：1171-1179.

［57］YU L，ZHANG W，WANG J，et al．SeqGAN：sequence generative adversarial nets with policy gradient［C］．Proceedings of thirty-first AAAI conference on artificial intelligence，2017：2852-2858.

第**3**章

人工智能与医学

3.1 人工智能在医学图像检测与分割中的应用

3.1.1 引言

随着数字成像技术的发展以及医疗成像设备的普及，影像数据分析成为医学界一个重要的辅助诊疗手段。磁共振成像（magnetic resonance imaging，MRI）、计算机体层成像技术（computed tomography，CT）等从定位取证到引导治疗为医师提供了重要帮助。临床上，医学影像通常由经验丰富的放射科医师处理，这种人工操作不仅烦琐费时，而且人的主观意识也会导致结果的差异性。近年来，随着大规模图像数据的产生和计算能力的飞速提高，人工智能在计算机视觉和图像处理领域取得了突破性的研究进展，其强大的特征学习能力引起了学界的广泛关注。将人工智能应用到医学影像处理中，不仅能够提高效率，而且可以帮助后续医师进行病情分析[1]。

3.1.2 基于人工智能的医学图像检测

当前医学图像检测任务有两种主流的解决方案，包括端到端的检测方案和基于病灶的检测方案。在病灶面积占比较大的医学图像检测任务中采用端到端的检测方案能取得较好的检测效果。Criminisi等提出了一种可以高效检测多个器官位置的算法，它通过使用多类随机回归森林来预测连续多变量的输出，其重点是同时最大化所有感兴趣器官位置的置信度，相比基于高效多图谱配准和基于模板的最邻近检测算法，此算法更准确且鲁棒性更好[2]。Mobiny等研究了胶囊网络以解决卷积神经网络在训练样本少时存在的泛化性能差的问题，提出了一致动态路由机制来提升胶囊网络的计算效率，还开发了卷积解码器以降低图像重构误差并提升分类精度[3]。Rajpurkar等为了解决多病变检测问题提出了一种新的卷积神经网络CheXNeXt，该网络可以同时检测多达14种不同的病变，包括肺气肿、肺萎缩、肺结节和肺实变，在其中11种病变的鉴别上达到了专业医师水准[4]。

端到端检测方案在病灶较小的医学图像检测任务中很难取得较好的检测效

果，为了让模型捕捉到病灶的关键位置，需要融合多尺度特征或引入注意力机制[5]。曾有研究者为了解决传统卷积神经网络捕捉特征信息十分有限以及传统YOLO方法定位精度低的问题，在YOLO v3的基础上引入了多尺度特征提取模块，使网络具备了捕获更丰富特征信息的能力，提升了对肺结节的检测性能[6]。应翔等提出了一种基于多尺度的多注意目标检测方法，该方法可以有效地使网络注意目标的位置，减少小目标信息的损失，同时基于特征金字塔网络设计了新型的全局空间注意模块，该模块具备从浅层特征中获取空间位置信息的能力，并将其与深层特征融合，以增强深度特征的位置表达能力，有效地解决了小目标漏检问题[7]。另有研究者引入了一种新的特征金字塔框架，即基于双注意力的特征金字塔网络DAFPN，该网络能有效避免多尺度目标识别所面临的困境，其通过计算自顶向下路径和横向路径来引入注意力机制，由于同时涉及空间和通道两种注意力机制，所以能生成空间和通道信息相互依赖的金字塔特征图，从而为特征金字塔带来更多的特征信息[8]。

3.1.3 基于人工智能的医学图像分割

近几年，基于深度学习的分割方法已在图像分割领域取得了显著成就，其分割准确度已经超过了传统的分割算法。医学图像分割是促进医学图像中感兴趣区域的描绘、表征和可视化的最必要和最关键的过程，放射科医生对医学图像进行人工分割标注不仅烦琐耗时，而且标注质量也难以保证，但是以深度学习为支撑的医学图像分割方法非但能有效提升分割效率，同时在分割准确度上也能与专业医师媲美[9]。考虑到输入图像尺寸必须固定是传统卷积神经网络的重要限制条件，Jonathan Long等提出了全卷积神经网络，此网络可以接受任意大小的输入图像，并且实现了网络的端到端操作[10]。Goyal等提出了一种基于全卷积网络的多类语义分割方法，并且引入迁移学习和混合损失函数来进一步提升分割性能，在黑色素瘤的分割问题上取得了良好的结果[11]。Phi Vu Tran在心脏MR图像的分割中第一次使用了全卷积神经网络，取得了比以往方法更好的效果[12]。

Ronneberger等提出了更适用于医学图像的U-Net分割模型，该模型由一个编码路径和一个对称的解码路径组成，前者可以捕获上下文信息，后者可以有效获取精确定位信息，可以在数据量很小的医学图像数据集中取得很好的分割结果[13]。自U-Net横空出世后，科研人员在面临医学图像分割任务时均优先采用该模型，并在其基础上做了许多改进。Drozdzal等深入研究了长连接和短连接对医学图像分割网络的影响，在U-Net模型的基础上引入了类似残差网络的短连接，从而构建出了非常深的神经网络模型[14]。Poudel等在U-Net模型的基础上引入循环神经网络的门控循环单元，进而提出了循环全卷积神经网络，极大改善了心脏顶端附近轮廓的分割效果[15]。

Alom等提出了R2U-Net（recurrent residual convolutional neural network based on U-Net）模型，该模型将U-Net、残差网络和循环神经网络进行结合，集合了三者的优点，进而拥有更好的医学图像分割性能[16]。Chen等提出了DeepLab v2模型，该模型引入了空洞卷积和空间金字塔结构，同时结合了概率图模型，进而提升了对多尺度目标的分割性能，尤其增强了对目标边界的定位能力[17]。除此之外，多尺度特征融合、后处理等技术在肝脏分割、血管分割和脑损伤分割等方面均有效改善了分割效果。

深度学习算法在医学图像处理中具有重要的理论意义和实用价值。近年来医学图像分割方面的研究发展迅速，而且在肺部影像分割等领域实现了应用落地，取得了一定成果。对医学图像分割的研究已经发展到了三维（3D）领域，虽然3D图像凭借提供更多维度和位置信息而提升了分割精度，但却降低了模型的训练效率，增加了图像处理的时间。因此，医学图像分割领域今后的研究工作要着重考量该如何平衡分割精度与效率[18]。

3.1.4 基于人工智能的椎骨定位与分割

椎骨的定位和分割是脊椎相关疾病诊断和治疗的关键步骤，由于深度学习技术无须人工过多参与，可以自动地学习和抽取医学图像中的高维特征，所以其在椎骨定位分割任务中取得了优良的表现。Chen等通过利用深度卷积神经网络所获取的高级特征表示来自动定位和识别CT中的椎骨，通过利用椎骨外观和相邻椎骨所形成的成对条件依赖关系，提出了一种新的卷积神经网络模型J-CNN（joint learning model with CNN），该模型可以卓有成效地识别椎体类型并降低错检率，此外还利用形状回归模型对预测的质心进行了细化，该模型相比于以往方法识别率更高且定位误差更小[19]。

Sekuboyina等提出了一种两阶段腰椎分割方法，第一阶段采用多层感知器进行非线性回归，利用全局背景来定位腰椎区域，第二阶段采用全卷积神经网络对之前定位的腰椎区域进行分割标记，此方法把全局和局部的上下文信息一同纳入考量范围，进而在公开数据集上取得了优异的分割效果[20]。Janssens等提出利用级联全卷积神经网络来解决腰椎分割问题，该网络由腰椎定位全卷积神经网络和腰椎分割全卷积神经网络构成，先初步定位出腰椎区域的边界框，再对框内的椎骨进行分割，在公开数据集上展现了良好的分割性能[21]。Lu等利用腰椎图像和诊断报告来进行腰椎分割和腰椎管狭窄症分级，通过U-Net模型和脊柱曲线拟合的方法实现椎体的精确分割和椎间盘定位，进而完成对腰椎管狭窄症的分级[22]。Tang等提出双密集连接U-Net模型，以期实现对椎管、硬脊膜囊和椎体的分割，该模型不仅能精确分割大尺寸变化且边界不明显的组织，如椎管，也能分割尺寸极小的组织，如硬脊膜囊，而且无须进行图像增强和图像去噪等预处理，在分割准确性和实时性两方面均表现优异[23]。Saenz-Gamboa等在U-Net的基础上引入空间注意力模块、深监督机制和多层特征提取器等来进行模型改进，在多参数和多中心腰椎MR图像中取得了较好的分割效果[24]。

由于椎骨之间具有高度相似的形态学外观从而会给椎骨定位任务带来的极大挑战，Liao等提出了一个鲁棒性好且高效的椎骨识别定位系统，该系统是一个多任务的三维全卷积神经网络，它可通过有监督的学习方式内在地合并局部和全局上下文信息，为了学习全局上下文信息而提出了多任务双向递归神经网络来编码可见脊柱椎骨之间的空间和上下文信息，该系统在CT数据集上的表现显著优于以往的方法[25]。

总之，在大数据时代中，挖掘人工智能的自身潜能，基于深度学习的医学图像检测和分割算法还有很大的发展空间。

（廉宪坤，严瀚，俞祝良）

3.2 基于人工智能的多模态医学影像分析和应用

3.2.1 引言

随着医学采集与成像技术的不断发展和完善，基于多模态融合的影像分割算法也得到了广泛的研究。早期的多模态融合方法，如基于概率理论[26]的融合方法，基于模糊集[27]的融合方法，基于似然函数[28]以及基于机器学习[29]的融合方法也得到了广泛的发展。然而，这些早期的融合方法都有着各自的局限性。基于概率理论和机器学习的方法在浅层结构上对具有不同统计特性的多模态影像缺乏较好的建模能力，无法很好地融合到多模态的特征。应用模糊集理论和似然函数理论方法的局限性在于需要根据不同的模态手动地选取合适的模型与量化指标。另外，由于深度学习能够直接在不同图像上进行特征编码和解码，因此在多模态融合上深度学习对比传统的融合方法有着天然的优势。自2012年以来，深度学习发展迅速，多种有效的深度卷积神经网络不断被提出，如AlexNet[30]、VGG[31]、GoogleNet[32]、ResidualNet[33]、DenseNet[34]、FCN（全卷积网络）[10]以及U-Net[13]。这些模型在图像分类、语义分割以及目标检测等图像处理任务上优异的表现也启发着研究者将深度学习的方法应用在医学图像分割的任务上，如脑部分割[35]、肺部分割[36]、胰腺分割[37]、前列腺分割[38]以及多器官分割任务等[39]。医学图像分割是医学图像分析的一个重要领域，对医学研究、医学诊断以及治疗起着重大的作用。医学图像分割的目标在于将医学图像上的每个像素划分为相应的目标类别，通常来说医学图像分割包含两个阶段：首先，将图像上的病灶组织或者感兴趣区域检测出来；其次，通过分割模型不断精细化病灶或感兴趣区域的边界，最终达到对目标区域的精确划分。基于深度学习的方法在医学图像分割任务上同样表现出优越的性能，同时考虑到不同模态的医学图像能够为目标区域提供多种信息，若能够融合多种模态的信息便可进一步让模型得到更精确的分割结果，为医学分析提供更好的诊断，因此基于多模态信息融合的医学图像分割也得到了快速的发展[40]。

3.2.2　多模态医学影像

为对多模态医学影像有更加深入的了解，下面将对不同的医学成像模式进行分析。医学图像分析的主要模式是计算机体层成像技术（CT）、磁共振成像（MRI）以及正电子发射体层扫描（PET）。与单模态的图像相比，多模态图像能够让模型从不同的成像模式中提取相应的特征，并得到共享于不同模态间的特征，更好地指导模型进行数据拟合与泛化。CT图像能够为肌肉和骨骼的相关疾病提供更好的诊断；MRI图像可以为人体软组织提供一个良好的对比度，且不含辐射；而PET虽然不包含组织的解剖学结构，却可以提供关于病灶区域的定量代谢信息和功能信息。而由于MRI图像在其成像过程中具有不同的可调整参数，因此MRI图像中同样具有多种包含互补信息的模态，如T1加权（T1）、对比增强T1加权（T1c）、T2加权（T2）和流体衰减反转恢复（Flair）图像。其中T2和Flair适合检测带有口腔周水肿的肿瘤，而T1和T1c适合检测无口腔周水肿的肿瘤。因此，应用多模态图像可以降低信息的不确定性，提高临床诊断和分割精度。

3.2.3　基于深度学习的多模态医学影像分割的关键技术

在多模态信息融合处理中，最关键的就是融合模块以及融合结构的设计，这关系到模型能否从多模态信息中提取到有价值的跨模态特征来改进其分割表现。在处理多模态特征融合的方法中，大部分研究采取的是特征拼接结合卷积核提取特征的方法，这种方法没有过多地考虑不同模态特征间的空间关系以及语义关系，无法较好地提取到具有鲁棒性的跨模态特征。当然也有部分研究是专注改进特征融合方式的，Kumar等人[41]提出的Co-Learning融合模块，利用三维卷积去建模不同模态在空间位置上的相对关系，更具关系的强弱采用加权的方式得到融合后的特征，并被应用在PET模态与CT模态的肺部影像分割任务中，取得了比传统方法更优的分割结果。然而，该方法的参数量较大且在其他模态融合中的有效性也没得到验证，因此对多模态特征融合模块的研究仍然具有重要的意义。此外，更多的研究则是关注于多模态融合结构的设计，希望能从结构上保证信息融合的合理有效。如图3-1所示，目前基于深度学习的多模态医学影像分割的融合结构大致可分为三个分支：输入级融合结构、决策级融合结构和层级融合结构[40]。

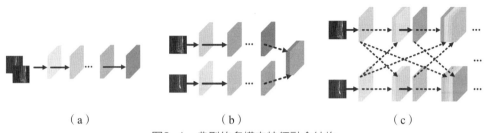

　　（a）　　　　　　　　　　（b）　　　　　　　　　　（c）

图3-1　典型的多模态特征融合结构

注：实线代表相应的特征提取模块，虚线代表特征之间的密集连接。

对于输入级融合结构［图3-1（a）］，来自不同模式的图像作为多通道输入直接集成到原始输入空间中，以学习融合后的特征，然后利用所学习到的融合特征对分割网络进行训练。目前采用输入级融合策略的多模态医学图像分割网络，通常直接对输入网络中的原始图像进行多模态融合[42-44]。图3-1（a）描述了输入级融合分割网络的通用网络体系结构，在该任务中研究者们将CT和MRI作为两种输入模式，然后采用卷积神经网络作为分割网络，最后将脑瘤分割作为网络的分割任务。通过使用输入级融合策略，来自不同模态丰富的特征信息可以在第一层到最后一层中均得到充分的应用。这种融合策略通常被应用在多任务分割、多视图分割、多尺度分割以及基于GAN的分割当中。近年来，输入级融合策略也被越来越多地应用在多模态医学图像分割任务当中。Wang等人[45]提出了一种应用在脑部肿瘤侵害（BraTS）数据集的多模态分割网络，将脑肿瘤划分为整个肿瘤、肿瘤核心以及增强肿瘤核心三个子区域。该网络同时应用了多任务学习和多视图学习。为了获得一个统一的特征集，他们首先直接将四种模式（T1、T1c、T2和MRI的Flair）集成起来，作为输入空间中的多通道输入；然后根据脑瘤的层次结构将复杂的多类分割任务划分为几个较为简单的分割任务。在BraTS2017测试集上的实验表明，该方法在增强肿瘤核心、整个肿瘤和肿瘤核心方面的平均dice得分分别为0.7831、0.8739和0.7748，并最终在BraTS2017挑战赛中获得了第二名。多任务分割将多类分割的复杂任务分为几个更简单的分割任务，并利用肿瘤子区域的层次结构来提高分割精度。Zhou等人[46]同时也提出了一种应用在BraTS数据集上的多任务分割网络，他们同样在输入空间中将多模态磁共振成像逐通道进行融合，以学习融合的特征表示。与网络结构复杂且忽略了不同分割任务的相关性分割网络[47]相比，该网络将脑肿瘤分割分解为三种不同但紧密相关的子任务。每个子任务都有一个独立的卷积层、一个分类层、一个损失层和不同的输入数据。该方法在BraTS2015测试集上取得了最优的效果，同时在BraTS2017数据集上获得了最优的性能。

对于决策级融合，如图3-1（b）所示，每种模式的图像都是独立的分割网络的单独输入，单独的分割网络可以更好地提取关于互补模式的独特信息；然后，整合各个网络的输出，得到最终的分割结果。由于不同模态的图像获取技术不同，多模态图像在其原始图像空间中几乎没有直接的互补信息，因此决策级融合的分割网络通常需要独立地从不同模态的互补信息中学习相应的特征。如为了有效地利用T1、T2和分数各向异性（FA）模式的多种模式，Nie等人[48]提出了一种新的多中枢网络架构，用于婴儿脑组织分割（白质、灰质和脑脊液）。在该模型中，他们不是简单地结合来自输入空间的三个模态数据，而是为每个模态训练一个网络，然后融合来自每个网络深层中的多种模态特征。实验结果表明，该模型在分割精度方面明显优于以往的方法。另外，目前对于决策级融合，多种融合策略也被提出来[49]，其中大多数是基于得分平均和得分最大值来进行融合。对于平均值策略，Kamnitsas等人[50]分别训练三个网络，然后对单个网络的置信度进行平均处理，最终的分割结果由每个像素的平均置信度的最大分值决定。对于最大值策略，不同像素的最终标签取决于单个网络中相应像素的多数分类标签。

对于层级融合结构，如图3-1（c）所示，各个模态图像有相应的独立分割网络，同时在网络的各层级中均融合来自不同模态的特征，这种结构可以有效地整合和充分利用不同层中的多模态特征。Dolz等人[51]提出了一种基于密集连接网络的三维全卷积神经网络，将密集连通性的定义扩展到多模态分割。每个成像模态均有一个路径，在同一路径和不同路径的层中都存在密集的连接。因此，该网络可以学习模式之间更复杂的特征表示。在两个不同且具有较高挑战性的多模态脑组织分割挑战iSEG2017和MRBRainS2013上的广泛实验结果表明，该方法比许多其他先进的分割网络取得更加显著的改进，同时在两个挑战中都取得了最优的结果。Dolz等人[52]提出了一种在多模态MRI中实现IVD（椎间盘）定位和分割的架构。每个MRI模态都以相应的单路径进行处理，以更好地利用其特征表示。网络在每条路径内和不同的路径上密集连接，这样模型就可以自适应地学习在哪里以及如何融合不同的模态。该方法还通过应用扩展卷积来改进U-Net中的标准卷积块，使得模型能够更好地处理多尺度的信息。

3.2.4 深度学习的多模态医学影像融合在腰椎组织分割中的应用

为探究多模态信息融合技术在医学影像分割中的作用，我们在本章中设计相应的多模态影像分割算法，并将该算法应用在多模态腰椎MR影像的分割中，最后将所提算法的实验结果与单模态算法进行对比和分析。

3.2.4.1 多模态腰椎MR影像数据的采集和标注

在本研究中，共收集了370份腰椎MR影像数据，其中307份包含有压缩性骨折的椎体，63份不含有压缩性骨折的椎体。这些腰椎MR影像数据来自广州市第一人民医院医学影像科的放射科门诊，MR影像数据的时间跨度为8个月。所有的腰椎MR影像数据均由SIEMENS Verio 3.0T获得。为保护病例隐私，采集的腰椎MR影像数据都进行了去身份特征处理。本研究需要识别的腰椎组织包含正常腰椎椎体、腰椎间盘以及骨折椎体，而其中骨折椎体的识别难度最大。每份腰椎MR影像均由多序列（多模式）磁共振扫描记录组成，包括T1W、T2W和T2W-STIR。考虑到T1W模态可以清晰地显示腰椎组织的解剖结构，而T2W-STIR模态可以突显出腰椎的病变组织，特别是压缩性骨折的区域，因此在多模态腰椎MR影像的研究中，选择这两种模态的MR影像。具体来说，选取这些腰椎MR影像数据中的正中矢状面切片作为数据集。因此，数据集有370份，每份分别包含T1W和T2W-STIR模态的两张正中矢状面切片，如此就构成本研究所采用的腰椎MR影像。

在数据输入阶段统一将腰椎MR影像的分辨率调整为256×256像素，使相同病例的多模态MR影像可以在空间位置中一一对应。在本研究中所有影像中不同类别的标注均参考了影像科的相关诊断报告，这些诊断报告详细记录了不同组织的位置以及病变情况。我们根据诊断报告中指出的位置对图像进行人工标注，最后再将标注结果统一交由专业医生进行复查，保证了数据集的准确性。图3-2展示了不同模态的MR影像和相应用于腰椎组织分割的类别标签，图中圆圈指出的是其中一类处于急性期的病变椎体，该异常椎体无法较好地通过T1W模态影像进行分析，但是在T2W-STIR模态影像上能够较好地识别出来。

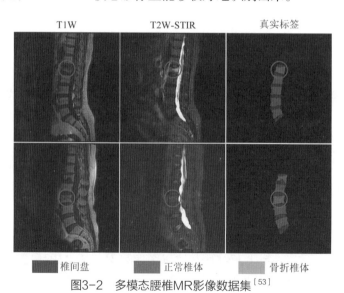

图3-2　多模态腰椎MR影像数据集[53]

3.2.4.2 网络的整体结构

图3-3为本章提出的多模态腰椎MR影像分割算法的整体框架。该算法是基于编码器–解码器架构设计的，由两个特定模态的（T1W、T2W-STIR）编码路径、多模态特征融合路径和一个多模态共享的解码路径组成。

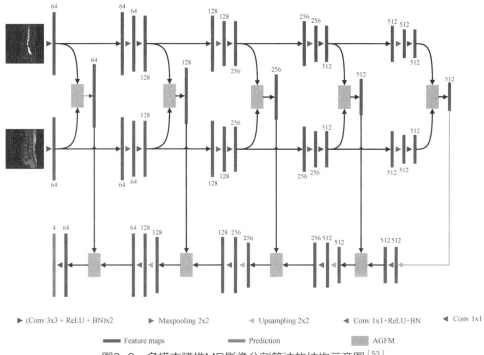

▶ (Conv 3x3 + ReLU + BN)x2　　▶ Maxpooling 2x2　　◀ Upsampling 2x2　　◀ Conv 1x1+ReLU+BN　　◀ Conv 1x1

■ Feature maps　　■ Prediction　　■ AGFM

图3-3　多模态腰椎MR影像分割算法的结构示意图[53]

在特定模态的编码路径上，每条编码路径只接受来自特定模态的二维腰椎MR影像作为输入，每条编码路径分别包含四个下采样阶段和一个特征提取模块。每个下采样阶段由一个特征提取模块和一个2×2且步长为2的最大值池化操作组成。其中每个特征提取模块包含两个卷积层，每个卷积层由一个3×3卷积操作、一个线性整流单元[54]和一个批归一化操作[55]组成。

特征融合路径的主要作用是将来自不同编码路径上对应于不同模态的特征进行融合。如图3-3所示，特征融合路径包含了五个自适应分组融合模块（adaptive group fusion module，AGFM）[56]。其中前四个AGFM分别与编码路径上的四个下采样阶段一一对应，每个AGFM用来融合来自不同编码路径但尺度相同的特征，而第五个AGFM则用于融合来自不同编码路径上最后的特征提取模块输出的特征。从整体而言，该特征融合路径与不同特定模态的编码路径紧密结合，不同模态的特征分别从对应的编码路径上产生并出融合路径上的AGFM来进行融合。

多模态共享的解码路径包含四个上采样融合阶段和一个1×1卷积操作。每个上采样融合阶段分别包含一个2×2的双线性插值上采样操作、一个1×1的卷积层和一个AGFM，其中卷积层均由一个3×3卷积操作、ReLU和BN组成。在上采样融合阶段，特征图经上采样操作恢复其对应的分辨率并通过卷积层调整其通道数，最后应用AGFM将特征图与对应的上采样阶段中AGFM输出的跨模态特征进行融合以获取多尺度信息。在经过四个上采样阶段后，应用一个1×1的卷积操作将特征转化为分割结果图，完成最终的分割任务。在网络训练过程中，采用dice损失函数[57]。

3.2.4.3　实验细节以及评价指标

将同一病例对应的两个模态的MR影像组成一组输入数据，在网络的每一轮训练中均同时将属于同一组别的两个模态的影像分别输入算法中对应的编码路径上。为了提高网络的鲁棒性以及减少训练过程中产生的随机误差，在所有实验中采用了五折交叉验证的方法。此外，为了缓解网络在训练过程中可能存在的过拟合现象，会在输入前对多模态的腰椎MR影像进行数据增强。对于网络的输出，采用Adam优化器对dice损失函数进行优化，优化器的学习率设置为1e-4，输入数据的batch size设置为4。每轮实验会得到五个模型，最终模型的分割结果为这五个模型的分割结果取平均所得。

在评价算法的分割性能时，选用Dice系数以及HD指标。Dice系数（以下简称DC），是当前医学影像分割任务中最常用的评价指标之一，其主要原理是通过计算预测区域与真实区域之间的重叠面积来衡量预测结果与标签之间的相似性。HD指的是豪斯多夫（Hausdorff）距离，常用于衡量预测区域的边界与真实区域边界之间的距离。

3.2.4.4　实验结果与分析

为了深入探究多模态信息融合对网络分割性能的影响，将所提算法与常用的医学影像分割网络进行了一系列对比实验，实验结果包含了各算法在单模态以及多模态腰椎MR影像数据上的分割结果。其中，在单模态数据下的实验中，将不同的单模态数据分别输入网络中，得到网络在不同模态数据下的分割表现；而在多模态数据的实验中，为了保证各算法在输入数据分布中的一致性，采用早融合的策略，在输入前将不同模态的影像沿通道维度拼接在一起共同输入不同的算法中，得到各算法在多模态数据下的分割表现。

表3-1展示了不同算法在单模态以及多模态腰椎MR影像数据集上的对比实验结果，表中t1和t2分别代表T1W模态和T2W-STIR模态的腰椎MR影像输入。首先，观察同一算法在单模态以及多模态腰椎MR影像数据集中的实验结果可知，算法在T1W模态数据集上各类别的分割表现均要比T2W-STIR模态更好，这表明在单模态影像数据中T1W模态数据集包含更丰富的细节信息和语义信息，这也有利于提高算法在各组织中的分割性能；其次可以发现，同一算法在多模态数据集输入要比在T1W模态输入的分割性能差，这表明单纯在输入阶段进行多模态数据的融合无法使算法充分利用不同模态的特征来提高其分割性能，反而受到不同模态影像数据分布差异的影响使其分割性能相较单模态输入要差；最后从表可知，我们所提的算法在其中的整体分割表现是最优的，这表明不同模态的影像需要设计独立的编码路径来提取相应的特征，如此才能有效提取到不同特定模态中有效的特征，此外还需要设计多模态融合路径融合来自不同模态的特征以提取到有价值的共享特征，这样才能够充分利用多模态信息来改善算法的分割性能。

表3-1　各算法在单模态及多模态腰椎MR影像数据集上的对比试验结果[53]

方法	椎间盘		正常椎体		骨折椎体	
	DC/%	HD/mm	DC/%	HD/mm	DC/%	HD/mm
U-Net［0］（t1）	85.60	1.63	88.39	2.65	77.59	17.69
U-Net（t2）	81.24	3.75	83.29	3.86	72.37	20.36
U-Net（t1&t2）	84.06	1.58	87.68	2.13	78.85	19.81
ResU-Net++［0］（t1）	85.26	1.59	88.11	1.65	80.01	12.65
ResU-Net++（t2）	79.95	4.10	81.93	4.47	73.17	19.56
ResU-Net++（t1&t2）	84.60	1.85	87.62	2.07	77.75	14.71
Ours（t1&t2）	86.07	1.58	88.63	1.71	83.02	9.32

图3-4展示了表中各算法在多模态腰椎MR影像输入下的分割结果。由图可知，

我们所提算法的分割结果与真实标签最接近，而其他的算法出现了对骨折椎体误识别、背景区域误分割以及腰椎区域欠分割的现象，这表明其他算法无法准确地定位到腰椎组织同时无法有效地识别不同组织。这进一步表明，我们所提算法能够充分利用多模态信息来完成对腰椎的定位以及腰椎中各组织的精准分割。

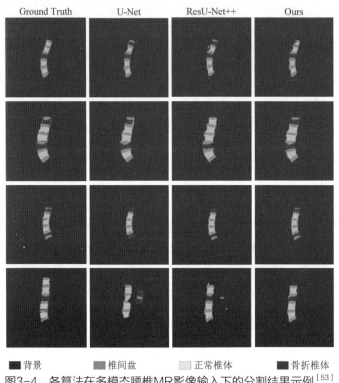

■背景　　　■椎间盘　　　□正常椎体　　　■骨折椎体

图3-4　各算法在多模态腰椎MR影像输入下的分割结果示例[53]

（张广滔，严瀚，俞祝良）

3.3　基于可视化的模型改进及其在医学图像处理中的应用

3.3.1　引言

本节中，我们提出基于可视化改进深度学习模型结构，提高模型的性能。可视化作为了解深度学习的一个重要途径，在语义分割领域还没有被用于改进深度学习模型。但何为可视化，可视化为什么能被用于解释深度学习？接下来进行简要介绍。

Doshi-Velez等人[58]指出，一个模型仅通过一个单独的评价指标，如分类准确率，无法完整地描述现实世界的任务。有些情况下，知道模型为什么做出该预测可以帮助我们了解问题、数据及模型失败的原因。此外，在将模型应用于医疗诊断领域时，了解模型做出预测的依据是非常有必要的，一旦模型做出错误的预测可能会导致一场医疗事故。人类存在天然的好奇心和学习的能力，这也是人类技术不断发展的一个重要原因。人与周围的环境存在一个模型，当意外发生时会不断地更新这个模型。例如当一个人打乒乓球未将球打到对方桌面时，会问自己为什么没有把球打到对方桌面。他了解到每次球拍角度偏上时球就不会打到对方桌面，因此他就更新自己的模型，以后球拍角度往下偏，这样他的球技就会不断提高。而如果在研究中使用不透明的机器学习模型时，此模型只给出预测结果而不做解释，那便无法研究出任何结果。为了促进科学进步，并满足人类对机器为什么会产生某些预测或行为的好奇心，研究可解释性也是至关重要的。

3.3.2　深度学习可解释性

传统机器学习诸如线性回归、逻辑回归等通过数学公式进行预测，通过该模型也可以直接知道特征的重要性等，因此天然具有可解释性。但深度学习是一个端到端的模型，给定数据，输出结果。深度学习模型提取了哪些重要的特征，通过什么特征对图像进行分类，我们一无所知。尽管深度学习模型在图像分类、目标检测及图像分割等领域都取得了惊人的成绩，但它对人类来说仍像一个黑盒子。为了探究其内部机制，帮助人类了解深度学习模型，越来越多的人开始研究深度学习模型的内部。目前出现了深度学习可解释性这一研究领域。关于深度学习可解释性目前还没有统一的定义，Tim Miller提出可解释性是人类可以理解模型决策的程度[59]，Been Kim等人则认为可解释性是模型预测的结果与人类预测结果一致性的程度[60]。不管是哪种定义，模型的可解释性越高，人们就越容易理解模型为什么做出某些决策或预测。深度学习可解释性主要包括特征可视化和显著性图。

卷积神经网络通过隐藏层不断学习高级语义特征，省去了特征工程的过程，这也是卷积神经网络获得巨大成功的一个原因。当原始输入图像进入卷积神经网络后，随着卷积层数的增加，卷积神经网络学习到的特征也由简单逐渐变得复杂。那么如何以人类可以理解的方式将复杂的特征可视化呢？

特征可视化指使模型学习的特征显式化的方法，神经网络单元的特征可视化是通过查找最大化该单元激活的输入来完成的[62]。从数学角度来讲，特征可视化是一个优化问题。对于一个训练好的模型，则是寻找一个新的图像最大化神经单元激活值。如下为一个神经元的表达式

$$img^* = \arg\max_{img} h_{n,x,y,z}(img)$$

其中，$h(\cdot)$表示该神经元的激活，img表示输入到该模型的图像，x, y表示该神经元的空间位置，n表示该神经元所处的网络层数，z表示该神经元所在的通道数。

Erhan等人[63]指出通过激活最大化方法实现特征可视化是一个非凸优化问题，存在很多局部最优解。最简单的方法是通过梯度下降法寻找局部最优解。激活最大化方法被应用于可视化无监督网络如Deep Belief Network（DBN）[64]的隐藏层的特征。从随机图像开始，通过反向传播迭代计算图像中每个像素的值应该如何改变，以增加神经元的激活[65-70]。研究表明如果不对输入图像进行偏置，会产生不真实、无法解释的图像[65-66]。因此很多研究尝试将自然图像先验合并到目标函数中，提高了生成的图像的可识别性[69-70]。但这些方法需要靠人工设计自然图像先验，因此Anh Nguyen等人[71]通过深度生成器网络自动生成一个强大的、可学习的图像先验，省去了人工设计的烦琐。Matthew Zeiler[72]提出反卷积方法逆转神经网络的可视化技术，了解卷积层、池化层和激活层都学到了哪些特征，据此对模型进行改进。

对特征图可视化相对来说比较复杂，并且无法得知图像中对分类贡献最大的区域，因此开始有了显著图的研究。深度学习可解释性的另一个领域就是显著图，Laurent Itti等人对显著图的描述为显著图的目的是以标量表示视野中的每个位置的重要性，并基于重要性的空间分布选择所关注的位置[73]。Karen Simonyan等人首次将显著图引入深度学习中，通过反向传播获得特定类的类显著图，并将类显著图用于弱监督领域[65]。Zhou等人[74]首次提出了类别激活图（class activation mapping，CAM），用来显示卷积神经网络类的显著性图像区域。他修改了图像分类卷积神经网络结构，用卷积层和全局平均池化代替全连接层，从而获得特定类的类别激活图。但该方法只适用于特征图在Softmax层之

前，具有局限性。因此，Ramprasaath Selvaraju等人[75]提出了Grad-CAM方法，使用CNN最后一层卷积层的梯度信息来为每个神经元分配权重获取CAM。这些方法都是基于卷积层梯度获取特征图权重，但梯度可能存在噪声以及饱和问题，因此Wang等人[76]提出了Score-CAM方法。Score-CAM通过每个特征图在目标类上的前向传递分类分数来获得每个特征图的权重，从而摆脱了对梯度的依赖，最终结果由权重和特征图的线性组合得到。Saurabh Desai等人[47]则通过消融学习的方法确定特征图的重要度，具体就是遍历地将每层特征置0后再进行网络前向获取目标类别得分，再将该值与原始得分的相对大小作为特征图融合权重。Jiang等人[77]指出全局权重无法代表特征图中每一个空间位置对于最终类别激活图的贡献，使用全局权重会导致在浅层生成的类别激活图产生很多噪声。为了解决这个问题，他们提出的Layer-CAM在生成类别激活图时采用元素级别权重，元素级别权重可以考虑特征图中每个空间位置的作用。Layer-CAM可以应用于任何卷积神经网络的任何层的激活区域定位。

接下来重点介绍一下Layer-CAM方法。不同于Grad-CAM和Score-CAM，Layer-CAM摒弃了全局权重，而采用元素级别权重的方式得到类别激活图。与前两者相比，它对特征图加权的方式相同，只是获取特征图权重的方式不同。如Grad-CAM采用反向传播的方式获取目标类分数在特定卷积层的特征图上的梯度，通过对该梯度求平均值得到该特征图的权重。Score-CAM则通过置信度获取每个特征图在目标类上的前向传递分类分数作为该特征图的权重。

Layer-CAM发现全局权重无法代表特征图中每一个空间位置对于最终类别激活图的贡献，这通过在VGG16[31]中的浅层卷积层的实验进行了证实。实验对比了Grad-CAM和Layer-CAM，发现采用Grad-CAM方法使用全局权重在浅层生成的类别激活图会产生很多噪声。为此，Layer-CAM采用了元素级别的权重考虑特征图中每个空间位置的作用，不仅考虑了不同特征图的重要性，还考虑了不同空间位置的重要性。图3-5所示是Layer-CAM对特征图进行加权的方式，其采用的是元素级别的权重。通过反向传播获取特定目标类的分数对特征图的梯度并将其作为该特征图中每个空间位置的权重。对于特征图中具有正梯度的位置，使用该正梯度作为该位置的权重，而具有负梯度的位置的值则被置为0。Layer-CAM获取权重的方式如下所示：

$$w_{ij}^{kc} = \mathrm{ReLU}\left(\frac{\delta y^c}{\delta A_{ij}^k}\right)$$

其中，A_{ij}^k 表示卷积层中第 k 个特征图的第 i 行第 j 列的值，y^c 为类别 c 的分数，$ReLU(\cdot)$ 表示 ReLU 激活函数。

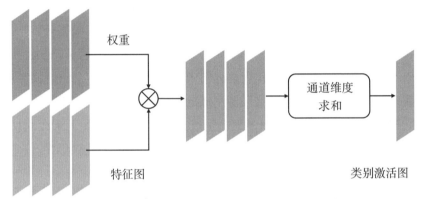

图3-5　通过元素级别权重得到类别激活图[78]

前面提到 Score-CAM 证明，梯度可能存在噪声以及饱和问题。因此，采用将梯度作为权重得到的类别激活图效果可能会变差。基于 Layer-CAM 的元素级权重，提出通过特征图获取其权重。对特征图进行 ReLU 处理，将负值变为 0，保留正值，将处理后的特征图作为该特征图的权重。本文获取元素级权重的方式如下所示：

$$w_{ij}^{kc} = \mathrm{ReLU}\left(A_{ij}^k\right)$$

鉴于类别激活图主要展现的是对分类有用的特征，也就是图像中对分类贡献最大的区域，因此采用类别激活图可视化的方式来研究卷积神经网络。在医学图像领域更多的是进行图像分割或者语义分割，而目前对于语义分割网络的类别激活图的研究基本没有。与分类网络不同的是，语义分割网络基本采用的是全卷积的网络结构，摒弃了全连接层，无法直接获取某一类的分类分数。从前文介绍可知，我们改进了 Layer-CAM 的权重获取方式，没有涉及分类分数，因此可以直接将其用于研究语义分割网络。但使用 Layer-CAM 的前提是有一个已经训练好的深度卷积神经网络模型，接下来将介绍语义分割领域中最常用的一个模型——U-Net 模型。

3.3.3　U-Net模型及其可视化

U-Net结构如图3-6所示，为一个U型对称结构。它包括两个部分，一个是提取特征、捕获上下文信息的收缩路径，另一个是实现精确定位的对称扩展路径。收缩路径部分采用类似FCN（全卷积网络）的结构，用两个3×3卷积堆叠提取特征。扩展路径部分使用反卷积，在增加特征图维度的同时减少其通道数。将网络的收缩路径的特征图复制到对应的扩展路径上，以避免丢失空间信息。最后，用1×1卷积处理特征图以生成与输入图像同大小的分割图。U-Net在30幅透射光学显微镜图像上进行了训练，并以较大优势赢得了2015年国际烧伤学会（ISBI）细胞跟踪挑战赛[78]。

U-Net网络同时具备获取上下文信息的收缩路径和进行精确定位的对称扩展路径，这使其可以将上下文信息向更高层分辨率传播；同时使用数据增强方法扩充数据，既可以解决医学数据量少的问题，又可以提高模型的泛化能力[78]。

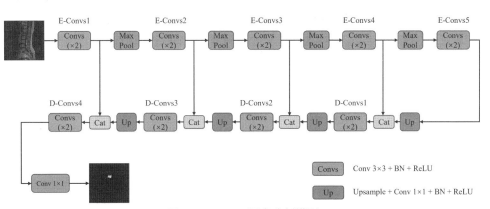

图3-6　U-Net语义分割模型

训练U-Net模型采用的数据集在前节中已介绍，这里不再重复。只是前节为多类别的分割，本节只分割骨折椎体，因此标注的其他类别将直接按背景进行处理。同时，我们只使用T1W序列的数据，也就是采用单模态模型。另外只取包含骨折的数据集，也就是将没有骨折的图像剔除。按照上节对数据集的划分，用腰椎MR训练集训练了一个U-Net模型，并用改进后的Layer-CAM方法获取U-Net每个卷积模块最后一层卷积层的类别激活图。图3-7为U-Net模型类别激活图可视化图，上边为收缩路径部分的卷积层类别激活图，下边是扩展路径部分。从图中可以看到，在解码器浅层部分，模型提取的是边缘、纹理等特征，在深层部分模型提取的为高级语义信息，主要集中于脊椎区域。可以推出模型提取的脊椎区域的特征对于其识别骨折椎体相当关键。在扩展路径部分，不断融合来自收缩路径提取的特征。从图中可以看到，随着收缩路径部分浅层特征的不断加入，引入的噪声也越来越多。第一个和第二个上采样阶段，模型提取的特征依然与脊椎和椎体相关。等到第三个上采样阶段，来自编码器部分的浅层无关特征使得解码器部分在逐渐恢复分辨率的过程中带入很多噪声，这在第四个上采样阶段表现更加明显。

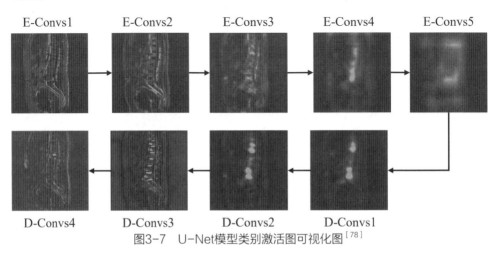

图3-7　U-Net模型类别激活图可视化图[78]

上采样过程是一个稀疏操作，融合来自收缩路径部分的特征有利于其进行定位。但如果通过跳连接融合来自收缩路径部分的所有特征，反而不利于上采样恢复分辨率。基于此，如果可以对来自收缩路径的特征进行过滤，去除掉无关特征，只保留相关特征，那么既可以帮助上采样定位，又不会因无关特征引入噪声。目前研究中有两种方案可以减少收缩路径的无关特征的引入，第一种方法是使用两阶段模型，首先提取感兴趣区域，如脊椎区域，然后只将感兴趣区域输入模型中进行训练；第二种方法是在跳连接层加入一个注意力模块，通过该模块自动过滤掉无关特征。第一种方法多使用一个模型，不仅增加训练时间和成本，而且模型分割精度很大程度上还依赖于感兴趣区域的提取。因此，我们借鉴第二种方法，在跳连接层加入一个注意力模块[78]。

3.3.4　网络的整体结构

图3-8是基于可视化提出的改进模型，在 U-Net模型跳连接层上加入层注意力模块（Layer Attention）。通过层注意力模块加权模型对于相关特征的响应，同时抑制无关特征的响应。与U-Net相比，该模型没有引入额外的计算量，训练时间也相差无几。与硬注意力不同的是，该注意力系数通过模型自动学习并且没有额外的超参数。

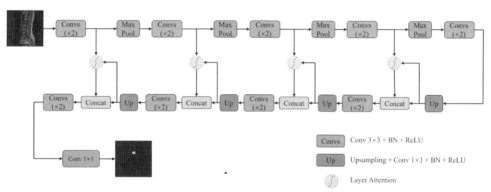

图3-8　基于可视化改进模型的结构示意图[78]

图3-9为层注意力模块内部结构，g为编码器的特征图组，x为与上一层解码器对应的编码器的特征图组。首先对g的每个特征图的空间位置在通道维度取最大值，然后使用ReLU激活函数去除负值，进行归一化后即为类别激活图。将该类别激活图作为注意力系数，与输入特征图组x像素级相乘，得到加权后的输出[78]。

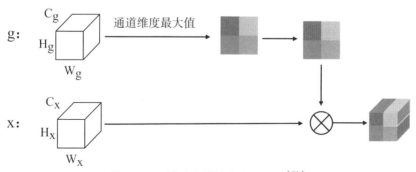

图3-9　层注意力模块的内部结构[78]

3.3.5 实验结果及分析

　　图3-10为U-Net以及改进后的模型对测试集的预测结果图，图中第一列为输入图像，第二列为标注的金标准，第三列为U-Net模型的预测结果，第四列为改进后的模型的预测结果。图中第一行给定的图中存在L1椎体骨折，U-Net并没有完整地将其分割出来。图中第二行中存在L2椎体骨折，U-Net未能识别出。改进的模型对于这两个图像中的骨折椎体都能准确地识别出来。表明改进的模型确实提升了模型的性能，也就是说加强模型对相关特征的响应并且减弱对无关特征的响应能够提升模型的性能。

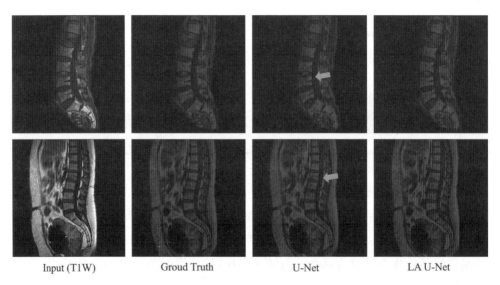

| Input (T1W) | Groud Truth | U-Net | LA U-Net |

图3-10　各算法在腰椎MR影像的分割结果示例

　　为了进一步验证改进后的模型的有效性，我们采用语义分割常见的评价指标。评价指标采用了骰子相似系数（DSC）、体素重叠误差（VOE）、召回率（Recall）和精确率（Precision）。从表3-2中可以看出，我们的改进模型比U-Net模型在DSC、VOE及Recall这三个指标上都要好。虽然U-Net模型的Precision更高，但改进模型的Recall却高出2.2个百分点。而Recall在医学领域是一个很重要的指标，其值越大意味着漏诊的概率越小。即我们的模型能够识别出更多的椎体骨折，这对于诊断显示是有利的。

表3-2　不同模型的评价指标结果[78]

Model	DSC	VOE	Recall	Precision
U-Net	0.785	0.305	0.824	0.831
Ours	0.799	0.300	0.846	0.808

在本节中，我们提出了基于可视化的模型改进方法，并将改进后的模型用于脊椎骨折分割。首先介绍了深度学习可解释性相关的知识以及研究现状，然后提出用改进后的Layer-CAM方法获取模型的类别激活图。通过可视化模型的类别激活图找到模型的改进方法，并以此提出了加入层注意力模块的U-Net改进模型。最后在脊椎数据集上进行验证，证明了改进模型的有效性。同时，通过该模型也证实了将类别激活图可视化用于模型改进的可行性。

（吴梦林，严瀚，俞祝良）

参考文献

［1］廉宪坤. 基于目标检测和语义分割的腰椎定位与分割技术研究［D］. 广州：华南理工大学，2022.

［2］CRIMINISI A, ROBERTSON D, KONUKOGLU E, et al. Regression forests for efficient anatomy detection and localization in computed tomography scans［J］. Medical image analysis，2013，17（8）：1293-1303.

［3］MOBINY A, NGUYEN H V. Fast capsnet for lung cancer screening［C］. Medical image computing and computer assisted intervention–MICCAI 2018. Springer Cham，2018：741-749.

［4］RAJPURKAR P, IRVIN J, BALL R L, et al. Deep learning for chest radiograph diagnosis：a retrospective comparison of the CheXNeXt algorithm to practicing radiologists［J］. Plos medicine，2018，15（11）：e1002686.

［5］MNIH V, HEESS N, GRAVES A. Recurrent models of visual attention［C］. Advances in neural information processing systems，2014：2204-2212.

［6］XU K, JIANG H, TANG W. A new object detection algorithm based on YOLO v3 for lung nodules［C］. Proceedings of the 2020 6th international conference on computing and artificial intelligence. ACM，2020：233-239.

［7］XIANG Y, WANG Q, LI X, et al. Multi-attention object detection model in remote sensing images based on multi-scale［J］. IEEE Access，2019，7：94508-94519.

［8］XING H, WANG S, ZHENG D, et al. Dual attention based feature pyramid network［J］. China communications，2020，17（8）：242-252.

［9］PATIL D D, DEORE S G. Medical image segmentation：a review［J］. International journal of computer science and mobile computing，2013，2（1）：22-27.

［10］SHELHAMER E, LONG J, DARRELL T. Fully convolutional networks for semantic segmentation［J］. IEEE transactions on pattern analysis and machine intelligence, 2017, 39（6）: 640–651.

［11］GOYAL M, YAP M H, HASSANPOUR S. Multi–class semantic segmentation of skin lesions via fully convolutional networks［C］. Conference on computer vision and pattern recognition. Computer society, 2015: 3431–3440. Proceedings of the 13th international joint conference on biomedical engineerings systems and techologies. Scitepress, 2020: 290–295.

［12］TRAN P V. A fully convolutional neural network for cardiac segmentation in short–axis MRI［J］. arXiv preprint arXiv: 1604. 00494, 2016.

［13］RONNEBERGER O, FISCHER P, BROX T. U–Net: convolutional networks for biomedical image segmentation［C］. International conference on medical image computing and computer–assisted intervention. Cham: Springer, 2015: 234–241.

［14］DROZDZAL M, VORONTSOV E, CHARTRAND G, et al. The importance of skip connections in biomedical image segmentation［M］. Deep learning and data labeling for medical applications. Cham: Springer, 2016: 179–187.

［15］POUDEL R P K, LAMATA P, MONTANA G. Recurrent fully convolutional neural networks for multi–slice MRI cardiac segmentation［M］. Reconstruction, segmentation, and analysis of medical images. Cham: Springer, 2016: 83–94.

［16］ALOM M Z, HASAN M, YAKOPCIC C, et al. Recurrent residual convolutional neural network based on U–Net（R2U–Net）for medical image segmentation［J］. arXiv preprint arXiv: 1802. 06955, 2018.

［17］CHEN L C, PAPANDREOU G, KOKKINOS I, et al. Deeplab: semantic image segmentation with deep convolutional nets, atrous convolution, and fully connected crfs［J］. IEEE transactions on pattern analysis and machine intelligence, 2017, 40（4）: 834–848.

［18］刘士远. 中国医学影像AI白皮书［R］. 北京: 中国医学影像AI产学研用创新联盟, 2019.

［19］CHEN H, SHEN C, QIN J, et al. Automatic localization and identification of vertebrae in spine CT via a joint learning model with deep neural networks［C］. International conference on medical image computing and computer–assisted intervention. Cham: Springer, 2015: 515–522.

［20］SEKUBOYINA A, VALENTINITSCH A, KIRSCHKE J S, et al. A localisation-segmentation approach for multi–label annotation of lumbar vertebrae using deep nets［J］. arXiv preprint arXiv: 1703. 04347, 2017.

［21］JANSSENS R, ZENG G, ZHENG G. Fully automatic segmentation of lumbar vertebrae from CT images using cascaded 3D fully convolutional networks［C］. 2018 IEEE 15th international symposium on biomedical imaging（ISBI 2018）. IEEE, 2018: 893–897.

［22］LU J T, PEDEMONTE S, BIZZO B, et al. Deep Spine: automated lumbar vertebral segmentation, disc–level designation, and spinal stenosis grading using deep learning［C］. Machine learning for healthcare conference. PMLR, 2018: 403–419.

［23］ TANG H，PEI X，HUANG S，et al. Automatic lumbar spinal CT image segmentation with a dual densely connected U–Net［J］. IEEE Access，2020，8：89228–89238.

［24］ SAENZ–GAMBOA J J，DOMENECH J，ALONSO–MANJARREZ A，et al. Automatic semantic segmentation of the lumbar spine. clinical applicability in a multi–parametric and Multi–centre MRI study［J］. arXiv e–prints，2021：arXiv：2111. 08712.

［25］ LIAO H，MESFIN A，LUO J. Joint vertebrae identification and localization in spinal CT images by combining short–and long–range contextual information［J］. IEEE transactions on medical imaging，2018，37（5）：1266–1275.

［26］ DUBOIS D，PRADE H. Combination of fuzzy information in the frameworkof possibility theory［J］. Data fusion in robotics and machine Intelligence，1992，12：481–505.

［27］ DAS S，KUNDU MK. A neuro–fuzzy approach for medical image fusion［J］. IEEE transactions on biomedical engineering，2013，60（12）：3347–53.

［28］ SMETS P. The combination of evidence in the transferable belief model［J］. IEEE transactions on pattemanalysis and machine intelligence，1990，12（5）：447–58.

［29］ VAZQUEZ–REINA A，GELBART M，HUANG D，et al. Segmentation fusion for connectomics［C］. 2011 international conference on computer vision. IEEE，2011：177–184.

［30］ KRIZHEVSKY A，SUTSKEVER I，HINTON G E. Imagenet classification with deep convolutional neural networks［J］. Communications of the ACM，2017，60（6）：84–90.

［31］ SIMONYAN K，ZISSERMAN A. Very deep convolutional networks for large scale image recognition［J］. arXiv preprint arXiv：1409. 1556.

［32］ SZEGEDY C，LIU W，JIA Y，et al. Going deeper with convolutions［C］. Proceedings of the IEEE conference on computer vision and pattern recognition，2015：1–9.

［33］ HE K，ZHANG X，REN S，et al. Identity mappings in deep residual networks［C］. European conference on computer vision. Cham：Springer，2016：630–645.

［34］ HUANG G，LIU Z，VAN DER MAATEN L，et al. Densely connected convolutional networks［C］. Proceedings of the IEEE conference on computer vision and pattern recognition，2017：4700–4708.

［35］ HAVAEI M，DAVY A，WARDE–FARLEY D，et al. Brain tumor segmentation with deep neural networks［J］. Medical image analysis，2017，35：18–31.

［36］ KALINOVSKY A，KOVALEV V. Lung image segmentation using deep learning methods and convolutional neural networks［C］. XIII International Conference on Pattern recognition and information processing，2016.

［37］ FU M，WU W，HONG X，et al. Hierarchical combinatorial deep learning architecture for pancreas segmentation of medical computed tomography cancer images［J］. BMC systems biology，2018，12（4）：119–127.

［38］ YU L，YANG X，CHEN H，et al. Volumetric ConvNets with mixed residual connections for automated prostate segmentation from 3D MR images［C］. Thirty–first AAAI conference on artificial intelligence. AAAI Press，2017：66–72.

［39］ ZHOU X，TAKAYAMA R，WANG S，et al. Deep learning of the sectional appearances of

3d ct images for anatomical structure segmentation based on an fcn voting method [J]. Med Phys, 2017, 44（10）: 5221-5233.

[40] ZHOU T, RUAN S, CANU S. A review: deep learning for medical image segmentation using multi-modality fusion [J]. Array, 2019, 3: 100004.

[41] KUMAR A, FULHAM M, FENG D, et al. Co-learning feature fusion maps from PET-CT images of lung cancer [J]. IEEE transactions on medical imaging, 2019, 39（1）: 204-217.

[42] PEREIRA S, PINTO A, ALVES V, et al. Brain tumor segmentation using convolutional neural networks in MRI images [J]. IEEE transactions on medical imaging, 2016, 35（5）: 1240-1251.

[43] ISENSEE F, KICKINGEREDER P, WICK W, et al. No new-net [C]. International MICCAI brainlesion workshop. Cham: Springer, 2018: 234-244.

[44] CUI S, MAO L, JIANG J, et al. Automatic semantic segmentation of brain gliomas from MRI images using a deep cascaded neural network [J]. Journal of healthcare engineering, 2018.

[45] WANG G, LI W, OURSELIN S, et al. Automatic brain tumor segmentation using cascaded anisotropic convolutional neural networks [C]. International MICCAI brainlesion workshop. Cham: Springer, 2017: 178-190.

[46] ZHOU C, DING C, LU Z, et al. One-pass multi-task convolutional neural networks for efficient brain tumor segmentation [C]. International conference on medical image computing and computer-assisted intervention. Cham: Springer, 2018: 637-645.

[47] DESAI S, RAMASWAMY H G. Ablation-CAM: visual explanations for deep convolutional network via gradient-free localization [C]. Proceedings of the IEEE/CVF winter conference on applications of computer vision, 2020: 983-991.

[48] NIE D, WANG L, GAO Y, et al. Fully convolutional networks for multi-modality isointense infant brain image segmentation [C]. 2016 IEEE 13th international symposium on biomedical imaging（ISBI）. IEEE, 2016: 1342-1345.

[49] ROKACH L. Ensemble-based classifiers [J]. Artificial intelligence review, 2010, 33（1）: 1-39.

[50] KAMNITSAS K, BAI W, FERRANTE E, et al. Ensembles of multiple models and architectures for robust brain tumour segmentation [C]. International MICCAI brainlesion workshop. Cham: Springer, 2017: 450-462.

[51] DOLZ J, GOPINATH K, YUAN J, et al. HyperDense-Net: a hyper-densely connected CNN for multi-modal image segmentation [J]. IEEE transactions on medical imaging, 2018, 38（5）: 1116-1126.

[52] DOLZ J, DESROSIERS C, BEN AYED I. IVD-Net: intervertebral disc localization and segmentation in MRI with a multi-modal UNet [C]. International workshop and challenge on computational methods and clinical applications for spine imaging. Cham: Springer, 2018: 130-143.

[53] 张广滔. 基于多尺度和多模态信息聚合的腰椎 MR 影像分割 [D]. 广州: 华南理工大学, 2022.

［54］ GLOROT X, BOR DE S A, BENGIO Y. Deep sparse rectifier neural networks ［C］. Proceedings of the 14th international conference on artificial intelligence and statistics （AISTATS）, 2011: 315–323.

［55］ IOFFE S, SZEGEDY C. Batch normalization: accelerating deep network training by reducing internal covariate shift ［C］. International conference on machine learning, 2015: 448–456.

［56］ ZHANG G, YAN H, YU Z. Adaptive group fusion module for improving feature fusion of multi-modality lumbar spine MRI ［C］. 2021 3rd international academic exchange conference on science and technology innovation （IAECST）. IEEE, 2021: 373–377.

［57］ MILLETARI F, NAVAB N, AHMADI S A. V-net: fully convolutional neural networks for volumetric medical image segmentation ［C］. 2016 fourth international conference on 3D vision （3DV）. IEEE, 2016: 565–571.

［58］ DOSHI-VELEZ F, KIM B. Towards a rigorous science of interpretable machine learning ［J］. arXiv preprint arXiv: 1702. 08608, 2017.

［59］ MILLER T. Explanation in artificial intelligence: insights from the social sciences ［J］. ArXiv: Artificial Intelligence, 2017.

［60］ KIM B, KHANNA R, KOYEJO O. Examples are not enough, learn to criticize! criticism for interpretability ［C］. Neural information processing systems, 2016: 2280–2288.

［61］ RUSSAKOVSKY O, DENG J, SU H, et al. Imagenet large scale visual recognition challenge ［J］. International journal of computer vision, 2015, 115（3）: 211–252.

［62］ MOLNAR C. Interpretable machine learning: a guide for making black box models explainable ［M/OL］. 2nd ed. 2022. christophm. github. io/interpretable-ml-book/.

［63］ ERHAN D, BENGIO Y, COURVILLE A C, et al. Visualizing higher-layer features of a deep network ［C］. University of Montreal, 2009, 1341（3）: 1.

［64］ HINTON G E, OSINDERO S, TEH Y W. A fast learning algorithm for deep belief nets ［J］. Neural computation, 2006, 18（7）: 1527–1554.

［65］ SIMONYAN K, VEDALDI A, ZISSERMAN A. Deep inside convolutional networks: visualising image classification models and saliency maps ［J］. ArXiv preprint arXiv: 1312. 6034, 2013.

［66］ NGUYEN A, YOSINSKI J, CLUNE J. Deep neural networks are easily fooled: high confidence predictions for unrecognizable images ［C］. Proceedings of the IEEE conference on computer vision and pattern recognition, 2015: 427–436.

［67］ YOSINSKI J, CLUNE J, NGUYEN A, et al. Understanding neural networks through deep visualization ［J］. ArXiv preprint arXiv: 1506. 06579, 2015.

［68］ WEI D, ZHOU B, TORRABLA A, et al. Understanding intra-class knowledge inside cnn ［J］. ArXiv preprint arXiv: 1507. 02379, 2015.

［69］ MAHENDRAN A, VEDALDI A. Visualizing deep convolutional neural networks using natural pre-images ［J］. International journal of computer vision, 2016, 120（3）: 233–255.

［70］ NGUYEN A, YOSINSKI J, CLUNE J. Multifaceted feature visualization: uncovering the different types of features learned by each neuron in deep neural networks ［J］. ArXiv preprint arXiv: 1602. 03616, 2016.

[71] NGUYEN A, DOSOVITSKIY A, YOSINSKI J, et al. Synthesizing the preferred inputs for neurons in neural networks via deep generator networks [C]. Advances in neural information processing systems, 2016: 3387–3395.

[72] ZEILER M D, FERGUS R. Visualizing and understanding convolutional networks [C]. European conference on computer vision. Cham: Spring, 2014: 818–833.

[73] ITTI L, KOCH C, NIEBUR E. A model of saliency-based visual attention for rapid scene analysis [J]. IEEE Transactions on pattern analysis and machine intelligence, 1998, 20: 1254–1259.

[74] ZHOU B, KHOSLA A, LAPEDRIZA A, et al. Learning deep features for discriminative localization [C]. Proceedings of the IEEE conference on computer vision and pattern recognition, 2016: 2921–2929.

[75] SELVARAJU R R, COGSWELL M, DAS A, et al. Grad-CAM: visual explanations from deep networks via gradient-based localization [J]. International journal of computer Vision, 2020, 128（2）: 336–359.

[76] WANG H, WANG Z, DU M, et al. Score-CAM: score-weighted visual explanations for convolutional neural networks [C]. 2020 IEEE/CVF conference on computer vision and pattern recognition workshops（CVPRW）. IEEE, 2020: 24–25.

[77] JIANG P T, ZHANG C B, HOU Q, et al. LayerCAM: exploring hierarchical class activation maps for localization [J]. IEEE transactions on image processing, 2021, 30: 5875–5888.

[78] 吴梦林. 模型可视化技术在腰椎影像分割中的应用研究 [D]. 广州: 华南理工大学, 2022.

第**4**章

人工智能在骨科疾病诊断中的应用

4.1 概述

深度学习技术的迅速发展，促进了人工智能在影像诊断中的应用研究，人工智能在辅助临床医师进行诊断工作中有着巨大的应用前景，有望减轻放射科医生的工作量，帮助医生将注意力集中在可疑病变区域，缩短阅片时间，减小因技术能力差异造成的诊断水平差距，协助提高诊断率，降低误诊率、漏诊率，也有利于缓解医疗资源的不均衡[1-2]。近年来，人工智能在影像诊断方面的研究越来越广泛，包括神经、肺、腹部、癌症、乳房和心脏成像等。影像图像是诊断骨关节疾病的重要工具，人工智能在骨科疾病影像诊断方面的研究正在兴起，但与其他领域相比仍然相对有限。目前人工智能在骨科疾病影像诊断的研究主要包括X线图像估计骨龄、检测骨折和评估骨关节炎的严重程度，识别CT和MRI上的各种病理异常（包括肿瘤、转移性疾病、感染、骨折和关节退化等）。人工智能在CT尤其是MRI上检测骨科疾病具有挑战性，因为它通常需要分析具有不同组织对比度的多个图像数据集切片上的复杂异常。因此，需进一步提高算法性能和创新人工智能算法，建立涵盖面更广、更全面的多要素模型，以对肌肉骨骼CT和MRI检查进行可靠和可重复的解释，使人工智能技术能诊断更多类型的骨科疾病。[3-4]

人工智能在骨科疾病影像诊断领域的发展与应用还面临着很多挑战。其一，人工智能与骨科疾病影像诊断的交融需要医生、计算机工程师、统计学工程师、机械工程师等多学科人才合作。其二，收集、存储并分析海量的影像数据需要强大的服务器和超级计算机的支持，所需的前期投入较大。其三，不同医疗机构因设备不同、拍摄标准的选取不同以及影像技师间差异等因素导致图像的质量参差不齐，从而限制了人工智能技术的泛化和推广能力。其四，目前的研究均是对先前生成的影像数据执行回顾性分析，虽然在性能测试中获得较满意的ROC（受试者操作特征）曲线和AUC（特征曲线下面积）的表现，但两者不一定表示临床效用，且研究对模型的评估时间太短，缺乏前瞻性分析，不能反映长期的准确性和稳定性，致使人工智能技术能否与临床实践相适应及所面对的患者人群选择等问题缺乏考证。所有用于检测骨科疾病的深度学习方法必须在前瞻性研究中使用从不同机构获得的具有不同成像参数和不同成像硬件的大型图像数据集进行诊断性能评估，然后才能在临床实践中实施。其五，机器学习通常一次不能处理多个任务。比如骨折识别算法将不能用于骨龄估计。因此，每种算法都有其特定的性能限制和故障模式。医院需要培训放射科医生正确使用这些工具并调整算法。[3, 5-8]

人工智能始终是医生的工具，并不能完全取代医生，机器需结合人的智慧才能发挥出最大效能，同时在临床实际应用中，人工智能技术离不开各学科、各领域的共同协作和维护。未来人工智能算法将会随着数据的增加而得到扩展，性能会进一步提高，发展空间也将更为广阔，可能进一步提高其对骨科疾病的辅助诊断能力，帮助诊断更复杂的病变。[4, 6, 7]

（黄晓妃，魏新华，严瀚）

4.2　人工智能在X线影像诊断骨科疾病中的应用

X线作为骨科疾病诊断成像领域的重要工具，是除病史和临床检查外，诊疗骨科疾病的重要支柱，人工智能辅助X线图像诊断在骨科的应用研究具有很高的潜在价值[6]。

4.2.1　人工智能在X线诊断骨折中的应用

人工智能在X线诊断骨折中应用广泛，包括桡骨远端骨折、股骨颈骨折、股骨骨折、踝关节骨折、腕部骨折等。疑似骨折是患者就诊急诊科的最常见原因之一，而X线是用于评估患者骨折的主要诊断工具。骨折的漏诊通常会给患者带来严重后果，导致畸形愈合、骨坏死和关节炎等。因此，及时、正确地诊断骨折对病人的预后至关重要。如果计算机辅助检测（CAD）系统能够快速为医生提供可靠的意见，识别极有可能包含骨折的X线片区域，将帮助提高诊断效率和准确率。

Robert Lindsey[9]等人在一名或多名专科骨科医生标记每张X线图像中可见的任何骨折的存在和位置后，通过深度卷积神经网络（deep convolutional neural network，DCNN）对132 345张X线图像进行模型开发（即模型训练和验证）。其中，100 855张X线片对应于除腕部以外的所有身体部位的X线图像（预训练集）用于引导模型训练过程。然后对31 490张前后位或侧位腕部X线图像（腕部训练集）进行训练，并使用两个数据集用于模型的临床测试，第一个数据集（测试集1）由3 500张腕部X线图像组成，第二个数据集（测试集2）由1 400张腕部X线图像组成。模型的训练分两个阶段进行。第一阶段为引导阶段，"预训练集"的参数被随机初始化，以便更快地训练并减少过度拟合。第二阶段，取第一阶段得到的模型，使用31 490张腕部X线片（腕关节训练集）专门用于完成检测和定位腕部骨折的任务。模型参数的训练是通过称为"Adam"的标准随机梯度下降算法的变体完成的。由于该模型有大量参数和相对较少的标记腕部X线照片进行训练，所以使用了许多技术来防止过度拟合，包括提前停止和数据增强。为了执行早期停止，将腕部训练集分成两个不相交的子集：90%的X线图像（28 341张）用于优化模型参数，其余的10%（3 149张）被用作内部验证集。当模型在验证集上的性能在5个迭代次数没有提高后，停止模型参数的训练。并执行了数据增强，使生成的模型对不相关的可变性来源更加稳健。在测试集1上，该模型的AUC为0.967［$n=3\ 500$；95% CI（confidence interval，置信区间），0.960～0.973］。在测试集2上，该模型的AUC为0.975（$n=1\ 400$；95% CI，0.965～0.982）。这项研究表明，可以通过深度学习训练模型来检测X线片中的腕部骨折，其诊断准确性与高级专科骨科医生的诊断准确性相似。肿瘤学中对CAD系统的一个普遍批评是，它们以降低特异性为代价提高了敏感性，从而导致不必要的程序和成本增加。但在此研究中观察到的敏感性增加并没有以降低特异性为代价。这可能归因于模型的高独立诊断准确性。

髋部骨折是世界范围内老年人面临的重要健康问题。髋部骨折的延迟治疗会导致预后不良，导致严重的功能丧失，甚至会增加死亡风险[10, 11]。早期诊断和管理对于患者生存和保持髋关节功能至关重要[12]。正面的骨盆X线片（pelvic X radiograph，PXR）是髋部骨折图像评估的重要且广泛使用的工具[13]。然而，PXR评估髋部骨折的敏感性不佳，最初的误诊率高达7%～14%[14]。因此，CT和MRI已被推荐作为常规诊断工具[15]。然而，在常规检查中使用这些诊断工具并不是高效、经济的方法。

Cheng等人[13]收集25 505张X线图像（其中包含踝部6 019例、肘部3 832例、足4 134例、腕部3 378例）作为"肢体数据集"及3 605张PXR作为PXR数据集。随机选择90%的肢体数据集进行预训练，10%进行验证。DCNN的预训练权重被保留用于PXR训练。PXR数据集的80%用于训练，20%用于验证。在训练过程中，应用10%的缩放、水平翻转、垂直翻转和10°的旋转进行图像增强。并使用了Adam优化器，批量大小为8。最终模型在上述超参数下训练了60个迭代次数。训练好的髋关节模型用于测试独立的PXR数据集（股骨颈骨折25例、粗隆间骨折25例、髋部无骨折50例），以评估其识别髋部骨折的准确性。模型的准确度、灵敏度、特异性、假阴性率、F1得分和AUC分别为91%（$n=$ 100；95% CI，84%～96%），98%（95% CI，89%～100%），84%（95% CI，71%～93%），2%（95% CI，0.3%～17%），0.916（95% CI，84.5%～95.6%）和0.98（95% CI，0.96%～1.00%）。初级医师（放射科医师和骨科医师除外）的灵敏度范围为84%～100%（平均95.6%；95% CI，93.6%～97.6%），特异性范围为46%～94%（平均82.2%；95% CI，76.2%～88.3%）。研究表明在DCNN的帮助下，可以训练DCNN以高灵敏度（98%）、高准确度（91%）和极低的假阴性率（2%）识别图像数据集中的髋部骨折，且不逊于专家。该DCNN将有助于初级医师降低误诊率。将DCNN应用于正面骨盆X线片可以潜在地提高髋部骨折诊断的准确性和效率。

肱骨髁上骨折是儿童中最常见的肘部骨折[16]。髁上骨折的早期诊断和治疗对于预防包括神经血管后遗症和畸形在内的并发症至关重要[17]。肘部前后位和侧位X线图像对髁上骨折准确诊断和治疗至关重要[18]。大多数髁上骨折显示清晰的骨折线或骨移位。然而，如果骨折线或位移很小或不明显，则在常规X线片中容易漏诊髁上骨折。此外，与成人患者相比，患儿常规肘部X线图像的判读更具挑战性，因为骨化中心随患者年龄而异，不完全骨折在儿科患者中很常见。

Choi等人[19]共收集了762名患者的1 524张肘部前后位和侧位X线图像。图像由2位儿科放射科医生（分别有15年和7年经验）共同评估分类和标记为髁上骨折或非骨折。髁上骨折符合下列条件之一即可诊断：（1）髁上骨折线明显；（2）肱骨前线更靠前至小头；（3）皮质屈曲；（4）前部脂肪垫征阳性（帆船征）；（5）后部脂肪垫征阳性。首先从SNUH（首尔国立大学医院）的原始数据集中，选择633名患者的1 266对肘部前后位和侧位X线图像，以开发深度学习模型。数据随机分为训练集（1 012对，79.9%）和验证集（254对，20.1%）。使用两种不同的数据集进行了外部测试：（1）时间测试集，与模型开发不同时期获得；（2）地点测试集，从不同的中心收集。使用SNUH数据集的129名患者的258对肘部前后位和侧位X线图像作为时间测试集，由192例正常病例和66例骨折病例组成（比例2.91∶1）。对于地点测试集，使用GNUCH数据集的48名患者的

95对AP和肘部侧位X线片。地点测试集由72例正常病例和23例骨折病例组成（比例3.13：1）。首先在92对肘部前后位和侧位X线图像上手动标记鹰嘴的中心。在使用73对训练集和19对验证集训练网络后，使用ResNet-50架构网络计算数据集中所有图像的中心坐标。使用Keras ImageDataGenerator实现图像变换的随机组合，包括水平翻转、旋转、移位、剪切和缩放，将训练和验证集增加5倍。图像经过预处理，包括裁剪和直方图均衡，输入到通过合并两个相同的ResNet-50模型构建的双输入神经网络中。放射科医生的观察者研究仅在地点测试集上进行。GNUCH数据集由SNUH的3名放射科医生评估（分别具有2年、3年和7年经验）。3名放射科医生对图像进行髁上骨折的评分（1分，绝对不是髁上骨折；2分，可能不是髁上骨折；3分，不确定；4分，可能是髁上骨折；5分，肯定是髁上骨折）。为了评估模型预测的附加值，放射学经验最少的放射科医生额外进行了模型辅助评估。所提出的经过训练的神经网络在验证集中AUC为0.976（95% CI，0.949～0.991），在时间测试集中AUC为0.985（95% CI，0.962～0.996）；在地点测试集中，AUC为0.992（95% CI，0.947～1.000）。在地点测试集中放射科医生的AUC范围为0.977～0.997，与模型相比无显著差异（$P>0.05$）。在时间测试集中，模型的灵敏度为93.9%（95% CI，0.852～0.983），特异性为92.2%（95% CI，0.874～0.956），阳性预测值（positive predictive value，PPV）为80.5%（95% CI，0.717～0.871），阴性预测值（negative predictive value，NPV）为97.8%（95% CI，0.945～0.991）；在地点测试集中，模型的灵敏度为100%（95% CI，0.852～1.000），特异性为86.1%（95% CI，0.759～0.931），PPV为69.7%（95% CI，0.564～0.803），NPV为100%（95% CI，不可用）。放射科医生的灵敏度、特异性、PPV和NPV分别为95.7%、97.2%～100%、91.7%～100%和98.6%。与模型相比，3名放射科医生都显示出显著差异（分别为$P=0.023$、0.012和0.001）。在模型辅助评估中，放射科医生的灵敏度、特异性、PPV和NPV分别从95.7%、97.2%、91.7%和98.6%变为100%、97.2%、92.0%和100%。研究表明，其开发的双输入深度学习模型可以用于评估肘部前后位和侧位X线图像，对儿科髁上骨折的准确诊断可以与放射科医生相媲美。

4.2.2　人工智能在X线诊断骨质疏松中的应用

骨质疏松症的早期诊断对于预防骨质疏松性骨折至关重要。双能X线骨密度仪（dual-energy X-ray absorptiometry，DXA）估计股骨近端和腰椎的骨矿物质密度（bone mineral density，BMD）是诊断骨质疏松症的标准测试[20]。然而DXA也有缺点，包括由周围软组织引起的相关测量误差、较严重的辐射暴露和高设备成本[21-22]。AI已被用作成像解释的辅助技术，并作为初始筛选工具[23]。目前人工智能已经用于帮助牙科、脊柱、手部和腕部骨质疏松症X线图像诊断[23-25]。

　　Yamamoto等人[20]收集了1 223名60岁以上接受了髋部X线检查，并在进行髋部X线检查前后6个月接受了DXA检查的骨质疏松患者。6位骨科医生在骨科专家的监督下，手动放置和裁剪X线图像上的感兴趣区域。选择使用DXA测量一侧的髋部图像，在股骨头线和小转子下缘线裁剪。评估ResNet18、ResNet34、GoogleNet、EfficientNet b3和EfficientNet b4 5种卷积神经网络（convolutional neural network，CNN）模型的性能。数据集以8：1：1的比例随机分为训练集、验证集和测试集。使用Tesla P100图形处理单元进行。由于数据集较小，因此使用了各种数据增强技术来防止过拟合。训练图像从-25随机旋转到25，有50%的机会垂直翻转，50%的机会水平翻转。此外，暗度随机变化-5%至5%，对比度随机变化-5%至5%。在学习过程中，数据增强仅在批量取出图像时应用于训练图像数据。每个训练图像均以50%的数据增强机会进行处理。优化器、权重衰减和动量对所有CNN是通用的。在这项研究中，优化器使用随机梯度下降，权重衰减和动量分0和0.9。EfficientNet b3和EfficientNet b4使用0.01的学习率；其他3种CNN则使用0.001。所有模型最多分析100个迭代次数。如果验证错误连续20次没有更新，则终止数据扩充。对5种CNN模型的性能进行评估发现，EfficientNet b3和GoogleNet的准确度（0.8407）、精确度（0.8929）和特异性（0.8824）最高。ResNet34的准确度（0.8407）、F1分数（0.8500）和AUC分数（0.9203）最高。而EfficientNet b4的召回率（0.8548）和阴性预测值（0.8085）最高。整体来看，EfficientNet b3网络在5个CNN中表现出诊断骨质疏松症的最高性能（准确率：88.5%；召回率：88.7%；F1分数：0.8943；AUC分数：0.9374）。当添加年龄、性别、体重指数（body mass index，BMI）和髋部骨折病史作为临床协变量时，所有CNN都表现出更好的性能。这项研究表明，CNN可以从髋部X线片中以相对较高的准确度诊断骨质疏松症。髋部X线成像虽然不是检测骨质疏松症的金标准成像方式，但由于其价格低廉、使用广泛，在结合计算机辅助诊断系统后，可被用于筛查骨质疏松症。

Sangwoo Lee等人[23]根据最低的T评分，将BMD结果分为正常BMD（T评分≥-1.0SD）或异常BMD（T评分<-1.0SD）。共收集了170名BMD异常的人，164名BMD正常的人。一位放射科医生在高级职称医生指导下手动将感兴趣区域（ROI）放置在X线图像第4腰椎的中心上，大小为150×150像素。使用预训练CNN（AlexNet、VGGNet、Inception-V3和ResNet-50）进行特征提取，然后将这些特征用于训练机器学习分类模型，例如支持向量机（support vector machine classification，SVM）、K-最近邻（K-nearest neighbor classification，KNN）和随机森林（random forest，RF）模型。采用5折交叉验证，将图像分为训练验证集（70%）和测试集（30%）。在分类算法和特征提取模型的组合中，VGGNet-16+RF表现出最高的灵敏度（0.81），以及很高的AUC（0.74）、准确度（0.71）、特异性（0.60）、F1分数（0.73）、BCR（0.70）。结合机器学习和深度学习，通过结合脊柱X线图像来预测BMD异常的患者。

髋部骨折对骨质疏松症患者的生活质量有极其不利的影响。因此，检测骨质疏松症的方法集中在检测臀部区域的骨密度。然而，研究表明髋部骨密度与下颌骨骨密度之间存在高度相关性，下颌骨骨密度的微小变化有助于骨质疏松症的早期诊断，下颌骨的X线图像可用于检测骨质疏松症的早期迹象[26-28]。通常使用牙科全景X线片（dental panoramic radiograph，DPR）[29]收集有关下颌骨的信息。DPR在常规牙科护理中经常使用，比DEXA便宜，且不会使身体大面积暴露于辐射中。表明DPR可能替代DEXA检测骨质疏松症。

Alzubaidi等人[30]收集了575例患者的DPR（已被放射科医生根据DEXA测量标记为骨质疏松症或正常，267例骨质疏松症和308例正常），手动确定并裁剪包含上下颌的DPR区域（ROI）。预处理阶段识别每张X线图像中的ROI，特征提取阶段从每个ROI中提取13个特征，学习阶段将所有提取的信息投射到自组织图（self-organizing map，SOM），然后学习向量量化（learning vector quantization，LVQ）。LVQ算法根据提取的特征生成一个模型来区分骨质疏松和正常X线图像。在测试阶段，使用学习模型（来自训练阶段）根据提取的特征将新的DPR分类和标记为正常或骨质疏松。然后通过将模型的标签与每个DPR相关的骨质疏松症诊断进行比较来评估模型的分类性能。然后将此基于SOM/LVQ的模型与使用相同提取特征的基于SVM的模型进行比较。使用SOM和LVQ以及SVM处理计算的特征向量，以生成一组26个预测模型。结果表明，基于自组织图和学习向量量化使用Gabor滤波器、边缘方向直方图、Haar小波和Steerable

Filter特征提取器的模型在检测骨质疏松症方面优于其余22个模型。所提出的基于Gabor的算法实现了92.6%的准确度、97.1%的灵敏度和86.4%的特异性。研究表明，上下颌区域的定向边缘和纹理有助于区分正常患者和骨质疏松症患者。

4.2.3　人工智能在X线诊断关节炎中的应用

中轴性脊柱关节炎（axial spondyloarthritis，axSpA）是一种慢性炎症性疾病，主要影响中轴骨骼、骶髂关节和脊柱。放射影像学是发生结构性脊柱损伤之前明确骶髂关节炎诊断的唯一方法[31]。虽然现在骶髂关节的MRI能够更早地诊断axSpA，但也只能在33%症状持续1年的患者和50%症状持续2～3年的患者中明确诊断放射学骶髂关节炎[32]。对于疑似axSpA的患者，目前仍建议将传统的骶髂关节X线成像作为首选影像学方法[33]。而且由于MRI价格昂贵且无法广泛使用，在许多国家，X线检查仍然是检查axSpA患者的首要且通常是唯一的成像程序[31]。影像学骶髂关节炎被纳入国际脊柱关节炎协会（assessment of spondyloarthritis international society，ASAS）的axSpA分类标准评估。根据是否存在明确的放射学骶髂关节炎，axSpA可分为放射学中轴性脊柱关节炎（radiographic axSpA，r-axSpA）或非放射学中轴性脊柱关节炎（non-radiographic axSpA，nr-axSpA）[34]。尽管骶髂关节的常规X线在临床实践和临床试验中仍然发挥着重要作用，但在许多研究中，即使经过专家的评估，其可靠性仍被报告为大多较差[35-36]。

Bressem等人[31]用了两个独立来源的影像数据——中轴性脊柱关节炎患者：临床特征多国登记（patients with axial spondyloarthritis：multicountry registry of clinical characteristics，PROOF）和德国脊柱关节炎初始队列（German spondyloarthritis inception cohort，GESPIC）。PROOF是一项在29个国家的临床实践中进行的持续研究，包括2 170名在研究入组前≤12个月诊断为axSpA（非放射或放射影像）并满足ASAS分类标准的axSpA成人患者，其中1 553名患者的骶髂关节的X线图像可用。GESPIC是一项在德国进行的多中心初始队列研究，包括525名axSpA患者，其中458名患者的骶髂关节X线图像可用。在PROOF研究中，图像首先由当地专家进行评估，然后由在SpA成像评估方面拥有10多年经验的风湿病学家进行评估。如果两位专家在明确放射学骶髂关节炎（双边≥2级或单侧≥3级）。0级：正常；1级：可疑改变；2级：最小异常，小局部区域有糜烂或硬化，关节宽度没有改变；3级：明确的异常，伴有糜烂的重度或晚期骶髂关节炎，有硬化、变宽、变窄或部分强直的证据；4级：严重异常，完全强直）方面存在分歧，则由第三位专家（具有10多年SpA成像评估经验的风湿病学家）评估。3位专家均独立评分，如果3位专家中的2位均诊断患者具有放射学骶髂关节炎，最终将图像分类为nr-axSpA或r-axSpA。而在GESPIC中，所有图像皆由两名经过培训的、在SpA成像评估方面拥有5年经验的风湿病学家独立评分，两位专家结论一致的图像被纳入及被分为nr-axSpA或r-axSpA。用Horos Project DICOM查看器调整所有图像的灰度级别，然后将它们转换为标记图像文件格式（tagged image file format，TIFF），并手动裁剪用于构建模型的部分骨盆图像。最终将PROOF数据集随机分为训练数据集（1 324张X线图像，85%）和验证数据集（229张X线图像，15%），而GESPIC数据集作为测试数据集。该研究使用了在ImageNet-1k数据集上预训练的CNN（ResNet-50），其中包括超过128万张图像。这些图像在训练之前通过各种变换进行了增强，包括翻转、高达10°的旋转、高达1.1倍的放大、光照变化和翘曲。并且在训练期间将不同类别的图像（nr-axSpA和r-axSpA）组合，以减少对噪声标签的记忆并提高整体模型的鲁棒性。模型训练采用周期性、判别学习率和渐进式调整大小的方法，从224×224像素的图像大小开始，然后将分辨率增加到512×512像素，再增加到768×768像素。在训练期间，首先只训练模型的最后两个分类层，其他网络层的权重保持冻结。总共训练了100个迭代次数，在验证数据集上监控接收者操作特征曲线下面积（AUC），并在每次改进时保存模型权重。在100个迭代次数后，重新加载具有最高AUC值的模型的权重，模型解冻并再次训练100个迭代次数（训练网络的所有层），同时监控AUC并在每次改进时保存权重。对所有图像分辨率重复此方法。模型在验证数据集上性能较好，ROC分析显示AUC为0.969。精确率-召回率（precision-recall，PR）曲线，达到了0.989的平均AUC。该研究计算了三个临界值。第一个临界值（0.475）优先考虑灵敏度，灵敏度为0.993，特异性为0.177；第二个临界值（0.787），灵敏度为0.753，特异性为0.987。第三个临界值（0.724）综合考虑灵敏度和特异性，灵敏度为0.880，特异性为0.949。该模型在测试集中的表现比验证集稍差，AUC值为0.936，平均精度（average precision，AP）为0.962。在测试集中应用验证数据集中计算得到的三个临界值：第一个临界值（0.475），灵敏度为0.982，特异性为0.264；第二个临界值（0.787），它重视特异性而不是敏感性，灵敏度为0.816，特异性为0.930；第三个临界值

（0.724），灵敏度为0.915，特异性为0.806。CNN能够在验证集和训练集中达到几乎相同水平的性能，表明模型具有高水平的可靠性和鲁棒性。且该模型性能与具有放射学骶髂关节炎评估专业知识的经验丰富的专家相当。因此，该模型可用作临床实践中的附加诊断辅助工具，并且可作为axSpA患者分类工具。

骨关节炎（osteoarthritic，OA）是常见的退行性关节病，症状包括僵硬、关节功能受限和存在导致生活质量下降的疼痛，最终临床结果通常是全关节置换，这对大多数患者的症状和逆转功能丧失是有效的，但代价高昂，有并发症的风险，并且并非长久有效[37]。OA通常在X线图像上使用Kellgren Lawrence（KL）分级系统评估和诊断，其中0表示正常，1表示可能存在异常的OA，2表示明确的骨赘（轻度OA），3表示明确的关节间隙狭窄（中度OA），4表示严重的关节间隙狭窄伴软骨下硬化和骨畸形（重度OA）[38]。

Norman等人[39]从OAI数据集中收集膝关节X线图像，包含左右膝盖的六个不同时间点（基线，12个月，36个月，48个月，72个月，96个月），共39 593张图像。使用U-Net模型对左右膝关节进行定位。然后将其调整为500×500图像以进行模型构建。模型架构数据以65∶20∶15的比例划分，得到25 873个训练图像、7 779个验证图像和5 941个测试图像。使用DenseNet进行OA评估。DenseNet对无OA、轻度OA、中度OA和重度OA的测试敏感率分别为83.7%、70.2%、68.9%和86.0%。相应的特异性概率为86.1%、83.8%、97.1%和99.1%。从输入的500×500膝关节定位图像中预测OA严重性仅需要7.38秒。结果表明使用自动分类器可以帮助放射科医生快速做出准确的诊断。

4.2.4 人工智能在X线诊断肿瘤中的应用

骨肿瘤是20岁以下癌症患者的第三大死因[40]。世界卫生组织2020年发表的第5版骨肿瘤组织分类将骨肿瘤分为良性、交界性或恶性。不同类型的骨肿瘤具有不同的生物学行为和不同的治疗方法。因此，骨肿瘤的鉴别诊断对于医生的决策至关重要。X线检查方便、价格低廉、可以更好地显示骨骼结构，是最常见和最有用的检查方式[41]。然而，由于骨肿瘤的发病率低，经验不足的医生可能会误诊，给患者带来不必要的骨活检、疼痛和费用；或者可能漏诊，从而延误治疗甚至导致患者死亡[42-43]。

Liu等人[44]收集了643名于2012—2019年期间接受了术前X线检查，并进行了骨肿瘤类型的病理诊断的患者，图像数据共982张，其中良性组、交界组和恶性组的男女比例分别为245：147（62%：38%）、59：34（63%：37%）和95：63（60%：40%），并收集了他们的临床资料（红细胞沉降率、年龄、性别、肿瘤位置、发红和充血、肿胀、温暖、疼痛、可触及的肿块和运动障碍）。由两位放射科医生（分别有5年和3年的肌肉骨骼X线图像评估经验）进行评估。图像数据集以8：1：1的比例随机分为训练集（784张）、验证集（97张）和测试集（101张）。深度学习模型采用基于预训练的权重初始化Inception-V3模型，它是通过训练和验证数据集进行训练和选择的，该模型在自然图像分类中具有准确的性能。并将XGBoost作为放射学和临床融合模型的最终分类器。XGBoost是一个非线性模型，并且在分类任务中具有良好的性能。比较融合模型肿瘤分类表现与5位放射科医生（分别有2年、6年、2年、12年和8年阅读肌肉骨骼X线图像的经验）的肿瘤分类表现，并比较放射科医生在有和没有融合模型辅助评估的情况下的肿瘤分类表现。每位放射科医生独立评估每张X线图像2次（其中1次使用分类融合模型的预测），以区分良性、交界性和恶性肿瘤。每位放射科医生记录了肿瘤分类及其置信度等级［即1（置信度：10%～20%）、2（置信度：20%～40%）……5（置信度：80%～100%）］。2次评估相隔至少4周。所有评估者对病理诊断不知情，但对临床特征知情。在二元类别分类任务中，良性/非良性、恶性/非恶性、中间/非中间分类的放射模型的准确度分别为82.2%、85.2%、82.2%；AUC分别为0.846、0.827和0.820；特异性分别为76.6%、90.5%、92.6%；灵敏度分别为87.0%、70.4%、40.0%。与二元放射模型相比，融合模型的准确度分别提高了2.0个百分点（84.2%）、2.9个百分点（88.1%）、3.0个百分点（85.2%）；AUC分别提高了0.052（0.898）、0.067（0.894）、0.045（0.865）；特异性提高了2.1个百分点（78.7%）、2.7个百分点（93.2%）、3.7个百分点（96.3%）；灵敏度分别提高了1.9个百分点（88.9%）、3.7个百分点（74.1%）和0（40%）。总体而言，结合X线图像信息和临床特征的融合模型比单纯放射模型表现更好。且融合模型的性能与高级放射科医生相当（宏观平均AUC：0.872对比0.910和0.838，$P=0.86$和0.21），并且优于初级放射科医生（宏观平均AUC：0.872对比0.762、0.810和0.774，$P=0.009$、0.04和0.01）。在融合模型的辅助下，放射科医生的平均准确度、AUC、灵敏度和特异性分别为72.3%、0.819、66.2%和85.3%，平均准确度提高了4.3个百分点，AUC提高了0.026，灵敏度提高了3.4个百分点，特异性提高5.9个百分点。其中2名初级放射科医生通过模型辅助显著改善了他们的表现（宏观平均AUC：0.76和0.810分别提高到0.853和0.856，$P=0.007$和0.03）。该研究表明，融合模型可能有助于放射科医生对骨肿瘤的鉴别诊断。

4.2.5 人工智能在X线骨龄评估中的应用

影像学骨龄评估（bone age assessment，BAA）是基于标准化参考将患者的实际年龄与其骨骼成熟度水平进行比较，是儿科内分泌和代谢疾病临床检查的核心部分。目前国际上通用的诊断标准有GP（Greulich and Pyle）图谱法和TW3（Tanner-Whitehouse 3）法，国内通用的标准则是GP图谱法和CHN05法。GP图谱法将患儿X线平片与图谱对照，以最接近的图谱标准片作为骨龄结果，比较直观，但是受主观影响比较大；CHN05法是目前国内最权威的评价方法，对手腕部代表性骨进行分解和评分，具有客观、定量化等优势，但相对烦琐[45]。这些方法都非常耗时，并且不同的放射科医生评估时有较大的差异。因此，自动图像评估是BAA的理想应用。骨龄图像性质单一、骨质图像特征识别简单、骨龄金标准明确等有利于模型研发，使得临床常规使用CHN05法或TW3法评价骨龄成为现实，目前已经有很多自动化骨龄评估软件，诊断准确率也不断提升[46-47]。将AI结果直接接入结构化报告中，有利于影像诊断报告的规范化，也有利于提高工作效率。

赵凯等人[45]选择生理年龄为3～6岁的患儿构成51例的读片库。采用CHN05法作为骨龄诊断标准，包括掌指骨的R系列骨龄（TW3-CRUS）和腕骨的C系列骨龄（TW3-C Carpal）。首先由有1～3年骨龄诊断经验的6名住院医师采用随机交叉自身对照试验方法进行诊断（完成2次读片库病例读片，1次读片有AI结果辅助，另1次读片无AI结果辅助），然后由3名有10年以上骨龄诊断经验的高级职称医生进行诊断（3名专家诊断的骨龄结果的算术平均值为金标准）。结果表明，使用了骨龄AI软件后，住院医师的报告准确率明显提升。R系列部分均方根误差（root mean square error，RMSE）提高了0.305年，平均绝对离差（mean absolute difference，MAD）提高了0.229年，误差0.5年内准确率（与金标准之间差距在0.5年内的数量百分比）提高了13.1个百分点，误差1年内准确率提高了13.8个百分点。C系列也有了明显提升，平均RMSE提高了0.186年，平均MAD提高了0.126年，误差0.5年内准确率提高了15.2个百分点，误差1年内准确率提高了6.5个百分点。

Tajmir等人[48]选取8 325张X线图像，选出280张作为测试数据集（从5到18岁，每个类别和性别各选10张X线图像），并随机选择15%的图像作为验证数据集，剩下的6 838张作为训练数据集。首先将输入图像归一化为具有黑色背景和统一大小（512×512像素）的图像，然后使用LeNet-5自动分割手部和删除无关数据（例如背景伪影、准直和注释标记）。然后分割和归一化的图像进入视觉管道并进行对比度限制自适应直方图均衡、去噪和锐化以增强骨骼细节，最后使用基于ImageNet预训练的GoogLeNet进行骨骼年龄分类。在训练数据集上通过应用几何（旋转、调整大小和剪切）和光度（对比度和亮度）转换的数据增强来避免过度拟合。在拿出280张图像进行测试后，所有训练均使用小批量（96）随机梯度下降方法进行，使用0.001的基础学习率，0.1的gamma，0.9的动量项，0.005的权重衰减。根据验证损失值选择最佳CNN模型。为了网络的可视化以及为放射科医生提供AI解释信息，使用掩码生成注意力图。该方法在图像上迭代地滑动一个小块，将被遮挡的图像呈现给网络，并根据分类概率的变化创建二维注意力图。首先让6名经过专科培训的儿科放射科医生（分别有21年、18年、16年、14年、9年和5年临床经验）使用GP图谱评估测试集中的280张X线图像，并取其评估的平均值作为骨龄参考标准。随机选择3名放射科医生，并要求他们使用GP图谱和其他AI信息报告BAA，以测试AI对BAA的影响。AI总体准确率为68.2%，误差1年内准确率（与参考标准之间差距在1年内的数量百分比）为98.6%，6位放射科医生的平均准确率为63.6%，误差1年内准确率为97.4%。AI的RMSE为0.601年，而6位放射科医生的平均RMSE为0.661年。同时使用AI和GP图谱评估骨龄的3位放射科医生的RMSE为0.508年。仅使用GP图谱进行评估的组内相关系数（intraclass coefficients，ICC）为0.9914，而使用GP图谱和AI辅助的ICC为0.9951。该研究表明，AI可以提高放射科医生骨龄评估的准确性，可用作放射科医师评估骨龄的辅助手段。

4.2.6　人工智能在X线评估股骨头缺血性坏死中的应用

股骨头缺血性坏死（avascular necrosis of the femoral head，AVNFH）的特征是髋关节进行性疼痛和致残性退化，通常影响中年人[49]。AVNFH的早期表现通常是无症状和无痛的，但超过70%的无症状病例可转变为有症状的股骨头

（femoral head，FH）塌陷，最终需要进行髋关节置换术，而首次出现症状与FH塌陷之间的平均间隔仅为12个月[50-51]。治疗的成功在很大程度上取决于开始治疗的时间，及时准确的分期对于优化AVNFH治疗至关重要[52]。X线是AVNFH的首要影像诊断方式，如果需要更多影像证据，将进行CT或MRI[53]。Ficat分期系统是一种基于X线图像的广泛使用的AVNFH诊断标准，其将AVNFH分为五个阶段：0—Ⅳ期[54]。然而，AVNFH早期阶段变化轻微，对诊断敏感性提出了重大挑战，临床医生通常需要多年的培训和实践才能进行准确的诊断[55]。

Li等人[53]开发了一个基于深度学习的AVNFH诊断系统（AVN-net）。收集841名受试者的3 136张盆腔X线图像［2 096张前后位（anteroposterior，AP），1 040张侧位（frog-leg latera，FL），包含5 089个FH］。其中，50名受试者（包括179张X线图像，279个FH）被用于模型测试。由3名具有至少15年临床和手术经验的外科医生组成的小组进行数据注释。因为在X线图像上无法观察到Ⅰ期改变，将0期和Ⅰ期合并为AVNFH（-）。因此，AVNFH分期的类别包括AVNFH（-）、Ⅱ期、Ⅲ期和Ⅳ期。为了便于性能评估，进一步将Ⅱ期、Ⅲ期和Ⅳ期归为AVNFH（+），并将Ⅱ期定义为FH崩塌前，将Ⅲ期和Ⅳ期定义为FH崩塌后。为比较专业人员、诊断支持和教育援助的评估任务，收集了另外三组X线图像，分别表示为E1、E2和E3数据集。FH检测模型在测试数据集上的准确度、召回率和F1分数分别为1.0、0.9819和0.9908。在每个FH图像上对AVNFH（-）与（+）进行分类时，AVN-net在测试集上平均测试AUC为0.973（95% CI，0.9707～0.9782）。在FH崩塌前/崩塌后分类任务中，AVN-net在X线图像双视图（AP和FL）灵敏度为0.9767（95% CI，0.9739～0.9794）；而AP视图灵敏度为0.9512（95% CI，0.9413～0.9611）；FL视图灵敏度为0.9375（95% CI，0.9272～0.9479）。双视图的灵敏度显著高于单视图（$P<0.01$）。对于AVNFH分期任务，所提出的AVN-net在AVNFH（-）、Ⅱ期、Ⅲ期和Ⅳ期平均AUC分别为0.9805（95% CI，0.9783～0.9824）、0.9284（95% CI，0.9200～0.9368）、0.9286（95% CI，0.9058～0.9514）和0.9923（95% CI，0.9911～0.9935）。在评估AVN-net与骨科医生［参与者包括2名平均临床经验为3年的住院医生（R组）和2名经验丰富的主治医生，平均临床经验为7.5年（S组）］在E1数据集上的性能时，AVN-net在AVNFH检测任务中灵敏度和特异性分别为0.9543、0.9231；而R组和S组的平均灵敏度为0.8253、0.8898，特异性分别为0.8601、0.9461。对于FH崩塌前分类，AVN-net的灵敏度和特异性分别为0.7333和0.9420，R组

为0.5548和0.9120，S组为0.7755和0.9627。对于FH崩塌后分类，AVN-net的灵敏度和特异性分别为0.9406和0.9691，R组为0.9057和0.8821，S组为0.9953和0.9576。对于AVNFH分期，AVN-nct获得的AVNFH（-）、Ⅱ期、Ⅲ期和Ⅳ期类别的灵敏度和特异性分别为0.8919和0.9193、0.7167和0.9565、0.9180和0.9416、0.9000和0.9810。R组的平均灵敏度和特异性分别为0.8289和0.8889、0.5573和0.9065、0.5008和0.9029、0.9250和0.8594。S组的平均灵敏度和特异性分别为0.8684和0.9444、0.7786和0.9604、0.7459和0.9460、0.9257和0.9067。诊断R组和S组评估每张X线图像所需的平均时间分别为44.75秒和23.04秒。AVN-net的F1分数（$P<0.05$）明显高于经验不足的骨科医生（R组），并且在AVNFH分期任务中明显优于一位经验丰富的外科医生（$P<0.01$），同时在其余任务中保持与经验丰富的组相同的性能水平。在E2数据集中，由相同的4名骨科医生诊断30张新的X线图像。对于R组，有AVN-net、无AVN-net辅助诊断AVNFH（-）、Ⅱ期、Ⅲ期和Ⅳ期时的平均灵敏度和特异性分别为0.8750和0.9615（0.8289和0.8889）、0.7813和0.9318（0.5573和0.9065）、0.7857和0.9359（0.5008和0.9029）、0.9333（0.9250和0.8594）。对于S组，有AVN-net、无AVN-net辅助诊断AVNFH（-）、Ⅱ期、Ⅲ期和Ⅳ期时的平均灵敏度和特异性分别为0.8750和0.9423（0.8684和0.9444）、0.8125和0.9545（0.7786和0.9604）、0.7857和0.9487（0.7459和0.9460）、0.8777和0.9222（0.9257和0.9067）。当使用AVN-net进行协作诊断时，检测Ⅱ期、Ⅲ期的平均灵敏度在R组和S组中分别提高了48个百分点和5个百分点。R组使用AVN-net评估每张X线图像平均花费11.45秒（不使用AVN-net时为44.45秒），S组评估每张X线图像平均花费6.12秒（不使用AVN-net时为23.05秒）。招募4名学业成绩和临床经验相近的高级医学生，在自学中学习AVNFH诊断，以评估AVN-net的有效性。学生被随机分为对照组和实验组。向两组提供了一个辅导包，其中包括来自E1集的40张X线照片、诊断以及与AVNFH和Ficat分类系统相关的文献列表。对照组被要求使用给定的资源学习AVNFH分期，实验组可以访问AVN-net网络应用程序，他们可以通过上传提供的示例或附加X线图像观察AVN-net诊断。经过2个小时的学习后，在E3数据集上测试。对照组检测AVNFH（-）、Ⅱ期、Ⅲ期、Ⅳ期的平均灵敏度和特异性分别为0.4286和0.9457、0.7333和0.8000、0.6471和0.8488、0.6429和0.8913。而实验组平均灵敏度和特异性分别为0.6071和0.9674、0.7333和0.8222、0.6765和0.6372、0.6786和0.9348。实验组的平均F1分数为0.6750（95%

CI，0.5833～0.7667），高于（但不显著高于）对照组（0.6167，95% CI，0.5333～0.7000）。实验组的平均时间消耗略低于对照组（70∶75）。AVN-net实现了专家级AVNFH诊断性能，可以为临床决策提供有效支持。以AVN-net诊断为参考，所有骨科医生的诊断准确性和一致性显著提高，只需要1/4的时间。使用AVN-net自学AVNFH诊断的学生比对照组学习得更好、更快，AVN-net可以有效地将临床经验传递给学生，为医学教育提供支持。

4.2.7　人工智能在X线诊断脊柱侧弯中的应用

Cobb角广泛用于脊柱侧弯的诊断和治疗决策，是测量脊柱侧弯最常用和最方便的标准[56]。脊柱侧弯是指脊柱一个或多个椎体向侧方弯曲，并伴有椎体旋转畸形或前凸、后凸的脊柱畸形[57]。通常在青春期或青春期前后的儿童中出现并导致残疾，还可能导致心脏和肺损伤的并发症[58-59]。脊柱侧弯的严重程度的判断是通过测量Cobb角确定的：当Cobb角＞10°，被判定为脊柱侧弯；Cobb角在10°～20°被认为是轻度脊柱侧弯；当Cobb角在20°～40°时，被认为是中度脊柱侧弯；Cobb角＞40°则表示严重脊柱侧弯[60]。Cobb角是评价脊柱侧弯的金标准，可用于帮助临床医生做出治疗的决定、评估脊柱侧弯的进展和治疗结果[61-62]。传统手工测量Cobb角是在前后位（AP）和轴位（lateral，LAT）脊柱全长X线图像上使用角度测量尺进行测量，一般认为存在5°～10°的误差[63]。另外，由于端椎的选择不唯一、端面形态多样、端线绘制误差等因素，Cobb角测量结果可重复性不高[64]。因此，为减少Cobb角测量的人为误差，降低测量的变异性，出现了计算机辅助测量方法。

刘晓民等人[62]开发了基于掩膜分割的Cobb角自动测量方法。首先由2位经验丰富的测量人员对134例手工测量Cobb角不在8°～12°内的全脊柱X线图像的每个椎体进行手工分割标注，并生成掩膜图。然后基于轮廓检测的自动区域分割方法进行椎体分割，计算机辅助找到每个椎体的最小外接矩形，并根据最小外接矩形的旋转角大小自动确定端椎，根据外接矩形的方向角来确定每个椎体的粗略倾斜角度。选取Canny边缘检测算子提取每个椎体的左右边界，通过左右边界间接确定端线，从而计算Cobb角。分别用自动分析和由经验丰富的观察者1、观察者2采用传统的手工测量方法测量上述X线图像Cobb角。观察者1、观察者2两次手工测得患者Cobb角的均值分别为22.51°±10.13°、22.69°±10.25°，计算机辅助自动分析测得Cobb角为22.4°±10.03°。观察者1内部测量、观察者2内部测量和两个观察者之间的测量结果均没有显著差异。两个观察者内部组内相关系数ICC分别为0.950和0.957，平均绝对离差分别是2.76°和2.28°，观察者内可靠性分析的总体ICC值为0.976，MAD为1.67°。观察者之间的ICC值分别为0.946和0.943，MAD分别为2.68°和2.46°，观察者间可靠性分析的总体ICC值为0.967，MAD为1.91°。说明手工法测量Cobb角在观察者内部、观察者之间均具有较高的可靠性。观察者1使用手工法和自动测量法测量的Cobb角的ICC值为0.976，MAD为2.29°。观察者2使用手工法和自动测量法测量的Cobb角的ICC值为0.971，MAD为2.21°。两个观察者使用手工法测量的总体的Cobb角和使用改进的Cobb角测量法测量的Cobb角的ICC值为0.982，MAD为2.11°。在自动法和手工法测量Cobb角中ICC值＞0.97，测量误差小于3°，说明Cobb角自动测量具有良好的可靠性。以手工法测量X线图像Cobb角＞10°作为脊柱侧弯的金标准，对Cobb角自动测量方法进行有效性检验，得到灵敏度100%、特异性75%、准确度99%、阳性预测值99%、阴性预测值100%。基于掩膜分割的Cobb角自动测量方法可以协助医生测量Cobb角，提升测量可靠性和准确性。

（黄晓妃，魏新华）

4.3　人工智能在骨科疾病CT影像诊断中的应用

4.3.1　人工智能在骨折CT影像诊断中的应用

跟骨骨折是最常见的跗骨骨折，约占所有骨折的2%和跗骨骨折的60%[65]。跟骨骨折的初始治疗不充分和不准确会导致严重的长期问题，包括神经血管功能障碍、筋膜室综合征，甚至截肢[66]。CT图像由一系列薄层2D图像组成，提供各向同性的体素，并允许高分辨率多平面3D重建，可以帮助医生更好地识别跟骨骨折[67]。但CT也有不足之处，例如图像分辨率低，存在部分容积效应、伪影和噪声，且由于CT图像中包含大量信息，放射科医生可能无法准确评估骨骼结构、器官边界和软组织特性等细节[68]。跟骨复杂的解剖结构和相应的软组织结构使其更加难以诊断。因此计算机辅助跟骨诊断对于帮助医生及时、准确地诊断非常有益。

Pranata等人[67]使用两组跟骨CT图像数据集，每个数据集包括三个不同视图（矢状、冠状和横向）的图像，由单通道灰度DICOM图像组成，切片厚度为2mm，尺寸为512×512像素。按Sanders分类将数据集分为骨折图像和正常图像，第一个数据集包含255张骨折图像和732张正常图像（共987张），第二个数据集包含428张骨折图像和516张正常图像（共944张）。这些图像被分为训练数据集（80%）和测试数据集（20%）。研究使用了预训练的ImageNet-ResNet-50-dag模型，使用CNN进行骨折分类后，基于SURF算法确定跟骨CT扫描中骨折的确切位置，然后将Canny边缘检测应用于缩小图像以识别骨折的边缘。结果显示，ResNet和VGG算法都达到了相当高的准确度（98%）。此外，SURF检测技术只需要10秒的运行时间，使其成为未来用于跟骨骨折计算机辅助诊断的可行候选者。所提出的自动骨折检测系统可用作训练较少的放射科医师的培训工具，或用于没有放射科医师可用的地区。自动检测方案具有搜索整个视野并以同等重要性对所有区域进行加权的优点，从而减少了与射线照相漏读相关的人为错误。特别是应力性骨折等轻度和小骨折在CT图像上可能仅部分可见，并且通常需要放射科医生多次读取。CNN在CT图像中跟骨骨折的自动分类中可以达到98%的准确率。结果表明，使用带有VGG或ResNet的CNN作为预训练模型来定位断裂区域具有可行性。ResNet在对裂缝进行分类时表现出98%的准确率和5分钟的运行时间，因此被用于SURF方法中检测步骤的输入。

肋骨骨折是钝性胸部创伤患者最常见的胸部损伤类型，发病率约为10%~38.7%[69]。肋骨骨折的数量和形式提示创伤严重程度，可以预测并发症和死亡率[70]。CT是多发伤患者的主要检查方法，不仅可以提供详细的肋骨骨折的评估，同时也可对胸腹部损伤进行全面准确的评估[71]。肋骨骨折可以呈现多种形式，其中一些可能在轴向CT上不明显，因此必须对大量CT图像进行顺序评估[72]。

Zhang等人[73]收集了198名接受CT检查的钝性胸部创伤患者。使用自动肋骨骨折检测的架构，由两个基于Foveal网络和Faster R-CNN的级联CNN模型组成。第一个模型获取肋骨的分割掩码，将掩码输入第二个模型，筛选肋骨骨折。首先由两位分别具有6年和7年胸部CT经验评估的放射科医生（R1和R2）独立评估肋骨骨折。放射科医生分别通过三个阅读器（S1、S2和S3）阅读每个CT图像，包括轴向、冠状面、矢状面、多平面重组（multiplanar reformation，MPR）、曲面重组（curved-planar reformation，CPR）和容积再现（volume rendering，VR）等视野的图像。其中，S1是商业医学图像工作站（uWS-CT R004，联影医疗），以常规方式阅读CT图像以识别肋骨骨折；S2是阅读以DL为标记的肋骨骨折CT图像，即使用DL作为并发阅读器；S3则是先阅读没有DL标记的图像，再阅读DL标记的肋骨骨折CT图像，以调整其初始评估结果，即使用DL作为第二个阅读器。每位医生都在图表上标出断裂的肋骨。每个阅读器的使用间隔至少1个月。使用数字计时器测量每个阅读器的图像评估时间。DL软件检测到的骨折由研究协调员记录骨折的位置。肋骨骨折的参考标准由两位具有12年和15年胸部CT评估经验的放射科医生通过查看所有CT图像确定。由一位独立数据科学家将放射科医生和DL检测到的所有肋骨骨折与参考标准进行比较。如果参考标准在同一位置记录了骨折，则将骨折视为真阳性。否则，骨折被视为假阳性。总共4 752根肋骨中，713根肋骨（102例患者）中有865根真正的骨折。DL检测到865个骨折中有687个（79.4%）为真骨折，86个为假阳性结果，即假阳性率为43%。DL发现了在S1没被发现的75处和66处未被R1和R2识别的骨折。但DL的假阳性率高于R1和R2（0.43：0.16：0.19，$P<0.001$）。与S1相比，在S2和S3中R1和R2的灵敏度显著增加了4.8~6.1个百分点（$P<0.05$）。对于两位放射科医生来说，使用S2和S3的灵敏度差异不显著（$P>0.93$）。在S1、S2和S3中，R1的假阳性率分别为0.16、0.21和0.22，R2的假阳性率分别为0.19、0.13和0.091。R2在S3中的假阳性率显著低于S1（$P<0.05$），但在S1和S2之间（$P=0.13$）以及在S2和S3之间（$P=0.26$）没有差异。R1在S1、S2和S3分别花费1193、765和1 326分钟（每例平均6.0、3.9和6.7分钟）查看所有CT图像。R2在S1、S2和S3中分别花费了1 069、701和1 198分钟（每例平均5.4、3.5和6.1分钟）。与S1相比，S2中的两个读者的评估时间分别缩短了36%（R1）和34%（R2）（$P<0.001$）。与S1相比，S3的评估时间明显更长。该研究表明，使用DL作为并发阅读器可以提高肋骨骨折的检测准确率和评估效率。

4.3.2 人工智能在骨质疏松CT影像诊断中的应用

骨质疏松症是老年人群中常见且多发的疾病，全世界约有2亿骨质疏松症患者[74]。骨质疏松症是一种骨代谢疾病，表现为骨矿物质密度（bone mineral density，BMD）和强度降低，可能导致腰痛、椎间盘退变或椎体骨折风险增加[75]。因此，骨质疏松症的早期诊断对疾病预防的进展非常重要。目前，骨质疏松症的评估方法包括双能X线吸收法（dual-energy X-ray absorptiometry，DXA）、定量计算机体层摄影（quantitative computed tomography，QCT）、定量超声（quantitative ultrasound，QUS）、双层光谱CT（dual-layer spectral CT）、氢质子磁共振波谱（¹H-MRS）和正电子发射体层仪（positron emission tomography，PET）。BMD测量是早期诊断骨质疏松症的可靠方法。DXA是一种常用的测量脊柱BMD的工具，其测量的BMD是皮质骨和松质骨的总和，无法消除皮质、骨质增生和硬化对BMD测量的影响，可能会低估骨量的实际损失[76]。QCT是公认的3D骨密度评估方法，对骨质疏松症的检出率明显高于DXA，但它需要复杂的后处理，且辐射剂量较高[77-78]。当患者接受其他部分的CT检查时，很多时候会覆盖部分或全部脊柱，如果将CT图像用于骨质疏松症的筛查，则可以减少额外的辐射剂量和大量成本[79]。然而，CT扫描在骨质疏松症诊断中存在局限性，CT值不仅取决于椎体的内部因素，还取决于CT设备等。

Fang等人[80]收集了1 449例做了腰椎或腹部检查的患者，其中586例患者作为训练集，并设计了3个测试集（分别包括463例、200例和200例患者）。根据指南，所有患者分为三类：骨质疏松症（$n=244$，16.8%）、骨质减少（$n=605$，41.8%）和正常（$n=600$，41.4%）。训练数据集与测试集1的性别和CT检查位置差异无统计学意义（$P>0.05$），而与测试集2和测试集3存在统计学差异（$P<0.001$）。将每位患者的CT横向切片转换为矢状图像，进行椎体检测，以确保为模型训练选择的所有矢状图像都包含感兴趣的椎体。所有矢状图像先由2位分别有1年、3年阅片经验的放射科医生分别描绘椎体位置，然后由具有7年经验的放射科医生审查和修改。基于深度卷积神经网络（DCNN）的全自动CT图像椎体分割模型用于确定前四个腰椎椎体（L1~L4）的位置。使用U-Net进行椎体分割。三个独立测试队列的结果显示，四个椎体的平均DSC均接近或超过0.8，表明自动分割与手动注释高度相关。根据结果，基于深度学习的自动分割和手动分割在四个腰椎体方面具有很好的相关性。分割模型运行良好。DenseNet-121用于计算BMD，并以QCT的平均BMD的类别作为参考标准。三个测试队列中的平均BMD均与参考值高度相关（分别为$r=0.992$、$r=0.986$和$r=0.980$；所有$P<0.001$）。与参考标准相比，测试集1中的平均BMD与参考标准没有显著差异（$P>0.3$），而测试集2被低估，测试集3被高估来自QCT的值（$P<0.001$）。此外，在三个测试队列中，预测和参考标准之间都有很强的一致

性（科恩的 kappa，分别为0.888、0.868和0.879）。独立测试队列的结果显示，自动方法获得的平均BMD与QCT得出的平均BMD之间存在强相关性。这种自动方法仅使用简单而简短的卷积神经网络来估计BMD，比QCT所需的后处理更高效、更方便，可用于骨质疏松症的机会筛查，也有助于减少临床医生的工作量。

Pan等人[81]收集使用低剂量计算机体层摄影（low-dose chest computed tomography，LDCT）筛查肺癌的574例患者。使用QCT图像分析软件在三个连续的椎体（vertebral body，VB）（T12～L2）上测量所有个体的BMD：捕获骨小梁的9mm高的感兴趣区（ROI）并手动放置在目标VB的中心，避免了基底静脉、皮质骨和任何局灶性病变。经验丰富的放射科医生对200次LDCT扫描图像进行手动注释，以了解所有VB的轮廓和解剖学名称，并用于开发基于深度学习的系统。其余374次未注释LDCT扫描图像用于评估开发的系统。全自动BMD测量系统的开发包括三个主要阶段。首先，训练了一个端到端的DL模型（具有U-Net架构和密集连接的3DCNN模型）把VB分割为三类：T1～T6、T7～T12和L1～L2。使用传统的图像处理算法推导出分段VB的解剖学名称。其次，基于分割掩模通过几何运算提取目标VB（T12，L1，L2）的骨小梁区域。最后，使用线性函数将目标VB的圆柱ROI内的平均CT值映射到它们的BMD值，该函数用于在推理过程中预测BMD。根据临床使用的标准L1～L2BMD平均值，骨量定义为正常（＞120 mg/cm^3）、骨质减少（80～120 mg/cm^3）或骨质疏松症（＜80 mg/cm^3）。T12～L2的BMD值和骨量评估是开发系统的最终输出。在测试数据集上，平均Dice系数为86.6%，标记准确度为97.5%。从上VBs（T1～T10）到下VBs（T11～L2），Dice系数总体呈增加趋势。线性回归分析表明，开发的系统与QCT之间用于VB（T12～L2）的BMD测量具有极好的相关性，相关系数（correlation coefficient，R^2）为0.964～0.968。此外，开发系统和QCT的线性回归斜率接近1，表明开发系统可以准确测量椎骨BMD。Bland-Altman分析也显示，开发的系统与QCT对每个椎体水平的BMD测量具有良好的一致性。与QCT的结果相比，开发系统的BMD测量产生的平均误差为2.2～4.0 mg/cm^3。开发的骨质疏松症检测系统的AUC为0.927，低于用于区分低BMD和正常骨量的AUC（0.942）。对于骨质疏松症的检测，开发的系统在女性中实现了90.70%的灵敏度和99.26%的特异性，在男性中实现了75%的灵敏度和100%的特异性。在所有个体中，所开发的检测骨质疏松症和区分低BMD与正常骨量的系统的灵敏度和特异性分别为85.71%、99.68%、90.37%和98.08%。该研究所提出的基于深度学习的系统展示了使用肺癌LDCT扫描自动测量BMD以进行机会性骨质疏松症筛查的潜力。

4.3.3 人工智能在脊柱关节炎CT影像诊断中的应用

脊柱关节炎（spondyloarthritis，SpA）是影响脊柱的炎症性关节疾病的总称，这些疾病中最常见的是强直性脊柱炎（ankylosing spondylitis，AS），其特征是脊柱关节和韧带的长期炎症[82]。AS通常还会影响骨盆和脊柱底部之间的关节，称为骶髂关节（sacroiliac joints，SI）。AS最初的症状包括下背部的炎症性疼痛和僵硬，如果不加以控制，疾病的进一步进展可能导致椎骨融合，从而导致活动性降低和骨折风险增加[83]。目前没有直接的测试方法来早期明确诊断AS，因此诊断依赖于影像成像[84]。侵蚀是可以使用影像图像检测到的最早表现，而CT能够非常详细地显示任何关节处的骨侵蚀，因此CT也被用于AS诊断[85]。然而，早期AS症状细微，在CT上很容易被遗漏。而且，正常的衰老过程会导致骶髂关节发生退行性变化，从而导致局灶性融合，与AS表现类似[82]。

Castro-Zunti等人[82]使用从53名患者的腹部/骨盆CT扫描中提取并裁剪的681张右侧骶髂关节图像，图片宽度在16～52像素的范围内，平均宽度为31像素，图片高度在27～102像素的范围内，平均高度为66像素。AS患者使用国际脊柱关节炎评估协会（ASAS）中轴性脊柱关节炎分类标准（基于临床组和影像组）进行诊断。正常对照患者包括因骶髂关节以外的创伤（例如股骨骨折、胫骨骨折）就诊的患者。先由一位具有7年经验的放射科医生对图像进行标记（早期或晚期侵蚀、硬化和/或融合），随后由另一位具有11年经验的放射科医生进行审查。对照组则被标记为正常，并具体说明患者是年轻（30岁以下）的还是老年（50岁以上）的。该数据集包含79个骨侵蚀、114个骨硬化、150个骶髂关节融合、202个正常年轻和136个正常老年患者的图像。通过迁移学习训练全AS与全正常二元分类器使用6/8（515 ROI）的随机数据拆分来拆分整个数据集（所有AS和所有正常类别）进行训练，将1/8（83 ROI）用于验证，1/8（83 ROI）用于测试。这些类别在每个类别的基础上进行拆分，即来自侵蚀类的随机6/8数据、来自硬化类的6/8等（"宏观拆分"）组合到整个训练集，而不是整个数据集的随机6/8（"微观拆分"），对于测试集和验证集也是如此。然后，使用StratifiedKFold对这些分类器进行八倍交叉验证。E vs. Y的平均准确率最高，为96.0%，分别比E vs. Y vs. O和E vs. O分类器高约8个百分点和14个百分点。同样，E vs. Y分类器的平均召回率最高，为92.9%，分别比E vs. Y vs. O和E vs. O分类器分别高出约10个百分点和12个百分点。分类器之间在准确率和召回率方面的差异是由于灰度纹理特征在侵蚀和正常旧之间的区别不如侵蚀和正常年轻大。随机森林分类器在ROC AUC方面优于k-NN分类器。随机森林分类器的E vs.Y和E vs. O的ROC-AUC分别为0.97和0.91，分别比k-NN分类器ROC AUC高0.07和0.05。

4.3.4　人工智能在骨肿瘤CT影像诊断中的应用

骶骨脊索瘤（sacral chordoma，SC）和骶骨巨细胞瘤（sacral giant cell tumour，SGCT）是骶骨最常见的两种原发性肿瘤，分别占所有原发性骶骨肿瘤的40%和13%[86]。SC和SGCT具有许多共同的临床和影像学特征，但治疗方法却大不相同。由于SC复发率高，腰椎切除肿瘤是降低局部复发率的首选方法。而SGCT是位于上骶骨的良性肿瘤，通常进行病灶内刮除术，但术中易出血。因此，准确的术前诊断对指导临床治疗具有重要意义。CT扫描是骶骨肿瘤的首选成像方法。CT扫描和CT增强（CT-enhanced，CTE）扫描，尤其是具有二维（2D）和三维（3D）重建的薄层螺旋采集，在显示特殊钙化、骨残留和侵袭等骨骼细节方面具有优势[86]。CTE还可以提高对囊性或坏死组织的辨别能力，而血管化的肿瘤区域则显示为比其他区域更亮的增强异质区域[87]。在临床实践中，由于罕见或非特异性症状，SC和SGCT很少在早期被诊断出来[88]。当SC和SGCT在CT上表现为混合有坏死、出血、钙化或残留骨的异质肿块时，放射科医生难以在术前识别它们。活检是术前对肿瘤组织学进行分类最常用的方法，但它具有侵入性，仅评估小样本，可能会存在引起并发症、取样错误和效率低下等问题[89]。

Yin等人[90]收集了CT和CTE图像完整并经病理证实的骶骨肿瘤患者95例（53例SC和42例SGCT）。由两名具有10多年肌肉骨骼影像诊断经验的放射科医生使用INK-SNAP软件手动分割感兴趣区域，观察者间（ICC，范围0.812～0.934）和观察者内（ICC，范围0.863～0.986）一致性均较高。根据7∶3的比例，将66例骶骨肿瘤患者（37例SC，29例SGCT）分配到训练集，将29名患者分配到验证集（16例SC，13例SGCT）。该研究基于Artificial Intelligence

Kit软件1.0.3版（GE Healthcare），从每位患者的CT和CTE图像中提取了总共770个放射组学特征（CT、CTE各385个）。放射组学特征分为三组：肿瘤强度、形态和纹理特征。该研究验证了3种选择方法：Relief特征选择、套索算法（least absolute shrinkage and selection operator，LASSO）和随机森林（random forest，RF）。并研究了3种分类器：支持向量机（support vector machine，SVM）、广义线性模型（generalised linear model，GLM）和RF。在训练集中使用十倍交叉验证方法训练分类器，并使用验证集评估分类性能。对于CT特征，选择方法RF+分类器GLM在验证集的AUC（0.889）最高，其次是LASSO+GLM（AUC=0.865）和Relief+SVM（AUC=0.864），而LASSO+GLM中的准确度（accuracy，ACC）最高，为0.793。而对于CTE特征，选择方法LASSO+分类器GLM在验证集中的AUC（0.984）最高，其次是Relief+GLM（AUC=0.909）和RF+RF（AUC=0.904），而RF+SVM的ACC最高（0.897）。在训练集中，CTE图像的放射组学特征产生的最高AUC为1，ACC为0.955，高于CT图像（AUC=1；ACC=0.879）。在验证集中，发现了类似的结果：CTE图像的放射组学特征产生的最高AUC为0.984，ACC为0.897；而CT图像的放射组学特征产生的AUC为0.889，ACC为0.793。对于验证集中的交叉组合方法，在区分SC和SGCT方面，从CTE图像中提取的特征的AUC和ACC值显著高于CT图像（ZAUC=−3.029，ZACC=−4.553；$P<0.05$）。综合考虑AUC和ACC，基于选择方法的最佳鉴别诊断性能来自CTE特征的LASSO+分类器GLM（AUC=0.984，ACC=0.897），其次是Relief+GLM（AUC=0.909，ACC=0.862）和LASSO+SVM（AUC=0.900，ACC=0.862）。因此，CTE特征可以为SC和SGCT的识别提供比CT特征更有用的信息。该研究开发并验证了基于3D CT和CTE的放射组学模型作为区分SC和SGCT的新方法，提供了一种以低成本改善骶骨肿瘤决策支持的最佳方法。

（黄晓妃，魏新华）

4.4　人工智能在脊柱椎体骨折影像诊断中的临床应用

骨质疏松症在老年人中是一种常见的疾病，其特征在于骨量和微结构的系统性损伤，常会导致脆性骨折的发生。椎体压缩性骨折（VCF）作为骨质疏松症最常见的骨质疏松性骨折类型，可导致患者慢性疼痛、身高减退、日常生活活动受限、压疮、肺炎和心理困扰等一系列风险增加。随着人口老龄化，骨质疏松症，特别是骨质疏松性骨折所致的医疗费用和社会经济负担将进一步增加。据统计，目前我国患有骨质疏松性椎体压缩性骨折的人数已达4 449万人，每年新增椎体骨折181万人。鉴于其高发病率和对患者的诸多不良影响，循证预防及选择合适的治疗方法以改善患者的预后及生活质量就显得尤为重要。因此对骨质疏松性椎体压缩骨折的正确、全面的诊断一直以来都受到临床医生的重视。随着科技的不断发展与进步，人们对于医疗检查方面的研究亦使得多种更为准确且有效的检查方法得以应用。其中X线检查、CT检查与MRI检查是目前阶段临床应用相对较多的影像学检查方法。X线可以明显观测到椎体形态及密度改变程度，骨骼是否破坏等情况。CT检查结果密度分辨率更高，可以清晰显示骨小梁走形及连续性。MRI对椎体形态改变的观测与CT比较无较大差异，但MRI对椎体信号改变尤为敏感，可明确病程区别椎体新旧损伤，更精准地分析骨损伤范围。目前脊柱压缩骨折的诊断除依靠临床医生的体格检查外，主要依靠X线、CT和MRI等各种影像学检查。但这几种影像诊断方法都存在各自的局限性，尤其不能正确、迅速地对骨质疏松进行分度。受制于巨量的影像数据、人眼有限的辨识能力以及医师的主观性，为患者提供精准乃至定量的诊断评估结果有很大的挑战，对于患者风险及预后的预测有一定的局限性。人工智能技术具有提高影像数据处理效率，实现自动化和标准化分析，为患者提供精准医疗服务的潜力。如果能够通过大数据采集实现骨质疏松的人工智能随访和诊疗，形成骨质疏松的早发现、早治疗、个体化诊疗体系，提高治疗过程中的随访依从性，或许能大大降低骨折发生率。本节拟从骨质疏松性椎体压缩骨折的临床情况（包括流行病学调查与诊断）、人工智能深度学习的发展状况、基于深度学习的医疗影像技术的产业化发展现状及图像分割技术在脊椎影像上的发展状况等几个方面阐明骨质疏松性椎体压缩性骨折AI技术的发展现状及发展趋势。

4.4.1 骨质疏松性椎体压缩性骨折的临床情况

4.4.1.1 流行病学调查

全球每年因骨质疏松症而发生骨折的人数达890万人，这意味着每3秒就会产生一名骨质疏松性骨折患者。最常见的骨折发生部位包括脊柱、前臂、肱骨近端和髋关节。其中脊柱骨折的发病率和死亡率较高，并产生较高的医疗保健服务成本，严重影响患者的生活。

骨质疏松性椎体压缩性骨折（osteoporotic vertebral compression fracture，OVCF）是指骨质疏松导致椎体骨量降低、骨密度下降、骨强度降低、骨脆性增加、骨微结构破坏，在轻微外力作用下发生的椎体骨折[91]。OVCF常见于高龄患者，是老年人残疾和死亡的常要原因，可引起慢性疼痛及脊柱进行性后凸畸形、脊柱矢状面失衡，严重降低患者生活质量，给社会和家庭带来沉重的经济负担。OVCF危害巨大，已成为全球的公众健康问题。骨质疏松是老年患者发生椎体压缩性骨折的主要危险因素，国际骨质疏松基金会的数据显示，全球超过2亿人患有骨质疏松，其中我国超过8 800万人[4-5]。50岁以上女性人群骨质疏松的发病率为25.94%，男性为5.30%，且发病率随年龄增加逐渐上升[92]。椎体压缩性骨折最常见的类型为OVCF，全球每年约140万人患OVCF并接受临床治疗。研究显示，中国人群中OVCF患者确诊1年后的病死率为3.1%，明显高于普通椎体压缩性骨折患者（1.6%），其中约23.8%的患者丧失部分生活能力。有研究报道，到2020年，我国50岁以上人群新发OVCF患者约149万人，到2050年将超过300万人。

4.4.1.2 诊断

1. OVCF患者病史、症状和体征

OVCF患者一般为高龄，有或无轻微外伤史（跌倒、搬重物，甚至剧烈咳嗽等），病程可以持续几小时、数日甚至数月，主要有腰背痛、活动受限、翻身困难等临床表现。少数严重OVCF患者，可因神经脊髓压迫和严重后凸畸形而出现束带感、腰腿痛、呼吸困难、腹胀等症状。体征上可见后凸畸形、棘突压痛、叩痛，有神经脊髓压迫者可出现相应的神经受损体征。一般根据患者病史、症状和体征初步确定疼痛的责任椎体。多节段压缩骨折患者一般疼痛和压痛比较弥散，老年人感觉神经敏感性较差，不能明确指出病椎具体位置，从临床角度去确定疼痛责任椎体可能不完全可靠。

2. X线检查

X线片对诊断骨量减少并不敏感，可以作为OVCF的初筛手段，是诊断OVCF最基本的影像学检查。从X线片上可观察到如下信息：（1）椎体形状的改变，表现为楔形、双凹形、扁平形，可同时见到多个椎体发生此种变化；（2）椎体内张力骨小梁减少或消失，压力性骨小梁增粗，椎体透光度明显，骨皮质变薄，出现具有特征性的栅状排列的纵行的骨小梁；（3）压缩椎体后上角上翘突向椎管，被认为是OVCF的特征性表现，特异性为100%[4]；（4）脊柱后凸畸形；（5）椎弓根一般无破坏，保持完整；（6）新鲜的骨折，还可见透亮的骨折线。根据X线片可对骨折的严重程度进行分级，临床采用最多的是Genant等人提出的半定量方法。

阅读T4～L4侧位X线片，直接分为正常（0级）、轻度（Ⅰ级，高度减少20%～25%或面积减少10%～20%）、中度（Ⅱ级，高度减少25%～40%或面积减少20%～40%）和重度（Ⅲ级，高度、面积减少40%以上）。OVCF在临床上还存在一类隐匿性骨折，该类患者有轻微外伤后出现相应的症状和体征，常规X线检查不能发现骨折，无椎体形状变化。该类骨折属于微骨折，患者可长期出现疼痛或症状加重，继续活动有出现椎体塌陷风险。此类患者极易漏诊，当怀疑隐匿性骨折时，需行其他检查进一步明确。部分OVCF患者可出现骨折延迟愈合或不愈合。在侧位X线片上可见椎体压缩性改变，椎体内低密度透光裂隙，动力侧位X线片可见骨折未愈合，形成假关节，即"开合征"。

3. CT检查

CT通过图像重建可以清楚地观察椎体、骨折线和骨折块的情况。从CT上可观察到如下信息：（1）椎体前中柱高度降低，形态改变；（2）骨折局部出现高密度影；（3）骨皮质变薄，骨小梁纹理减少、稀疏；（4）骨皮质、骨纹理中断，可合并有或无骨折线，而椎体后壁未见骨折线及骨皮质的中断；（5）部分患者可见上下终板骨折裂隙；（6）椎旁和椎管内无软组织影。观察椎体壁破损情况，可预判术中骨水泥渗漏风险。CT还可以清楚显示椎管占位和椎间孔狭窄情况，指导制订手术方案。在CT上可发现骨坏死征象：椎体压缩，椎体内裂隙征改变或椎体内空壳样改变，病变椎体内局部见低密度，其内为液体成分或气体，周围见骨质硬化。根据CT值换算成骨密度，能准确反映骨质疏松的程度，即定量CT（QCT）。该测量方式可以分别反映松质骨或皮质骨的骨密度，避免脊柱退变、主动脉钙化等因素对骨密度的影响，更加精确、可靠地反映骨量变化，优于双能X线（DXA）对骨密度的测量[93]。

4. MRI检查

MRI对诊断OVCF和进行术前计划有重要价值。OVCF的愈合分为三个时期：新鲜骨折期、骨折愈合修复期以及骨折愈合期或不愈合期。在新鲜骨折期因椎体内骨髓充血水肿、形成血肿，MRI表现为T1WI呈低信号，T2WI呈高信号或等信号，脂肪抑制（STIR）序列为特异性高信号。一般信号边界不清、不均匀、弥散，持续3周左右。骨折愈合修复期T1WI呈稍低或等信号，T2WI呈稍高信号，而STIR序列信号可以一直是高信号，提示骨折未完全愈合，该阶段一般在3～6个月内出现。随后变为正常的椎体信号，即T1WI呈高信号、T2WI呈低信号、STIR序列呈低信号。根据MRI的这种信号改变特征，可以判断新鲜骨折和陈旧性骨折，确定疼痛的责任椎体，因而MRI被视为诊断新鲜骨折的"金标准"。若MRI上长时间出现异常的信号改变，可能提示微骨折发生或者再次骨折。该类患者往往腰背痛缓解不明显或者好转后又加重。OVCF愈合能力差，局部若缺血发生骨坏死或脂肪液化，将形成含液空洞、假关节，这实际上就是骨折不愈合期。在MRI上可有明显的信号改变：T1WI呈极低信号，T2WI呈明显高信号；周围可见低信号的软组织包围；部分患者还可以见到空洞内气体影存在，即"真空现象"。对于隐匿性骨折，MRI也具有明显的诊断优势，可以诊断早期表现出骨折线、骨水肿、局部血肿的变化，发现X线片不能发现的骨折变化，以便及时进行早期治疗[94]。

根据患者的症状、体征及必要的影像学检查，可全面评估OVCF病情及制订治疗方案。X线片应作为初筛的最佳选择，结合CT、MRI、ECT或SPECTCT检查明确责任椎体，并进一步获取OVCF详细的影像学信息，如骨折严重程度、骨质疏松程度、椎管内占位情况、骨折的鉴别诊断及其他隐匿性疾病等。不能行MRI检查的患者，可选择ECT或SPECTCT。目前，OVCF的外科治疗首选PVP或PKP；需要减压、矫形及不适合微创手术的不稳定OVCF患者，考虑开放手术。影像学检查对决定采用何种治疗手段具有举足轻重的作用，随着影像诊断技术（如MR弥散加权成像、化学位移成像以及双能CT等）的进一步发展，OVCF的诊断与治疗技术将更加精准。

综上所述，影像检查是确定OVCF的重要工具，其中以X线和MRI最为常用，可用于OVCF的诊断；近来CT也被用于OA的影像研究。影像研究容易受到图像复杂、数量庞大以及医师主观性的影响，而人工智能可提高影像数据处理效率，实现自动化和标准化，可用于OVCF分析，具有为患者提供精准医疗服务的潜力。

4.4.2　人工智能深度学习的发展状况

近年来人工智能实现了较大的飞跃，并在许多领域取得了十分显著的成效。无论是谷歌公司开发的alphaGo与世界围棋高手之间的精彩对决，还是特斯拉汽车的无人驾驶技术，抑或是百度的语音识别技术，均给人留下深刻的印象。与此同时，当今社会网络的普及和物联网的诞生使数据量激增，再加上当今科技的进步和发展使CPU计算速度与计算能力飞速发挥，这两者相互作用使人工智能的发展越来越依靠深度学习技术，深度学习也成为当今社会最具热度的研究领域之一。

深度学习的飞快发展引领计算机视觉及机器视觉等图像领域的革命性变化。特别是在视频目标跟踪、图像分割、图像分类、无人驾驶等领域，深度学习不仅带来了技术上的飞跃，还加速了其产业化的趋势。同时，由于深度学习在大数据当中具有很强的特征学习能力，所以基于深度学习对计算机视觉进行研究是当前深度学习和计算机视觉中比较重要的发展方向。

4.4.3　基于深度学习的医疗影像技术的产业化发展现状

国务院于2017年7月发布的《新一代人工智能发展规划》中，提出了面向2030年我国新一代人工智能发展的指导思想、战略目标、重点任务和保障措施，部署构筑我国人工智能发展的先发优势，加快建设创新型国家和世界科技强国。其中将智能医疗作为重点任务之一提出。推广人工智能治疗新模式新手段，建立快速精准的智能医疗体系。探索智慧医院建设，开发人机协同的手术机器人、智能诊疗助手，研发柔性可穿戴、生物兼容的生理监测系统，研发人机协同临床智能诊疗方案，实现智能影像识别、病理分型和智能多学科会诊。基于人工智能开展大规模基因组识别、蛋白组学、代谢组学等研究和新药研发，推进医药监管智能化，加强流行病智能监测和防控。

"人工智能+"已经成为传统医疗巨头和互联网科技公司的未来战略方向，西门子医疗、通用医疗、飞利浦医疗、联影医疗以及东软医疗等设备公司纷纷成立智能医疗部门。谷歌、阿里巴巴、腾讯、复星医药等企业也均表示会将医疗领域作为本企业人工智能的发力点，成为公司未来战略的重要组成部分，同时很多新兴的人工智能公司，比如联影智能、推想科技、科大讯飞、深睿医疗、汇医慧影、图玛深维、依图科技等也在着力研发AI医疗影像产品，为医院和医师提供全链条的智能服务，全方位处理DR、CT扫描、MRI、PET、超声、病理等全模态的影像数据。临床应用涵盖脑部、胸部、腹部、全身骨组织等全器官的疾病分析。同时为医院和医师提供友好、便捷的智能服务，无缝融合医师诊断、报告的工作流程，提供Browser/Server结构多终端服务，为病理分析提供分诊、初诊、复读、智能报告等全方位服务。由于临床上超过70%的诊断都依赖于医疗影像，而且我国医学影像行业发展十分迅猛，数据量年增长率达30%，主要方向：（1）影像设备的图像重建；（2）X线胸片阅读；（3）眼底检测；（4）脑区分割；（5）脑疾病诊断；（6）器官分割/靶区勾画；（7）骨伤鉴定；（8）乳腺疾病诊断；（9）超声辅助诊断；（10）病理切片分析；（11）骨龄分析。

4.4.4 图像分割技术在脊椎影像上的发展状况

随着医学影像技术的不断进步，对于医学影像处理的研究也方兴未艾。医学影像处理涉及的研究内容包括医学影像数据获取、医学图像分割、医学图像配准、三维可视化、虚拟现实技术、数据通信技术、系统和图像引导手术[24]等。

与普通图像比较，医学图像本质上具有模糊性和不均匀的特点。一是医学图像具有灰度上的含糊性。由于技术原因带来的噪声信号往往模糊了物体边缘的高频信号，以及人体内部组织的蠕动等生理现象造成图像在一定程度上的模糊效应。二是局部效应，即在一个边界上的体素中常常同时包含边界和物体两种物质；图像中物体的边缘、拐角及区域间的关系都难以精确地描述；一些病变组织由于侵袭周围组织，其边缘无法明确界定。三是不确定性知识。通常正常组织或部位没有的结构在病变情况下出现，如脏器表面的肿物骨骼表面的骨刺，它的出现给建造模型带来了困难。

为弥补医学图像的这些不足，准确地分辨医学图像中的正常组织结构和异常病变，需要对医学图像进行分割。在医学应用中，图像分割具有特殊的重要意义。图像分割是提取影像图像中特殊组织定量信息的不可或缺手段。在可视化实现中，图像分割也起着重要的作用。对于脊柱病理的自动图像分析，更是需要基于脊椎的定位和分割[95]。

脊柱分割常用的方法有传统非模型法和基于深度学习的模型法。

传统非模型法主要指不需要明确的模型分割图像方法，根据分割算法适用性的不同，图像分割方法主要分为两大类。一类方法是基于区域的方法，依赖于图像的空间局部特征，如灰度、纹理及其他像素统计特性的均匀性等。主要有阈值分割、区域生长和分裂合并、分类器和聚类及基于统计学等方法。这类方法往往造成过度分割，即将图像分割成过多的区域，如果在基于区域的框架中没有在决策阶段包括边界的措施，可能导致噪声边界和对象内部出现空洞。另一类方法是边缘分割方法，通常利用梯度信息确定目标的边界。主要有并行微分算子、基于曲面拟合的方法、边界曲线拟合法等。这类方法通常导致不完全的部分分割结果。往往将基于区域信息的方法与边缘检测的方法结合起来，发挥各自的优势，才能获得好的分割结果。

基于深度学习的模型法，是利用诸如卷积神经网络等搭出一个长度和宽度可自定的模型，并利用大量的数据进行训练，使得模型可以提取图像等数据的相关特征，进而利用这些特征识别新的图像。对于医学图像分割，常用的模型有FCN模型、U-Net模型等。

4.4.4.1 传统非模型法

传统非模型法通常需要两步分割脊柱图像，首先是进行脊柱的定位，脊柱的定位分为全自动定位算法和半自动定位算法，然后是脊柱的分割，通常是将其分割为椎体和椎间盘。

1.脊柱全自动定位算法

洛佩斯（Lópee-lópee）等人[30]的论文提出了一种全自动的针对整个脊椎的定位算法。先从切片序列中选择出一张最优图像包含椎间盘信息最多的图像作为处理图像，然后通过曲线拟合的方法，提取出可以覆盖整个脊椎的曲线并计算曲线上像素的灰度值，利用MR图像的特点即软组织椎间盘的位置呈浅色、骨骼即椎体位置呈黑色这一灰度信息，找到椎间盘的大概位置，最后利用基于模板匹配方法定位出具体的椎间盘的位置。该论文的测试图像有20张，其中有18张被准确定位，但是有2张图像因为选择的最优切片没有完全包含整个脊椎的信息所以无法定位。这也说明了这种方法存在的问题，即由于脊椎侧弯或者MR成像过程中的问题，造成一张切片很难完全反映整个脊椎的信息，而文中的方法并没有针对这一问题提出解决的方法。也没有利用所有的切片信息，造成了所获信息没有完全被利用。该文中对于丢失的椎间盘没有做出合理的估计，使得所得结果不够准确。相邻椎间盘之间的位置、距离、大小都存在一定的相关性，该文中没有利用这一非常有用的先验知识也导致定位不够准确。该文中的全自动方法主要是根据上下椎间盘的解剖学信息预先得到的模板进行部分定位。有学者提出了一种充分的内部连接模型，使即使对丢失的椎间盘的定位也有很高的鲁棒性，并利用树状结构提高了计算的效率[96]。

2. 脊柱半自动定位算法

另一部分的研究工作主要集中在半自动定位算法[29]。这类方法是通过人工选择专家点，根据专家点的位置信息做一系列的辅助处理，最后定位出椎间盘。在最初的算法中需要人工定位若干个专家点。有部分方法需要使用者手动地在图像中标出顶部、中部、底部的椎骨[27]。另有部分方法需要手动初始化获得关于椎骨位置、尺度和方向的信息。也有部分方法只需要人工定位出C2～C3的位置，然后利用灰度阈值信息进行图像二值化以搜索下面的椎间盘，所以对图像质量及二值化前的预处理有很高的要求。Taguchi等[29]研究人员的预处理主要用形态学的方法达到了很好的效果。整个算法的实现分为上下两部分用不同的阈值和参数，保证了处理的准确性，并根据专家点的位置信息和先验只是缩减了搜索区域、提高了搜索准确性和搜索速度。Taguchi等[29]研究人员利用了大量的先验知识例如相邻椎间盘的位置信息、偏离程度、旋转角度、椎间盘的宽度高度等定位出椎间盘并对丢失的椎间盘做出了合理的估计，他们共对50例患者进行测试，准确率达96%，其中还包括脊椎移位、手术后的脊椎、有丢失现象的脊椎都得到了准确的定位，只有1例存在脊椎倒塌情况的患者没有被准确定位出来。由此可以看出，这个算法的准确率还是比较高的，但是因为算法是在三维数据体内进行处理，其复杂度使得算法处理速度比较慢，因此还要对算法进行合理的优化。Kavitha等[27]研究人员也是用半自动的方法计算了整个脊髓的长度和面积以及两个椎间盘之间的脊髓长度，他们也是选择了中间的矢状图进行处理，经过平滑滤波等预处理后，沿着脊髓选择种子点，用基于水平集的方法进行分割，搜索出整个脊髓。实验结果中，脊髓面积的标准差为0.7%，长度的标准差为0.3%。

3. 基于区域的脊柱分割算法

分水岭算法也被称为水线算法，最早是由C.Digabel和H.Lantuejoul在20世纪70年代末引入图像处理领域的。分水岭分割算法的主要目标是找出分水线。基本思想为：假设在每个局部极小值点的位置打一个洞并且让水以均匀的上升速率从洞中涌出，从低到高淹没整个地域。当处在不同的聚水盆地中的水要聚合在一起时，将修建大坝阻止聚合。浸没过程结束时，每个流域被水淹没，并被堤坝完全包围。这些筑起的堤坝便确定了对应流域的分水岭，对应图像的轮廓被分割成为不同的区域，而每一区域都具有相似的灰度。分水岭算法存在的主要问题是过分割现象严重。过分割现象是由噪声和其他不相关组织产生过多的局部极小值区域造成的。解决过分割问题的方法有两种：一是去除不相关区域，二是调整梯度图。可以利用形状直方图和图像密度统计来建立图形先验知识的模型来避免过分割现象。分割过程是做经典的分水岭算法，改进均值聚类、形状排列、精炼，这个分割过程是迭代过程。

区域生长算法的基本思想是将有相似性质的像素点合并到一起。对每一个区域要先指定一个种子点作为生长的起点，然后将种子点周围领域的像素点和种子点进行对比，将具有相似性质的点合并起来继续向外生长，直到没有满足条件的像素被包括进来为止。Alzubaidi等[30]研究人员在专家标记椎体的基础上，首先采用基于超像素技术的简单线性迭代聚类（simple linear iterative clustering，SLIC）将图像分割成像素块，这样可以降低原图像的复杂度同时有利于检测各椎体轮廓。但疾病导致椎体变形或颜色加深，会使单独使用超像素分割技术无法检测到边缘，为解决此问题，他们增加了基于Otsu阈值法，将像素块进一步划分为更小的区域。最后将专家标记的椎体点作为初始种子进行区域增长，迭代进行。该方法对于腰椎部分的5个椎体分割的准确率为80%，召回率为87%。也可以采用3D区域增长的方式进行椎体分割，常见的区域增长是选取种子点作为生长的起点，但是3D区域增长是选取一个球作为生长的起点。

4. 基于边缘的脊柱分割算法

基于边缘的分割方法中，作者先通过已经定位的相邻椎间盘的位置定位出椎体的中心点，然后用Canny算子得到椎体的边缘，再用连通窗口去除噪声得到主要边缘，之后用最大最小搜索方法得到椎体的四个角，最后用插值法得到最终的椎体分割图像。作者只对5例患者进行了测试，测试样本比较少，而且如果椎间盘的定位失败，椎体的分割也就无法实现。算子边缘检测会检测出很多不属于椎骨轮廓的边界，并且是不连续的，很难找到椎骨真正的形状。这种方法在解决不连续边界的连接问题时的鲁棒性不高，并且在图像比较模糊的图像中边缘检测效果很不理想。

5. 结合区域和边界信息的脊柱分割算法

目前用得比较多的分割方法是结合区域与边界信息的基于形变模型的方法。

有代表性的方法是二维形变轮廓模型，以及在其基础上改进的主动形状模型、主动外形模型。在基于模型的技术中，形变模型提供一种高效的图像分析方法，它结合了几何学、物理学和近似理论。该方法通过使用从图像数据获得的约束信息自底向上和目标位置、大小、形状等先验知识自顶向下，可有效地对目标进行分割、匹配和跟踪分析。

有研究人员提出一种基于模型的方法，用于图像的目标定位以及图像分割等方面。其基本思想是选取一组训练样本，用点分布模型描述物体的形状，构造样本的先验模型，点分布模型主要体现了训练集的平均轮廓和形变方式对这些样本的形状进行调整，为了使这些样本的形状尽可能相似，再使用主成分分析的方法对配准后的形状向量进行统计建模，得到物体形状的统计学描述，利用建立的形状模型在新的图像中搜索与模型相似的实例。

Robert VanUitert等[97]研究人员通过水平集模型分割椎体，在传统的水平集模型上加入区域信息和形状先验信息，从而不需要重新初始化水平集模型。该模型的效果与图像梯度、初始轮廓的位置、迭代次数有关，鲁棒性不好。

6. 基于图割的脊柱分割算法

Weiss klstorrs等[98]研究人员主要基于图谱方法进行脊椎分割。它是一种无监督的分割方法，不需要初始化，它利用的主要特征有三个：一是把分割问题转化为图像分类问题。二是基于全局的标准进行分割。三是利用类间距离最大类内距离最近的方法进行分类，取得了很好的效果。

4.4.4.2 基于深度学习的模型法

深度学习具有强大的特征提取能力以及其优越的性能，因此越来越多的人开始使用深度学习进行图像分割。前馈神经网络可用来定位和识别脊椎，但是前馈神经网络无法充分利用空间信息学习独有的特征。为了克服这个缺点，Weiss Kenneth等[97]研究人员提出了一种基于深度卷积神经网络的联合学习模型（J-CNN），首先利用卷积神经网络学习深层特征，同时会考虑相邻椎骨之间的依赖性。受限于当时的算力，他们先用了随机森林分类器粗糙定位脊柱，然后使用J-CNN进行脊椎识别。其对颈椎的识别正确率为91.84%，对胸椎的识别正确率为76.38%，对腰椎的识别正确率为88.11%。Ghassan Hamarneh等[99]研究人员提出了一种新的深度学习模型变换深度卷积网络（transformed deep convolution network，TDCN），该模型可以无监督地融合不同模式的图像特征，如MR图像和

CT图像，还可以自动纠正脊椎的姿态，但这一研究需要同时提供MR和CT图像，这对于临床的应用来说是一种阻碍。自从全卷积网络FCN被提出后，语义分割就开始蓬勃发展。Ghassan Hamarneh等[99]研究人员将FCN应用于三维图像分割，将二维卷积换成三维卷积，从而可以直接训练三维图像。该模型在MICCAI 2015 Challenge on Automatic Intervertebral Disc Localization and Segmentation数据集上Dice系数达84.32%。

目前还没有同时实现椎间盘、椎体和神经孔语义分割的研究，存在三种不同寻常的挑战：（1）多个任务，即多个脊柱结构的同时语义分割比单个任务难度大；（2）多靶点，每个MRI平均有21个脊柱结构需要自动分析，但多样性和变异性较高；（3）空间相关性较弱，正常结构与异常结构之间存在细微差异，形成了动态复杂性和不确定性。首先，Spine-GAN通过一个孔洞卷积自动编码器模块，明确地解决复杂脊柱结构的高度多样性和可变性问题，该模块能够获得语义任务感知表征，并保留细粒度结构信息。其次，利用专门设计的长短时记忆模块，将正常结构和异常结构之间的空间病理相关性动态建模。再次，Spine-GAN利用一个具有校正预测误差和全球水平邻近性的鉴别网络，获得可靠的性能和高效的泛化。通过对253例患者进行大量MRI实验，Spine-GAN的像素正确率为96.2%，Dice系数为87.1%，灵敏度为89.1%，特异性为86.0%[97]。

部分研究者则提出了一种基于迭代卷积神经网络的自动算法。利用脊柱的固有顺序来简化检测问题，只需10个人工参考节段训练网络。使用迭代程序按顺序分割和识别椎骨。首先在低分辨率图像中粗略定位并识别椎骨，以便分析全局信息，然后在原始的高分辨率图像中重新分析椎骨，获得精细分割。利用该方法对MICCAI CSI 2014研讨会的15张脊柱CT扫描进行了训练和评估。与非迭代卷积神经网络对比，该迭代方法能够正确识别出所有的椎骨。该方法系数为0.948，平均表面距离为0.29 mm[98]。

U-Net网络对于大多数医学图像分割效果都非常好，Ghassan Hamarneh等[99]研究人员用U-Net进行椎体的分割和椎间盘的识别，但是它在分割细节（如边界）方面的性能受到池化层结构的限制，为了解决这一问题，基于U-Net提出了一种新的网络结构（boundary specific U-Net，BSU-Net）。该网络结构对于椎间盘分割的Dice系数达89.44%，比U-Net网络高0.3个百分点。对于椎间盘边界的分割，其Dice系数为54.62%，比U-Net高10个百分点[99]。Claudia chevrefils等[100]研究人员采用了3D Dense-U-Net网络分割脊椎，采用三维图像输入，且不需要对图像进行任何处理。文中称在腰椎和胸椎CT数据集上，其准确率达99.80%。

因此，采用人工智能的方法，可以提高脊柱压缩性骨折影像数据处理效率，实现自动化和标准化分析。综合患者骨质疏松定量、脊柱压缩性骨折的快速检出、分级、分期等信息，建立相关模型和自动化分析体系，为患者提供精准个体化治疗前评价，对脊柱压缩性骨折实现精准个体化治疗及预后评价具有重要意义。

（刘文锋，魏新华，严瀚）

参考文献

［1］THRALL J H, LI X, LI Q, et al. Artificial intelligence and machine learning in radiology: opportunities, challenges, pitfalls, and criteria for success ［J］. J Am Coll Radiol, 2018, 15: 504-508.

［2］TOPOL E J. High-performance medicine: the convergence of human and artificial intelligence ［J］. Nat Med, 2019, 25（1）: 44-56.

［3］KIJOWSKI R, LIU F, CALIVA F, et al. Deep learning for lesion detection, progression, and prediction of musculoskeletal disease ［J］. Journal of magnetic resonance imaging, 2020, 52（6）: 1607-1619.

［4］翟禹樵，李开南. 骨科人工智能诊断的研究进展 ［J］. 中国临床研究，2021，34（4）: 542-545.

［5］朱宇凡，赵欣，蔡林，等. 浅谈人工智能应用于骨科疾病诊疗 ［J］. 巴楚医学，2020，3（3）: 125-128.

［6］薛冬，徐海林，王伟. 人工智能辅助X线识别对骨科的应用价值研究进展 ［J］. 中国骨伤，2020，33（9）: 887-890.

［7］贺云靖，杨文卓，蔡睿，等. 人工智能在骨科中的应用 ［J］. 透析与人工器官，2021，32（2）: 49-51, 56.

［8］HIRSCHMANN A, CYRIAC J, STIELTJES B, et al. Artificial intelligence in musculoskeletal imaging: review of current literature, challenges, and trends ［J］. Seminars in musculoskeletal radiology, 2019, 23（3）: 304-311.

［9］LINDSEY R, DALUISKI A, CHOPRA S, et al. Deep neural network improves fracture detection by clinicians ［J］. Proceedings of the national academy of sciences of the United States of America, 2018, 115（45）: 11591-11596.

［10］JOHNELL O, KANIS J A. An estimate of the worldwide prevalence and disability associated with osteoporotic fractures ［J］. Osteoporosis international, 2006, 17（12）: 1726-1733.

［11］BOONEN S, AUTIER P, BARETTE M, et al. Functional outcome and quality of life following hip fracture in elderly women: a prospective controlled study ［J］. Osteoporosis international, 2004, 15（2）: 87-94.

［12］GRIMES J P, GREGORY P M, NOVECK H, et al. The effects of time-to-surgery on

mortality and morbidity in patients following hip fracture [J] . Am J Med, 2002, 112
（9）：702-709.

[13] CHENG C T, HO T Y, LEE T Y, et al. Application of a deep learning algorithm for
detection and visualization of hip fractures on plain pelvic radiographs [J] . European
radiology, 2019, 29（10）：5469-5477.

[14] CHELLAM W B. Missed subtle fractures on the trauma-meeting digital projector [J] .
Injury, 2016, 47（3）：674-676.

[15] REHMAN H, CLEMENT R G E, PERKS F, et al. Imaging of occult hip fractures：CT or
MRI? [J] . Injury, 2016, 47（6）：1297-1301.

[16] IYER R S, THAPA M M, KHANNA P C, et al. Pediatric bone imaging：imaging elbow
trauma in children—a review of acute and chronic injuries [J] . American journal of
roentgenology, 2012, 198（5）：1053-1068.

[17] BRUBACHER J W, DODDS S D. Pediatric supracondylar fractures of the distal
humerus [J] . Curr Rev Musculoskelet Med, 2008, 1（3-4）：190-196.

[18] ABZUG J M, HERMAN M J. Management of supracondylar humerus fractures in children：
current concepts [J] . J Am Acad Orthop Surg, 2012, 20（2）：69-77.

[19] CHOI J W, CHO Y J, LEE S, et al. Using a dual-input convolutional neural network for
automated detection of pediatric supracondylar fracture on conventional radiography [J] .
Investigative radiology, 2020, 55（2）：101-110.

[20] YAMAMOTO N, SUKEGAWA S, KITAMURA A, et al. Deep learning for osteoporosis
classification using hip radiographs and patient clinical covariates [J] . Biomolecules,
2020, 10（11）：1534.

[21] LOCHMÜLLER E M, KREFTING N, BÜRKLEIN D, et al. Effect of fixation,
soft-tissues, and scan projection on bone mineral measurements with dual energy X-ray
absorptiometry（DXA）[J] . Calcif Tissue Int, 2001, 68（3）：140-145.

[22] MUELLER D, GANDJOUR A. Cost-effectiveness of using clinical risk factors with and
without DXA for osteoporosis screening in postmenopausal women [J] . Value health,
2009, 12（8）：1106-1117.

[23] LEE S, CHOE E K, KANG H Y, et al. The exploration of feature extraction and
machine learning for predicting bone density from simple spine X-ray images in a Korean
population [J] . Skeletal radiology, 2020, 49（4）：613-618.

[24] HWANG J J, LEE J-H, HAN S-S, et al. Strut analysis for osteoporosis detection model
using dental panoramic radiography [J] . Dento maxillo facial radiology, 2017, 46（7）：
20170006.

[25] AREECKAL A S, JAYASHEELAN N, KAMATH J, et al. Early diagnosis of osteoporosis
using radiogrammetry and texture analysis from hand and wrist radiographs in Indian
population [J] . Osteoporosis international, 2018, 29（3）：665-673.

[26] VLASIADIS K Z, DAMILAKIS J, VELEGRAKIS G A, et al. Relationship between
BMD, dental panoramic radiographic findings and biochemical markers of bone turnover in
diagnosis of osteoporosis [J] . Maturitas, 2008, 59（3）：226-233.

[27] KAVITHA M S, GANESH KUMAR P, PARK S-Y, et al. Automatic detection of

osteoporosis based on hybrid genetic swarm fuzzy classifier approaches [J]. Dento maxillo facial radiology, 2016, 45（7）: 20160076.

[28] LÓPEZ-LÓPEZ J, ESTRUGO-DEVESA A, JANE-SALAS E, et al. Early diagnosis of osteoporosis by means of orthopantomograms and oral X-rays: a systematic review [J]. Med Oral Patol Oral Cir Bucal, 2011, 16（7）: e905-e913.

[29] TAGUCHI A, TSUDA M, OHTSUKA M, et al. Use of dental panoramic radiographs in identifying younger postmenopausal women with osteoporosis [J]. Osteoporosis international, 2006, 17（3）: 387-394.

[30] ALZUBAIDI M A, OTOOM M. A comprehensive study on feature types for osteoporosis classification in dental panoramic radiographs [J]. Computer methods and programs in biomedicine, 2020, 188: 105301.

[31] BRESSEM K K, VAHLDIEK J L, ADAMS L, et al. Deep learning for detection of radiographic sacroiliitis: achieving expert-level performance [J]. Arthritis research & therapy, 2021, 23（1）: 106.

[32] PODDUBNYY D, BRANDT H, VAHLDIEK J, et al. The frequency of non-radiographic axial spondyloarthritis in relation to symptom duration in patients referred because of chronic back pain: results from the Berlin early spondyloarthritis clinic [J]. Ann Rheum Dis, 2012, 71（12）: 1998-2001.

[33] MANDL P, NAVARRO-COMPÁN V, TERSLEV L, et al. EULAR recommendations for the use of imaging in the diagnosis and management of spondyloarthritis in clinical practice [J]. Ann Rheum Dis, 2015, 74（7）: 1327-1339.

[34] BOEL A, MOLTO A, VAN DER HEIJDE D, et al. Do patients with axial spondyloarthritis with radiographic sacroiliitis fulfil both the modified New York criteria and the ASAS axial spondyloarthritis criteria? Results from eight cohorts [J]. Ann Rheum Dis, 2019, 78（11）: 1545-1549.

[35] CHRISTIANSEN A A, HENDRICKS O, KUETTEL D, et al. Limited reliability of radiographic assessment of sacroiliac joints in patients with suspected early spondyloarthritis [J]. J Rheumatol, 2017, 44（1）: 70-77.

[36] VAN DEN BERG R, LENCZNER G, FEYDY A, et al. Agreement between clinical practice and trained central reading in reading of sacroiliac joints on plain pelvic radiographs. Results from the DESIR cohort [J]. Arthritis Rheumatol, 2014, 66（9）: 2403-2411.

[37] PELLETIER J P, COOPER C, PETERFY C, et al. What is the predictive value of MRI for the occurrence of knee replacement surgery in knee osteoarthritis? [J]. Ann Rheum Dis, 2013, 72（10）: 1594-1604.

[38] KOHN M D, SASSOON A A, FERNANDO N D. Classifications in brief: Kellgren-Lawrence classification of osteoarthritis [J]. Clinical orthopaedics and related research, 2016, 474（8）: 1886-1893.

[39] NORMAN B, PEDOIA V, NOWOROLSKI A, et al. Applying densely connected convolutional neural networks for staging osteoarthritis severity from plain radiographs [J]. Journal of digital imaging, 2019, 32（3）: 471-477.

[40] JEMAL A, SIEGEL R, WARD E, et al. Cancer statistics, 2007 [J]. CA Cancer J

Clin, 2007, 57（1）: 43–66.

[41] BESTIC J M, WESSELL D E, BEAMAN F D, et al. ACR appropriateness criteria primary bone tumors [J]. J Am Coll Radiol, 2020, 17（5S）: S226–S238.

[42] DO B H, LANGLOTZ C, BEAULIEU C F. Bone tumor diagnosis using a naïve bayesian model of demographic and radiographic features [J]. Journal of digital imaging, 2017, 30（5）: 640–647.

[43] TOMASIAN A, HILLEN T J, JENNINGS J W. Bone biopsies: what radiologists need to know [J]. AJR American journal of roentgenology, 2020, 215（3）: 523–533.

[44] LIU R, PAN D, XU Y, et al. A deep learning–machine learning fusion approach for the classification of benign, malignant, and intermediate bone tumors [J]. European radiology, 2022, 32（2）: 1371–1383.

[45] 赵凯, 马帅, 孙佳丽, 等. 人工智能软件对住院医师X线骨龄诊断辅助效果初探 [J]. 实用放射学杂志, 2021, 37（2）: 317–320.

[46] 宋娟, 宫平, 高畅, 等. 基于深度学习的儿童骨龄智能评估模型构建及初步临床验证 [J]. 中华放射学杂志, 2019, 53（11）: 974–978.

[47] BREEN M A, TSAI A, STAMM A, et al. Bone age assessment practices in infants and older children among Society for Pediatric Radiology members [J]. Pediatric radiology, 2016, 46（9）: 1269–1274.

[48] TAJMIR S H, LEE H, SHAILAM R, et al. Artificial intelligence–assisted interpretation of bone age radiographs improves accuracy and decreases variability [J]. Skeletal radiology, 2019, 48（2）: 275–283.

[49] PETEK D, HANNOUCHE D, SUVA D. Osteonecrosis of the femoral head: pathophysiology and current concepts of treatment [J]. EFORT Open Rev, 2019, 4（3）: 85–97.

[50] SEN R K. Management of avascular necrosis of femoral head at pre–collapse stage [J]. Indian J Orthop, 2009, 43（1）: 6–16.

[51] HERNIGOU P, POIGNARD A, NOGIER A, et al. Fate of very small asymptomatic stage–I osteonecrotic lesions of the hip [J]. J Bone Joint Surg Am, 2004, 86（12）: 2589–2593.

[52] MONT M A, HUNGERFORD D S. Non–traumatic avascular necrosis of the femoral head [J]. J Bone Joint Surg Am, 1995, 77（3）: 459–474.

[53] LI Y, LI Y, TIAN H. Deep learning–based end–to–end diagnosis system for avascular necrosis of femoral head [J]. IEEE journal of biomedical and health informatics, 2021, 25（6）: 2093–2102.

[54] FICAT R P. Idiopathic bone necrosis of the femoral head. Early diagnosis and treatment [J]. J Bone Joint Surg Br, 1985, 67（1）: 3–9.

[55] KAY R M, LIEBERMAN J R, DOREY F J, et al. Inter– and intraobserver variation in staging patients with proven avascular necrosis of the hip [J]. Clinical orthopaedics and related research, 1994（307）: 124–129.

[56] WANG L, XU Q, LEUNG S, et al. Accurate automated Cobb angles estimation using multi–view extrapolation net [J]. Medical image analysis, 2019, 58: 101542.

［57］ 黄忍，王星，李志军，等. 青少年特发性脊柱侧弯的诊治进展［J］. 中国临床解剖学杂志，2016，34（4）：472-475.

［58］ ASHER M A，BURTON D C. Adolescent idiopathic scoliosis：natural history and long term treatment effects［J］. Scoliosis，2006，1（1）：2.

［59］ WEINSTEIN S L，DOLAN L A，CHENG J C Y，et al. Adolescent idiopathic scoliosis［J］. Lancet，2008，371（9623）：1527-1537.

［60］ HORNG M H，KUOK C P，FU M J，et al. Cobb angle measurement of spine from X-ray images using convolutional neural network［J］. Computational and mathematical methods in medicine，2019，2019：6357171.

［61］ HELENIUS I，REMES V，YRJÖNEN T，et al. Harrington and Cotrel-Dubousset instrumentation in adolescent idiopathic scoliosis：Long-term functional and radiographic outcomes［J］. J Bone Joint Surg Am，2003，85（12）：2303-2309.

［62］ 刘晓民，王哲，郭伟，等. 基于掩膜分割的Cobb角测量方法［J］. 北京工业大学学报，2021，47（11）：1284-1291.

［63］ LODER R T，URQUHART A，STEEN H，et al. Variability in Cobb angle measurements in children with congenital scoliosis［J］. J Bone Joint Surg Br，1995，77（5）：768-770.

［64］ 杨卫周. Cobb法测量重度先天性脊柱侧凸的可信度研究［D］. 西安：第四军医大学，2015.

［65］ DAFTARY A，HAIMS A H，BAUMGAERTNER M R. Fractures of the calcaneus：a review with emphasis on CT［J］. Radiographics，2005，25（5）：1215-1226.

［66］ GUERADO E，BERTRAND M L，CANO J R. Management of calcaneal fractures：what have we learnt over the years?［J］. Injury，2012，43（10）：1640-1650.

［67］ PRANATA Y D，WANG K C，WANG J C，et al. Deep learning and SURF for automated classification and detection of calcaneus fractures in CT images［J］. Computer methods and programs in biomedicine，2019，171：27-37.

［68］ WU J，DAVULURI P，WARD K R，et al. Fracture detection in traumatic pelvic CT images［J］. International journal of biomedical Imaging，2012（23）：327198.

［69］ MARINI C P，PETRONE P，SOTO-SÁNCHEZ A，et al. Predictors of mortality in patients with rib fractures［J］. European journal of trauma and emergency surgery：official publication of the european trauma society，2021，47（5）：1527-1534.

［70］ TALBOT B S，GANGE C P，CHATURVEDI A，et al. Traumatic rib injury：patterns，imaging pitfalls，complications，and treatment［J］. Radiographics，2017，37（2）：628-651.

［71］ MURPHY C E，RAJA A S，BAUMANN B M，et al. Rib fracture diagnosis in the panscan era［J］. Ann Emerg Med，2017，70（6）：904-909.

［72］ CHO S H，SUNG Y M，KIM M S. Missed rib fractures on evaluation of initial chest CT for trauma patients：pattern analysis and diagnostic value of coronal multiplanar reconstruction images with multidetector row CT［J］. The British journal of radiology，2012，85（1018）：e845-e850.

［73］ ZHANG B，JIA C，WU R，et al. Improving rib fracture detection accuracy and reading efficiency with deep learning-based detection software：a clinical evaluation［J］. The

British journal of radiology, 2021, 94（1118）: 20200870.

［74］PISANI P, RENNA M D, CONVERSANO F, et al. Major osteoporotic fragility fractures: risk factor updates and societal impact［J］. World J Orthop, 2016, 7（3）: 171-181.

［75］WATANABE M, SAKAI D, YAMAMOTO Y, et al. Upper cervical spine injuries: age-specific clinical features［J］. J Orthop Sci, 2010, 15（4）: 485-492.

［76］RAND T, SEIDL G, KAINBERGER F, et al. Impact of spinal degenerative changes on the evaluation of bone mineral density with dual energy X-ray absorptiometry（DXA）［J］. Calcif Tissue Int, 1997, 60（5）: 430-433.

［77］ENGELKE K. Quantitative computed tomography-current status and new developments［J］. Journal of clinical densitometry, 2017, 20（3）: 309-321.

［78］LÖFFLER M T, JACOB A, VALENTINITSCH A, et al. Improved prediction of incident vertebral fractures using opportunistic QCT compared to DXA［J］. European radiology, 2019, 29（9）: 4980-4989.

［79］GAUSDEN E B, NWACHUKWU B U, SCHREIBER J J, et al. Opportunistic use of ct imaging for osteoporosis screening and bone density assessment: a qualitative systematic review［J］. J Bone Joint Surg Am, 2017, 99（18）: 1580-1590.

［80］FANG Y, LI W, CHEN X, et al. Opportunistic osteoporosis screening in multi-detector CT images using deep convolutional neural networks［J］. European radiology, 2021, 31（4）: 1831-1842.

［81］PAN Y, SHI D, WANG H, et al. Automatic opportunistic osteoporosis screening using low-dose chest computed tomography scans obtained for lung cancer screening［J］. European radiology, 2020, 30（7）: 4107-4116.

［82］CASTRO-ZUNTI R, PARK E H, CHOI Y, et al. Early detection of ankylosing spondylitis using texture features and statistical machine learning, and deep learning, with some patient age analysis［J］. Computerized medical imaging and graphics, 2020, 82: 101718.

［83］BOND D. Ankylosing spondylitis: diagnosis and management［J］. Nurs Stand, 2013, 28（16-18）: 52-59.

［84］SHAIKH S A. Ankylosing spondylitis: recent breakthroughs in diagnosis and treatment［J］. J Can Chiropr Assoc, 2007, 51（4）: 249-260.

［85］LACOUT A, ROUSSELIN B, PELAGE J-P. CT and MRI of spine and sacroiliac involvement in spondyloarthropathy［J］. American journal of roentgenology, 2008, 191（4）: 1016-1023.

［86］SI M J, WANG C S, DING X Y, et al. Differentiation of primary chordoma, giant cell tumor and schwannoma of the sacrum by CT and MRI［J］. European journal of radiology, 2013, 82（12）: 2309-2315.

［87］AVANZO M, STANCANELLO J, EL NAQA I. Beyond imaging: the promise of radiomics［J］. Phys Med, 2017, 38: 122-139.

［88］RUOSI C, COLELLA G, DI DONATO S L, et al. Surgical treatment of sacral chordoma: survival and prognostic factors［J］. European spine journal, 2015, 24（Suppl 7）: 912-917.

［89］ VALLIÈRES M，FREEMAN C R，SKAMENE S R，et al. A radiomics model from joint FDG-PET and MRI texture features for the prediction of lung metastases in soft-tissue sarcomas of the extremities ［J］. Phys Med Biol，2015，60（14）：5471-5496.

［90］ YIN P，MAO N，ZHAO C，et al. Comparison of radiomics machine-learning classifiers and feature selection for differentiation of sacral chordoma and sacral giant cell tumour based on 3D computed tomography features ［J］. European radiology，2019，29（4）：1841-1847.

［91］ 高化，李锦军，王炳强，等. 磁共振成像与核素骨显像对骨质疏松性椎体骨折诊断的比较 ［J］. 中国脊柱脊髓杂志，2011，21（8）：675-679.

［92］ PENG Z，ZHONG J，WEE W，et al. Automated vertebra detection and segmentation from the whole spine MR images ［C］. 2005 IEEE engineering in medicine and biology 27th annual conference，2005：2527-2530.

［93］ SCHMIDT S，KAPPES J，BERGTHOLDT M，et al. Spine detection and labeling using a parts-based graphical model ［C］. Information processing in medical imaging，2007，20：122-133.

［94］ ZHONG J. Automated vertebra segmentation and quantification algorithm of whole spine MR images ［D］. Cincinnati：University of Cincinnati，2004.

［95］ 赵燕燕. MRI脊柱图像椎间盘分割及定位算法研究 ［D］. 北京：北京交通大学，2008.

［96］ SMYTH P P，TAYLOR C J，ADAMS J E. Automatic measurement of vertebral shape using active shape models ［J］. Image and vision computing，1997，15（8）：575-581.

［97］ VAN UITERT R，BITTER I，BUTMAN J A. Semi-automatic spinal cord segmentation and quantification ［J］. International congress series，2005，1281：224-229.

［98］ WEISS K L，STORRS J M，BANTO R B. Automated spine survey iterative scan technique ［J］. Radiology，2006，239（1）：255-262.

［99］ HAMARNEH G，LI X. Watershed segmentation using prior shape and appearance knowledge ［J］. Image and vision computing，2009，27（1-2）：59-68.

［100］ CHEVREFILS C，CHÉRIET F，GRIMARD G，et al. Watershed segmentation of intervertebral disk and spinal canal from MRI images ［C］. International conference image analysis and recognition，2007：1017-1027.

第5章

脊柱椎体的构成和解剖学特点

脊柱作为人体的中轴骨，具有传导应力（负重）、参与运动和保护脊髓三种基本功能。脊柱的解剖结构特点和它在人体中的功能密切相关。脊柱由7节颈椎、12节胸椎、5节腰椎以及骶椎和尾椎构成。其中，骶椎和尾椎是融合的节段，因此脊柱的运动节段有26节。脊柱还与周围的肌肉、韧带和关节囊构成一个活动自如且足够稳定的结构。脊柱由四个生理弯曲组成，分别为颈椎、腰椎前凸，胸椎、骶椎后凸，这种生理结构特点可以缓冲脊柱在运动中的部分力量[1]。脊柱的解剖结构特点和脊柱疾病的发生、诊断与治疗息息相关，现分别介绍颈椎、胸椎、腰椎和骶尾椎的解剖特点[2]。

5.1 颈椎的外科解剖

5.1.1 颈椎的解剖结构

颈椎骨是颈椎的骨骼。除寰椎（C1）和枢椎（C2）外，形状均与典型的椎骨相类似。典型的椎骨由前方的椎体和后部的椎弓构成，椎体和椎弓围成一孔，称为椎孔。椎孔相连成一管，称为椎管，容纳脊髓和神经根及其被膜。椎体呈短圆柱形，中部略细，上下两端膨大；前面在横径上凸隆，垂直径上略凹陷；后面在横径上凹陷，垂直径上平坦；中央部有滋养血管通过的较细的滋养小孔。椎弓呈弓形，由一对椎弓根、一对椎板、四个关节突、两个横突和一个棘突构成。椎弓根的上、下缘各有一凹陷，分别称为椎骨上切迹和椎骨下切迹，相邻椎骨的椎骨上、下切迹围成一孔，称为椎间孔，实际上为一短管，有脊神经根、脊神经节及其被膜，并有血管通过。椎板是椎弓后部呈板状的部分，相邻椎骨的椎板之间有黄韧带。棘突起自椎弓后方正中，两侧椎板联结部突向后下方，为肌肉和韧带的附着部。关节突有四个，每侧各有一个向上的关节突和一个向下的关节突，它们位于椎弓根和椎板相连的部位；相邻椎骨的上、下关节突构成关节，称为椎间关节。横突每侧各一个，起自椎弓根和椎板相连接处，上、下关节突之间，突向外侧，为肌肉和韧带的附着部[3]。

颈椎为了支持头颅的重力，有坚强的支持力；同时，为了适应视觉、听觉和嗅觉的刺激反应，需要较大而敏锐的可动性。颈椎在头和躯干之间，较为窄细，有重要组织器官密集其中，而在结构上是人体各部中较为脆弱的部位。颈椎的下部是脊柱活动度较大的部位，也是脊柱中最早出现退行性改变征象的部位[2]。

在人体的脊柱中，颈椎的体积比胸椎和腰椎小，活动度却比二者都大。颈椎由7个节段构成，但它们的解剖结构不完全一致，根据它们的形态，可以分为寰椎、枢椎、下颈椎三种结构。

5.1.1.1 寰椎

寰椎也称第1颈椎（C1），由于结构为不规则环形，也称作环椎。寰椎由一对侧块、一对横突、前弓和后弓组成。上方与枕骨相连，下方与枢椎通过寰枢关节连接。

寰椎的前弓短，与侧块前方连接，前方正中的突起为前结节，前结节是颈前肌和前纵韧带的附着点，前结节的后方有齿突的关节面，与枢椎的齿突构成寰齿关节。寰椎的后弓长，与侧块后方相连，正中部分为后结节，作用类似棘突，是项韧带和头后小肌群的附着点。后弓两侧各有一斜行深沟，称为椎动脉沟，通向横突孔、走行椎动脉和椎静脉。寰椎的前后弓和侧块相连接处是寰椎的薄弱点，容易在外力下发生骨折。

侧块是一对肥厚而坚硬的骨块，位于寰椎的两侧。上方与枕骨髁相连，形成寰枕关节，下方与枢椎相连，构成寰枢外侧关节。侧块两端为横突，内有椎动脉和椎静脉穿行。因此横突骨折易导致椎动脉损伤，可引起脑缺血甚至死亡[1]。

5.1.1.2 枢椎

枢椎也称第2颈椎（C2）。椎体上方为柱状结构，称为齿突。枢椎的椎体较普通颈椎小，于齿突两旁各有一朝上的关节面，与寰椎的下关节面（侧块）构成寰枢外侧关节。

齿突顶部稍粗而根部较细，其前后分别有椭圆形前关节面和后关节面，前者与寰椎前弓后面构成寰齿前关节，后者则与寰椎横韧带构成寰齿后关节。齿突的顶端称为齿突尖，上有齿突韧带，两侧有翼状韧带附着。齿突根部较细，受外伤时易骨折，容易导致骨折不愈合。个别人的齿突先天性分离，称为游离齿突。

椎弓根短而粗，其上方有一浅沟，与寰椎下面之浅沟组成寰枢椎的椎间孔。横突较短小，前结节缺如，故不分叉亦无沟槽。横突孔由内下方斜向外上方走行。椎弓板呈棱柱状，较厚，其下切迹深，故椎间孔较大。枢椎的棘突粗大呈分叉状，在术中多以此作为颈椎的解剖定位标志[1]。

5.1.1.3 下颈椎

下颈椎主要是指第3颈椎至第7颈椎（C3～C7），其形态结构接近，每节颈椎由椎体、椎弓和骨性突起组成[1]。

1. 椎体

颈椎椎体的横径大于矢状径，椎体上面中部微凹，两侧偏后呈隆起状，形似元宝，称为钩突。钩突起自椎体前外侧交界处，沿椎体侧方向后陡然突起，并延伸至椎体后缘中外1/3交界处变平，因其形状似钩，故名钩突。它与相对应的上一椎体下方相咬合而构成钩椎关节。

2. 椎弓

椎弓起自椎体侧后方，外形呈弓状。它由两侧一对椎弓根和椎板组成。椎弓根短，与椎体的后外侧缘连接。在相邻两个颈椎上、下切迹之间形成椎间孔，有颈神经根穿过。椎板是椎弓根向后延伸并且相连接的结构，外形呈板状。它与椎体后缘和两侧椎弓根构成椎管。侧面观呈斜坡状，上缘突向前方，使椎管与神经根管入口略小；而下方则较远离椎管，使椎管与神经根管略大。椎板下缘前面有弓间韧带（或称黄韧带）附着，并向下延伸，止于下一节段的椎板上缘，在两个节段之间，与椎弓根、椎板构成椎管后壁。

3. 骨性突起

颈椎的骨性突起有横突、上下关节突和棘突三种结构。横突起自椎体侧后方与椎弓根，中央为横突孔，走行椎动脉与椎静脉。关节突由上关节突和下关节突组成，发自椎弓根与椎板相连接处。当枕颈部受到屈曲性暴力作用，如头部着地或遭受重物打击时，可导致颈椎双侧关节突关节脱位，多见于C4以下的节段。

5.1.2 脊柱椎体之间的连接结构

脊柱椎体之间的连接结构由椎间盘、椎间关节和韧带组成[1]。

5.1.2.1 椎间盘

椎间盘的上下为软骨板，是由透明软骨覆盖在椎体的上、下方形成的软骨面。纤维环由胶原纤维束构成，位于髓核的四周。纤维环的胶原纤维束相互穿插重叠，使纤维环能承受较大的弯曲和扭转力。纤维环的前方及两侧较厚，而后侧为薄弱区。上方和下方的软骨板与纤维环一起将髓核封闭起来。纤维环的前方有强大的前纵韧带，后侧的后纵韧带则较窄，力量也相对薄弱。因此，髓核容易向后方突出，压迫神经根或脊髓，引起相应的临床症状。椎间盘富有弹性，可减轻和缓冲外力，并参与脊柱的运动。

1. 软骨板

软骨板是椎体上下的软骨面，也称作终板，是椎间盘上方和下方的边界，可承受应力、保护椎间盘和椎体，可以透过水分和营养物质至髓核。终板如果不完整，髓核可由此突出，进入椎体，这种现象称为许莫氏结节，提示出现了椎间盘的退行性变。

2. 纤维环

纤维环为髓核四周的纤维软骨组织，有弹性而且质地坚韧，紧密连接上下两个椎体。在横切面及中部冠状切面上，呈同心圆排列，于切线位观察，则呈正反交错的斜形（约30°）走行。此种结构对椎间关节完成弹性、扭曲与旋转运动等有利。

3. 髓核

髓核，位于椎间盘中央、偏后，是一种有弹性的胶冻样组织，由软骨细胞、蛋白多糖、硫酸软骨素和水等构成。由以类黏蛋白为胶状蛋白基质的纤维软骨组织组成，含水量很高。髓核犹如一个有弹性的水囊，可以调节椎间盘内压力，充当轴承的作用。人出生时髓核含水量较高，随着年龄的增长而水分递减，在初生儿期为88%甚至达到96%，在14岁时减至80%，在70岁时仅为70%。纤维环的含水量较髓核少，在初生儿期为79%，在老年期为70%。髓核为纤维环所包裹，使椎间盘像一个体积不变的水袋；髓核如同一个滚珠，椎体在其上滚动，并将所承受的压力均匀地传递给纤维环。椎间盘的弹性和张力与其含水量的改变有密切关系；含水量减少时其弹性和张力均减退。椎间盘受到压力时，水外溢，含水量减少，压力解除后，水又进入，含水量又恢复。在正常生理状态下，坐位、立位或负重时，椎间盘脱水而体积变小；卧位或解除负重，又吸收水分而体积增大。当髓核发生退变、突出或脱出时，可压迫脊髓和神经根，引起临床症状。

5.1.2.2 椎间关节

椎间关节也称关节突关节，由上关节突和下关节突构成，属于滑膜关节，关节面由软骨覆盖，关节囊附着于软骨边缘。颈椎为侧块关节，关节面与水平面呈45°；胸椎上关节突关节面主要向后略向上，下关节突关节面向前略向下；腰椎上关节突关节面主要向中线略向后，下关节突关节面主要向外略向前，上关节突在外侧，下关节突在内侧，与水平面成直角，额状面呈45°，容许屈伸和侧屈，几乎不能旋转运动。因此，腰椎关节突不易发生单纯的脱位和绞锁，如产生脱位，一般合并有关节突骨折。

5.1.2.3 韧带

1.连接椎体之间的韧带

（1）前纵韧带。

前纵韧带是人体中最长而又坚韧的韧带，起自枕骨的咽结节，经各个椎体前方，止于S1和S2前方。前纵韧带共有三层：深层纤维跨越椎间盘，紧密地连接上下椎体缘和椎间盘；中层纤维则会跨越2~3个椎体；浅层纤维则可跨越3~5个椎体。深层韧带与椎间盘外层纤维和椎体相连，其作用主要是限制脊柱的过度后伸。

（2）后纵韧带。

后纵韧带起自C2（部分纤维上延移行于覆膜），沿各椎体后方走行，止于骶管。它在颈椎部分的分布较宽，尤以椎间盘层面厚而坚韧。向下走形则逐渐狭窄，变为细长形，其深层纤维连接于两个椎体之间，浅层纤维则可跨越3~4个椎体。后纵韧带在椎体连接处稍松弛，其中部常有裂隙并有椎体的静脉穿过。后纵韧带可以限制脊柱过分前屈以及防止椎间盘向后脱出。

2.连接椎弓根之间的韧带

椎弓根之间连接除包括由各椎体上、下关节突构成的关节突关节外，还包括以下韧带。

（1）项韧带。

在颈部，从颈椎棘突尖向后延展，呈三角形板状的弹性膜层，称为项韧带。项韧带常被认为与棘上韧带和颈椎棘突间韧带同源，向上附着于枕外隆凸及枕外嵴，向下达C7棘突并续于棘上韧带，是颈部肌肉附着的双层致密弹性纤维隔。项韧带的主要作用是维持头颈部的直立体位。

（2）棘上韧带和横突间韧带。

棘上韧带起自C7棘突，止于骶中嵴，是连接各椎骨棘突尖的索状纤维软骨组织。此两者在颈部较薄弱，主要位于胸段和腰段脊柱，可限制脊柱的过度前屈。

（3）棘间韧带。

棘间韧带连接于两个棘突之间。自棘突根部至尖端部呈薄片状，前方与黄韧带连接，后方移行止于棘上韧带或项韧带。

（4）黄韧带。

黄韧带也称弓间韧带，由黄色弹性纤维组织构成。活体呈黄色外观，外形为扁平状，位于上下椎板之间，从上往下依次增厚。上方起自上位脊椎椎弓板下缘的前面，下缘止于下位椎弓板上缘和其后面，十分坚韧。此韧带的作用主要是协助围成椎管后壁和后外侧壁，限制脊椎过度前屈，参与并维持脊柱的正常结构。由于长期的坐位或弯腰工作，黄韧带多会出现病理性的肥厚或骨化，导致椎管狭窄，成为压迫脊髓及神经根的常见致病因素。

5.1.3 颈椎的关节连接

5.1.3.1 寰枕关节

寰枕关节是由寰椎的上关节面与枕骨髁构成的椭圆形关节。其关节囊后部和外侧较肥厚，内侧薄弱，有时缺如。两侧的寰枕关节在结构上是独立的，在功能上是联合运动的，两侧关节联合运动，使头部俯仰和侧屈。寰枕关节和寰枢关节使头能做多轴运动，即能使头做俯仰、侧屈和旋转运动。

5.1.3.2 寰枢关节

寰枢关节是寰椎和枢椎之间联结的总称，包括三个相互独立的关节，即两个寰枢外侧关节和一个寰枢正中关节和两组韧带。寰枢关节以齿突为垂直轴进行旋转运动，使头连同寰椎绕齿突做旋转运动。和寰枕关节构成联合关节，使头能做多轴运动，即能使头做俯仰、侧屈和旋转运动，暴力或其他因素作用，可能造成寰枢关节脱位。侧位X线片上，若能清楚地显示齿状突和寰椎弓之间的距离大于3mm，可诊断为寰枢关节脱位。

5.1.3.3 钩椎关节

钩椎关节又称Luschka关节，在第3～7颈椎体之间，由椎体上面两侧缘的椎体钩与上位椎体下面两侧缘的凹陷构成。其外后方尚有一冠状韧带（或称钩椎韧带），从而增强椎体间关节的稳定性。

5.1.3.4 关节突关节

关节突关节自枢椎以下开始，由上一颈椎的下关节突与下一颈椎的上关节突咬合组成。关节表面有透明软骨覆盖，关节囊薄而松弛，内面有滑膜，构成滑膜关节。颈椎的关节面近于水平，限制作用不大，对颈椎的稳定性有增强作用。

（严瀚，罗俊男，陈科源）

5.2 胸椎的外科解剖

胸椎的体积大小介于颈椎与腰椎之间，胸椎的外观与C7相似，椎体的体积从上向下逐渐增大。胸椎的特征是每节胸椎都有一对肋骨与其附着。胸椎两侧的关节面角度大于颈椎，约呈60°，加上胸廓的稳定性作用而使胸椎不容易脱位。胸椎的棘突较长，向后下方倾斜，各相邻的棘突呈叠瓦状排列。另外，胸椎横突末端前面各有一个与肋骨结节构成的胸肋关节凹，其中，T1和T9以下各胸椎的肋凹不典型。关节突的关节面几乎呈冠状位，上关节突的关节面朝向后，下关节突的关节面朝向前。胸椎椎管矢状径较颈椎和腰椎小，因此胸椎骨折容易损伤脊髓，造成损伤平面以下的神经功能损害[1]。

5.2.1 椎体

胸椎椎体的体积在颈椎与腰椎之间，前缘高度略低于后缘，这样的解剖特点形成了胸段脊柱的生理后凸。椎体矢状径大于横径，在其后部左右各有一肋凹和相对应的肋骨头构成肋头关节。

5.2.2 椎弓根、椎板

胸椎的椎弓根及椎板均较短而较腰椎为扁薄，胸椎椎管呈圆形，容积较小，故胸椎骨折外伤时容易损伤脊髓，且在行胸椎手术时，易引起脊髓损伤。

5.2.3 棘突

胸椎的棘突较长，起自椎板中部，伸向后下方，呈叠瓦状排列。

5.2.4 关节突

胸椎的关节突关节面呈冠状位，上关节突朝向后外，下关节突则朝向前内。其关节面与冠状面呈20°，与横断面呈60°，这也是胸椎稳定性高于颈椎的原因之一。

5.2.5 横突

胸椎的横突较短，两侧横突左右各一，于两侧横突各有一横突肋凹，与肋骨结节构成关节，从而加强了胸段骨性结构的稳定性。

（严瀚，罗俊男，陈科源）

5.3 腰椎的外科解剖

腰椎的体积较颈椎和胸椎大，棘突较短、较宽，呈板状水平伸向后方，棘突的间隙较宽，上、下关节突粗大，关节突关节面在矢状位。人体有5节腰椎，每一节腰椎由前方的椎体和后方的附件组成。椎板内缘呈弓形，椎弓与椎体后缘围成椎管，椎管横断面呈三角形，上下椎管相连，形成腰椎管，内有脊髓和神经通过，两节椎体之间的联合部分就是椎间盘。[1]

5.3.1 椎体

腰椎的椎体为脊柱上最大的椎体，其中L3、L4最大，下方椎节的矢径及横径均大于上部椎体之矢径及横径。整个椎体是横径大于矢径，横断面呈肾形。椎体前缘高度由上而下递增，而后缘则递减，因此形成腰椎的生理前凸。

5.3.2　椎弓根、椎板、椎管、侧隐窝和峡部

5.3.2.1　椎弓根

腰椎椎弓根比胸椎椎弓根要粗，下位椎体的椎弓根上方和上位椎体的椎弓根下方组成椎间孔，有腰脊神经根通过。从L1椎体开始，椎间孔逐渐变小，而神经根则逐渐变粗大，这是下腰椎的神经根易受压的解剖学基础。

5.3.2.2　椎板

腰椎的椎板比胸椎的椎板厚，一般为6～7mm。两侧椎板构成的夹角如小于90°，可引起椎管狭窄。

5.3.2.3　椎管

椎管在上段腰椎呈卵圆形或三角形，下段则呈三叶草形或草帽形；因此，易引起马尾或神经根受压。椎间孔越向下越小，而腰脊神经根却相反，越向下越粗。

5.3.2.4　侧隐窝

侧隐窝在侧椎管位置，其前面为椎体后缘，后面为上关节突前面与椎板和椎弓根连接处，外面为椎弓根的内面。侧隐窝狭窄卡压神经根是引起腰腿痛的原因之一。

5.3.2.5　峡部

上下关节突之间较为狭小的部分称为椎弓根峡部。如果一侧或两侧峡部骨质不连续，则称为峡部不连。腰椎峡部裂是临床上腰痛的常见病因之一，其基本病变是由于峡部骨断裂，致椎体小关节对抗剪切应力能力丧失，进而导致腰椎不稳定，最终导致椎体向前滑脱。

5.3.3　关节突

关节突关节面呈矢状位，其上关节突朝向后内，下关节突朝向前外。关节面

与横断面呈90°，与冠状面约呈45°。关节伸屈活动自如，可侧屈，而其他的活动范围则明显受限。关节突发育畸形和内聚在临床上较常见，易引起椎管和（或）根管狭窄。

5.3.4 横突

一般以L3横突最大。横突根部后下方是峡部，位于上下关节突之间，此处在长期应力作用下容易引起峡部断裂。

5.3.5 棘突

腰椎的棘突较短，呈水平方向，略向下斜突向后方，侧面呈长方形，棘突的尾部有一钩状突起。

（严瀚，罗俊男，陈科源）

5.4 骶尾椎的外科解剖

5.4.1 概述

骶骨由五节骶椎组成，在人成年后融合成三角形的块状结构，其底部在上方，尖端朝下。椎体构成骶骨中嵴；骶骨远端与尾椎相连，近端为与腰椎外形相似之关节面，与L5下方相咬合形成腰骶关节。其左右呈耳状，与髂骨的耳状面以及周围的韧带组织等构成骶髂关节。

骶骨的前方为较为平滑的凹状面，后方则呈嵴状。中央为骶正中嵴，由棘突相连而成，两侧则为骶中间嵴，由关节突相互融合而成。骶中间嵴的外侧各有四个骶后孔，通过骶神经后支。骶后孔的外侧为骶外侧嵴。骶骨上下的中心各有一孔状间隙，上方称为腰骶间隙，与腰椎椎管相延续，下方则称为骶尾间隙。骶前孔和骶后孔相通，是骶骨的薄弱部位。骶骨发生纵行或横行骨折时，骨折线大多经由骶骨孔而易合并骶神经根损伤。骶骨缺乏骨性支持，仅通过S1～S2侧块的耳形关节面和髂骨连接，骶髂关节的稳定性主要依靠骶髂韧带维持。因此，骶髂关节脱位后，即使复位也难以维持。骶骨还是骨盆环的组成部分，骶骨骨折或脱位也属骨盆损伤。

尾椎由4～5节尾椎骨组成，呈上宽下尖之三角形块状。尾椎变异较多，其前弯曲度的差别也较大。人体尾椎的功能主要是给肛提肌提供附着点及维持臀部外形[1]。

5.4.2　骶椎

骶骨由五个骶椎融合而成，呈倒三角形，是骨盆后壁的组成部分。骶骨向前凸，向后倾斜，与L5之间有一个成角，称为腰骶角。骶椎远端与尾椎相连，近端与L5下方形成腰骶关节。其左右与髂骨的耳状面以及周围的韧带构成骶髂关节。骶骨的前方为凹状面，上缘中分向前隆凸，称为骶骨岬，是重要的骨性标志。后方则呈崤状，中央为骶正中嵴，于骶中间嵴两侧各有四个骶后孔，通过骶神经后支。骶骨的上下各有一孔状间隙，与腰椎椎管相延续，上方称为腰骶间隙，下方则称为骶尾间隙。

5.4.3　尾椎

尾骨为人类进化后的"尾巴"的残留组织结构。尾骨前面有奇神经节的贴附，尾骨急慢性损伤如果刺激了奇神经节，可以反射性引起内脏功能的紊乱。尾椎一般由4～5节尾椎骨组成，呈上宽下尖的三角形块状。尾椎的背侧上端有一对骶骨角，通过韧带与骶骨连接。骶骨角同时也是盆底许多韧带的附着点。由于尾椎变异较多，对尾椎的损伤容易误诊和漏诊。

（严瀚，罗俊男，陈科源）

参考文献

[1]　奈特. 奈特人体解剖学彩色图谱［M］. 张卫光，译. 7版. 北京：人民卫生出版社，2019.

[2]　赵定麟. 现代脊柱外科学［M］. 北京：世界图书出版公司，2016.

[3]　陈仲强. 脊柱外科学［M］. 北京：人民卫生出版社，2013.

第**6**章

脊柱椎体的骨折分类与危险因素

6.1 颈椎骨折

6.1.1 上颈椎骨折

6.1.1.1 寰椎骨折

1. 概述

寰椎呈环状与枢椎齿状突呈叠状构成活动自如的寰枢关节，寰枢关节是颈椎生理活动的主要节段，当寰椎、枢椎遭受到压缩暴力导致头部向后下转伸时，力量经枕骨作用于C1的侧块并引起C1骨环爆裂（散）骨折。有时可出现C1前弓与后弓双侧骨折，以致侧块被挤压而向四周分离。此种损伤在临床上虽较少见，但如处理不当可发生严重意外，应高度重视。寰椎骨折严重型又名Jefferson骨折，由Jefferson在1920年首次报道[1]。

2. 损伤机制

寰椎损伤的原因为头部受到纵向压缩—后伸的力量，其并非一种模式。其中大多系来自头顶部纵（轴）向挤压暴力引起，除高处重物坠落引起外，多数是由头顶部受到纵向的暴力引起。最常见的是高处重物坠落撞击头部引起的寰椎损伤，容易导致当场死亡，此时往往伴有颅脑外伤。由于受伤时垂直暴力通过枕骨髁向下传导，使两侧寰椎侧块多呈分离状，骨折线一般好发于结构薄弱的前后弓与侧块的衔接处，视C1侧块移位的程度不同，其对脊柱的稳定性影响也不同，当侧块向两侧移位大于7mm时，表明横韧带断裂，并加重了C1、C2间的不稳定和C1向前的移位，移位愈大稳定性愈差，尤其是当头颈处于仰伸位时，骨折块多向四周移位，致使该处椎管扩大。当头颈处于屈曲状态时，则易引起寰椎前弓粉碎性骨折；致伤物先作用于头顶部，因而齿状突及其后方的寰椎横韧带亦易伴有损伤。如横韧带完全断裂，齿状突后移并压迫脊髓，可立即引起死亡或出现四肢瘫[1]。

3. 分型

根据骨折线的位置，寰椎骨折分为以下三型[1]。

Ⅰ型：寰椎后弓骨折，由过伸和纵轴暴力作用于枕骨髁与枢椎棘突之间，并形成相互挤压外力所致，也可合并第二颈椎椎体或齿状突骨折。

Ⅱ型：寰椎侧块骨折，一般发生在一侧，骨折线通过寰枢关节面前后部，有时累及椎动脉孔。

Ⅲ型：寰椎前后弓双骨折，即在侧块前后部都发生骨折，也称为Jefferson骨折，多为单纯垂直暴力作用的结果。

6.1.1.2 枢椎齿状突骨折

1.损伤机制

引起枢椎齿状突骨折的外力以头颈部屈曲性暴力最为常见，而仰伸及旋转引起的枢椎齿状突骨折多伴有寰枢关节脱位，在此过程中暴力突然中止引起的单纯性齿状突骨折则相对少见，约占颈椎骨折总数的8%。因此，在临床上应注意识别，以防漏诊[2]。

2.分型

单纯性齿状突骨折一般分为以下三型[1]。

（1）Ⅰ型。

Ⅰ型齿突尖部骨折并不常见，其发生率约5%，可能是翼状韧带撕脱的结果。因为齿突尖韧带与两个斜行的翼状韧带附着于齿突的尖部，这一部位的骨折大多是稳定的。骨折线多呈斜形撕裂状，其稳定性可从伸屈动力性侧位X线片上得到证实；由于Ⅰ型齿突骨折大多数情况下是稳定的，无移位，并发症少，因而其预后较佳。

（2）Ⅱ型。

Ⅱ型齿突骨折为齿状突中部骨折，较常见，占齿突骨折的70%左右，大多因头部侧屈暴力所致，亦可因后伸力所致，而仰伸暴力甚少；因该处血供不佳，保守治疗的愈合率不高，约为25%，因此往往需要手术治疗。

（3）Ⅲ型。

骨折线位于齿状突基底部，其发生率约25%，主要为头颈部遭受屈曲暴力所致；骨折线常延及枢椎椎体上部骨质及寰枢关节。Ⅲ型齿突骨折较为稳定，如无愈合不良，预后一般较好。但在临床上可遇到伴有相邻部位或椎节的其他损伤，应注意观察，以防漏诊、误治。

6.1.1.3 枢椎椎弓骨折

1. 损伤机制

枢椎椎弓骨折（Hangman骨折）系指发生于C2椎弓峡部之骨折，既往多见于被施绞刑者，故又名绞刑架骨折。此型骨折之暴力方向多来自下颌部，以致引起颈椎仰伸、颅骨直接撞击C1后弓，并传递至C2后弓而在第二颈椎椎弓根部形成强大的剪应力，当其超过局部骨质承载负荷时，则引起该处骨折。此时如果仰伸暴力继续作用，将会相继造成C2～C3前纵韧带断裂、椎间隙前方分离，以致寰椎压应力增加并可出现骨折，可引起高位颈脊髓损伤，波及生命中枢而迅速死亡。目前，此种骨折主要见于高速公路上的交通事故（急刹车时的颈部过伸）及高台跳水意外。其发生机制与绞刑者所不同的是前者在致伤过程中除头颈部的仰伸暴力外，尚伴有脊柱后方的压缩暴力，后者则为分离暴力[2]。

2. 分型

枢椎椎弓骨折分为以下三型[1]。

（1）Ⅰ型。

双侧的椎弓根骨折，骨折线位于关节突关节的前方，主要引起C2椎体与后方的关节突、椎板与棘突之间的分离。一般对椎管内的脊髓组织不形成压力，因而少有同时伴发脊髓损伤。

（2）Ⅱ型。

在Ⅰ型的基础上暴力进一步加大，不仅骨折呈分离状，而且多伴有成角畸形；前纵韧带或后纵韧带断裂，或是二者同时断裂；C2椎体后下缘可被后纵韧带撕脱，出现撕脱性骨折。Ⅱ型骨折端分离程度较Ⅰ型为大，一般超过3mm，或成角大于11°。

（3）Ⅲ型。

较Ⅱ型损伤更为严重，不仅前纵韧带和后纵韧带可同时断裂，而且双侧关节突前方骨折的错位程度更为明显，甚至呈现脱位状。此时，一般伴有椎间盘及纤维环断裂，并在C2有三个部位受损，即椎弓根或椎板骨折、双侧关节突半脱位或脱位、前纵韧带及后纵韧带断裂，致使C2椎体半脱位或脱位。

6.1.2 下颈椎骨折

6.1.2.1 概述

由于下颈椎节段较多，更容易遭受外伤引起骨折，故骨折脱位的类型也较多，几乎每节段均可以出现损伤；其中约70%的病例合并有脊髓及脊神经根等受压或刺激症状。其发生率除与受伤情况相关外，亦与初期处理是否正确、及时相关。

根据颈部损伤的具体情况及受伤场合不同，下颈椎损伤差别也较大，与上颈椎受伤机制相似，临床上大多见于高处坠落、重物砸下及潜水损伤。近年来因交通意外导致的下颈椎骨折也逐渐增加，尤以撞车、急刹车及追尾等交通事故为甚。

作用于颈椎的暴力方式主要为纵向暴力、横向暴力、成角暴力和旋转暴力，但在临床上两种以上的复合暴力更为多见，并可引发各种损伤，呈现不同类型的骨折、脱位及脊髓损伤。

当前对颈椎损伤的分型尚没有完全统一的标准。有的学者强调应依据伤后椎节是否稳定将其分为稳定型与非稳定型骨折；有的学者根据受伤机制不同将其分为屈曲型、伸展型、垂直压缩型和直接暴力型等骨折；也有学者根据有无脊髓损伤，将其分为单纯性颈椎损伤和合并有脊髓伤的颈椎骨折脱位等。

6.1.2.2 分型

根据颈部受伤时的方向及损伤后的解剖结构改变，分为以下类型（Ferguson&Allen分型）。

1. 屈曲压缩损伤

常表现为椎体前方有泪滴样骨折，严重时椎体压缩，上位椎体后脱位。

（1）Ⅰ度：椎体前缘变钝，上终板损伤，后方结构完整。

（2）Ⅱ度：椎体前方高度丢失，上、下终板损伤。

（3）Ⅲ度：椎体压缩骨折伴纵裂。

（4）Ⅳ度：椎体压缩骨折并向后移位小于3mm。

（5）Ⅴ度：椎体压缩骨折并向后移位大于3mm，后方韧带结构损伤。

2. 伸展压缩损伤

主要表现为后方结构损伤，严重时上位椎体前脱位[1]。

（1）Ⅰ度：单侧椎弓骨折。

（2）Ⅱ度：双侧椎板组合，无其他结构损伤。

（3）Ⅲ度：双侧椎弓骨折伴单侧或双侧椎板、关节突骨折，椎体无移位。

（4）Ⅳ度：Ⅲ度+椎体部分前脱位。

（5）Ⅴ度：Ⅲ度+椎体完全脱位。

3. 垂直压缩损伤

主要表现为椎体爆散骨折[1]。

（1）Ⅰ度：上终板或下终板骨折。

（2）Ⅱ度：上、下终板均骨折伴纵裂，但无移位。

（3）Ⅲ度：爆散骨折，向椎管内移位。

4. 屈曲分离损伤

主要表现为小关节脱位[1]。

（1）Ⅰ度：小关节脱位，后方韧带结构损伤。

（2）Ⅱ度：单侧小关节脱位，椎体脱位小于50%。

（3）Ⅲ度：双侧小关节脱位，关节对顶，椎体脱位约50%。

（4）Ⅳ度：双侧小关节脱位，椎体脱位大于50%。

5. 伸展分离损伤

主要表现为上位椎体后脱位[1]。

（1）Ⅰ度：前方韧带结构损伤或椎体横骨折，椎间隙增宽。

（2）Ⅱ度：后方韧带结构损伤，椎体向后脱位。

6. 侧方屈曲损伤

主要表现为椎体侧方结构损伤[1]。

（1）Ⅰ度：单侧椎体压缩骨折伴同侧椎弓骨折无移位。

（2）Ⅱ度：单侧椎体压缩骨折伴同侧椎弓骨折有移位，或对侧韧带断裂及关节突分离。

（严瀚，罗俊男，陈科源）

6.2 胸腰椎骨折

6.2.1 损伤机制

6.2.1.1 压缩暴力

压缩暴力又称垂直暴力，最为多发，即在暴力使脊柱产生轴向压缩应力的作用下，椎体发生爆裂样骨折，骨折块可向前后左右散裂，纵向嵌压及呈分离状；若骨折块向后突出进入椎管，可造成不同程度的脊髓神经损伤。

6.2.1.2 屈曲暴力

屈曲暴力也较常见，属人体从高处落下时的防御性反应，致使暴力对脊柱产生极度屈曲，脊柱前部承受压应力，而脊柱后部承受张应力。在暴力作用的瞬间，椎体前缘承受的压应力远大于后部韧带复合结构承受的张应力，故主要产生椎体前缘压缩骨折。

6.2.1.3 旋转暴力

旋转暴力多与压缩暴力及分离暴力伴发，在身体左右平衡失调状态下，可使损伤脊柱发生旋转，并产生骨折脱位，大多同时伴有压缩、粉碎或分离性损伤，如此则构成脊柱骨折的多样性改变。

6.2.1.4 侧屈暴力

侧屈暴力对脊柱损伤的机制与屈曲暴力相似，为人体向侧方倾斜时所致；由于作用力的方向不同而引发椎体侧方压缩或破碎。

6.2.1.5 分离暴力

分离暴力一般分为屈曲分离暴力和伸展分离暴力两种，前者造成脊柱后部结构承受过大的张应力而撕裂，后者则造成脊柱前部张力性损伤。

6.2.1.6　平行暴力

平行暴力又称水平暴力，即来自椎节水平位之外力。此时若暴力大，可造成脊柱骨折脱位，并伴有严重脊髓神经受损及脊柱稳定结构破坏；而轻度外力则可引起椎节韧带及椎间盘损伤。

6.2.2　胸腰椎的三柱理论

6.2.2.1　Dennis三柱分类

Dennis认为，胸腰椎分为前柱、中柱、后柱三部分[1]。

（1）前柱：包括脊柱前纵韧带、椎体及椎间盘的前1/2。

（2）中柱：由椎体及椎间盘的后1/2和后纵韧带组成。

（3）后柱：由椎弓根、椎板、附件及黄韧带、棘间、棘上韧带组成。

6.2.2.2　Ferguson三柱分类[1]

Ferguson认为，胸腰椎的后柱和Dennis一样，但前柱和中柱的分界线分别为椎体的前2/3、后1/3。

6.2.2.3　Dennis损伤机制分类

1.屈曲压缩性骨折

屈曲压缩性骨折[1]主要是由屈曲压缩暴力所致，根据压缩暴力的方向不同可分为屈曲压缩和侧向压缩，前者多见，表现为脊柱的前柱承受压力，致椎体的前方高度压缩下降，若压缩的高度小于原椎体高度的50%，前纵韧带大多完整，X线可见椎体后方的皮质完整，后方高度不变，椎弓根间距正常，棘突无分离。后柱承受张力，棘上、棘间韧带在张力较大时断裂，棘突分离。中柱作为支点或枢纽，而未受累或少受累。此型骨折常见于胸椎，属稳定型，少有脊髓神经损伤，偶尔会将碎裂的骨块压向椎管。有时椎间盘损伤，纤维环破裂，也可引发髓核突出，伤及脊髓，尤其在胸椎。因为胸椎椎管较细，而腰椎椎管矢径较大，且是马尾神经所在，故损伤的概率较低。极少数情况下，也会伴有椎体后缘骨折，引发与Chance骨折相似的损伤。Dennis将屈曲压缩型骨折分为上下终板破坏、上终板破坏、下终板破坏及终板完整等四型。

2. 爆裂性骨折[1]

既往常将爆裂性骨折归属于压缩性骨折。该型损伤的特点是脊柱中柱受累，在轴向应力或压缩暴力伴屈曲力的作用下，使椎体呈爆裂样裂开，椎体后侧骨折片常连同其椎间盘组织突入椎管，引起椎管狭窄，致脊髓或马尾神经损伤。该型骨折在普通正、侧位X线片，可见椎体前、后及侧方高度均有不同程度的减少，椎间盘高度可能减小或不变，两椎弓根间距增宽，CT扫描出现后不仅可准确观察到上述病理解剖特点，而且对此类损伤诊断价值最大。且此型多需手术治疗。Dennis依据暴力垂直程度及损伤部位不同，将其分为五个亚型。

A型：是指严重的完全纵向垂直暴力所致的上、下终板均呈破裂样的骨折；该型骨折一般不引起后凸成角，以下腰椎多见。

B型：为不全性纵向垂直（或略带前屈）暴力所致的上终板损伤；该型损伤可导致脊柱急性或后期向后成角，它是胸腰椎爆裂骨折中最常见的一型。

C型：作用机制与B型相似，但此型可引起下终板损伤，比B型少见。

D型：为轴向暴力，并伴有旋转暴力所致，常见于腰椎；该型可造成骨折脱位，但与屈曲旋转型骨折脱位不同，其椎体多为粉碎性骨折，极不稳定；椎弓根间距大多增宽，椎体后壁可突入椎管，椎板常显示纵向骨折。

E型：为轴向暴力伴有侧向屈曲暴力所致，该型除椎弓根间距增宽外，压缩侧可有骨块挤入椎管。

3. 骨折脱位型

骨折脱位型[1]损伤亦非少见，大多为多种外力同时发挥作用所致，且暴力往往较为严重，损伤机制比较复杂，可由屈曲、剪力、牵张或旋转等复合多种暴力造成，故过去依据暴力不同将骨折脱位分为屈曲旋转型、剪力型及牵张型等。该型损伤均累及三柱，在引起椎节不稳的同时，大多伴有程度不同的脊髓或神经根损伤，尤以椎体间关节滑移脱位明显者为甚。

4. 伸展型骨折

随着高空作业的增多，伸展型骨折亦非罕见，多系高空坠落时中途遇障碍物阻挡所致，损伤部位好发于椎体后柱，即椎板损伤多见，因此局部体征比较明显；由于骨片可向椎管方向侵入，易引发以感觉障碍为主的脊髓神经症状。在过伸状态，如力点集中下腰或腰部则易引起峡部骨折，这种伸剪力骨折多见于体操类运动受伤。

5. Chance骨折

Chance骨折的发生机制主要为屈曲分离暴力所致，即后柱和中柱承受牵张性剪力，而前柱承受轴向前屈暴力。该型损伤常见于车祸，即在高速行驶的机动车发生撞车时，由于安全带的作用，下肢和躯干下部保持不动，而车辆高速行驶的惯性作用致使安全带以上的躯干上部仍高速前移以致造成脊椎后部承受过大的张力，使棘上韧带、棘间韧带及黄韧带，甚至后纵韧带发生断裂，再向前经椎间盘或经椎体产生横向切片样裂开；由于脊柱前柱呈轴向前屈，可发生压缩，也可呈铰链作用而不受损伤。此种屈曲牵张型损伤轻度者属稳定型，严重者椎体可呈切片样裂开，椎弓根断裂，加之伴有平移暴力可同时产生水平移位；骨折属不稳定型，脊髓损伤也较严重。

6.2.2.4 稳定性评估

1. 稳定型骨折

稳定型骨折较为单纯，脊柱排列无明显改变，一般不合并附件骨折或韧带撕裂，如单纯压缩型骨折、轻度的安全带型骨折或无移位之爆裂骨折等。稳定型骨折在搬运或轻度活动时一般无移位趋向，因此大多可采用保守治疗或单纯的内固定手术，如椎弓根钉技术等，有利患者早日下床活动。

2. 不稳定型骨折

不稳定型骨折指脊柱遭受严重暴力后，除椎体本身骨折外，常伴有后方附件骨折和韧带断裂等复合损伤，如骨折脱位、爆裂骨折等均属此种类型。由于脊柱的稳定要素大部被破坏，因此，在搬运或脊柱活动时，此类损伤甚易发生骨折再移位或加重脊髓神经损伤。对其治疗时，常需予以复位及内固定，以求重建其脊柱稳定性。

（严瀚，罗俊男，陈科源）

6.3 骶尾椎骨折

6.3.1 骶骨骨折

6.3.1.1 概述

骶骨骨折多与骨盆损伤同时发生，亦可单独出现，但少见。前者在骨盆骨折中占30%～40%，因此，其绝对发生率远较单发者为高，且以男性多见。骶骨骨折在治疗上较复杂，需与骨盆骨折的治疗一并考虑[1]。

6.3.1.2 损伤机制

1. 概述

其发生机制与骨盆骨折一致，多由骨盆前后向同时受挤压所致。

2. 直接暴力

以从高处跌下、滑下或滚下时骶部着地为多见，其次为被重物击中，或是由车辆等直接撞击所致。

3. 间接暴力

从下方（骶尾椎远端）向上传导暴力较多见，而从上向下传导则少见。亦可因韧带牵拉而引起撕脱性骨折。

4. 合并伤

常见的合并损伤多由骨盆骨折时所致，大多由直接暴力引起，而骶骨骨折的合并伤主要累及直肠、肛门。

6.3.1.3 分型

1. 横型骨折

横型骨折[1]可见于骶骨的各个平面，但以中下段为多见，此处恰巧是骶髂关节的下缘。当人体仰面摔倒时，骶椎着地，以致骶骨的下方因直接撞击暴力而折断。其中多为裂缝骨折，裂缝长短不一，多由一侧延伸至中部，亦可贯穿整个骶骨，较少有错位，但如果暴力过猛，则可引起骶椎上部随腰椎向前移位，或是下部骨折片向前移位。骶管狭窄可引起髓神经损伤，以致出现鞍区症状。如果S2、S3神经受累，则大小便功能可能出现障碍。有时远端骨折片亦可受到肛提肌作用而向前移位，同样可引起骶神经症状。该病最严重的并发症是直肠破裂、脑脊液漏及腹膜后血肿等。对横型骨折的诊断，除CT扫描外，一般X线平片亦可显示，尤以侧位片较为清晰。此时应注意观察骶骨前缘形态，正常骶骨前缘光滑、平整、锐利，在骨折时会有前缘皮质中断、折褶、凸凹不平及重叠等异常表现。

2. 纵型骨折

纵型骨折[1]较横型骨折少见，均为强烈暴力所致，多与骨盆骨折同时发生，或是出现一侧性骶髂关节分离。一般情况下骨折线好发于侧方骶孔处，因该处解剖结构较薄弱，其移位方向及程度与整个骨盆骨折相一致，因此，亦可将其视为骨盆骨折的一部分。而单独发生者则较少见。该处有骶神经支穿出，故神经症状较多见。其局部及肢体症状视整个骨盆骨折状态而轻重不一，严重者伤侧半个骨盆及同侧下肢向上移位，并可能出现膀胱直肠症状和腹膜后血肿。

3. 粉碎性骨折

粉碎性骨折[1]多为直接暴力作用于局部而引起不规则状的骨折，移位多不明显，临床上易漏诊，应注意观察X线片。

4. 撕脱型骨折

撕脱型骨折[1]即由骶结节韧带所致的骶骨侧下缘附着点处的骨折。临床上容易漏诊，应注意识别。

6.3.1.4　Dennis分区

Dennis依据骨折部位不同，将骶骨骨折分为三区[1]。

1区骨折：骨折线位于骶骨翼内，骶孔及骶管未受累。

2区骨折：骨折累及一个或多个骶孔但骶管未受累。

3区骨折：骨折累及骶管，骨折线多呈横形。

一般来讲，1区骨折较少有神经损伤；2区骨折中骨折有移位时，可有神经根损伤；3区骨折则常伴有严重的神经功能障碍。

6.3.2　尾椎骨折

6.3.2.1　概述

尾椎骨折与脱位较骶骨骨折的致伤机制与分类明显多见，尤以女性为主，常见于生活及运动意外时。尾椎骨折与脱位多由跌倒后臀部着地受地面突出物的反作用力直接撞击所致。由于尾骨肌的收缩，加之外力作用方向多来自后下方，易使骨折远端向前上方移位，以致在X线片上尾骨多显示向前弯曲呈钩状。但尾椎解剖变异较大，骶尾骨所形成之骶尾角可以从直立位置到90°以上。因此，在诊断时需慎重，必须结合临床检查及详细的病史。

6.3.2.2　分类

1.尾骨骨折

单纯性尾骨骨折较少见，大多伴有脱位，此时骨折块可呈撕裂状，下方骨折块易向前移位。

2.尾骶关节脱位

尾骶关节脱位较多见。部分女性的尾椎先天发育时即呈钩状，似半脱位，在判定是否属于新鲜损伤时需以临床症状为主，涉及民事或刑事纠纷时更为必要，早期肛门指诊有助于鉴别。

（严瀚，罗俊男，陈科源）

参考文献

［1］　赵定麟. 现代脊柱外科学［M］. 3版. 上海：世界图书出版公司，2016.
［2］　陈仲强，刘忠军，党耕町. 脊柱外科学［M］. 北京：人民卫生出版社，2013.

第 **7** 章

脊柱椎体的生物力学

7.1　脊椎的生理状态力学构成

7.1.1　颈椎的生物力学

颈椎是脊柱活动度最大的部分。

7.1.1.1　寰枕关节

寰枕关节的平移很小，大多数人认为超过1mm者为病理性。寰枕关节屈曲时，伴有其他方向上微小的运动，包括1.5°的伸屈和2.7°的侧屈。伸屈活动度约为13°，而纵向旋转则为0°，一旦出现轴向运动，即提示骨、韧带出现病理变化。这是关节面的几何形状之缘故，在矢状面上枕骨关节面拱起与寰椎的杯状关节面相嵌合，从而阻止旋转动作。临床上利用寰枕关节没有轴性旋转这一特点，通过拍摄标准的颅骨侧位片即可获得真正的寰椎侧位片，并以此来判定寰枕关节之间有无关系异常。

7.1.1.2　寰枢关节

与寰枕关节相比，寰枢关节之间的前后平移较大，约为2.5mm，当前后平移大于3mm时，横韧带可能断裂。只有在做侧屈和轴性旋转时才会发生侧向平移，大于4mm时则提示寰枢关节存在异常。

寰枢椎间可达到47°的旋转度、10°的屈伸度和5°的侧屈。由于X线平片无法精确测量其旋转角度，故只能依据X线平片做出推测。采用二维投照X线法，测量枕骨髁与C2的旋转度为75.2°，而且伴有14°的伸展和大约24°的对侧方侧屈。同样，寰椎的轴向旋转运动也伴随一定程度的伸展运动。CT扫描也可用来研究寰椎的旋转运动。寰椎横韧带在限制寰椎屈曲和前脱位方面起到了至关重要的作用，而翼状韧带的作用主要是限制寰椎的旋转运动。

7.1.1.3　下颈椎

对于下颈椎的伸屈运动已有不少报道，并以此来评定颈椎的稳定性。颈椎屈伸活动主要是在中段，一般认为C5～C6活动度最大，特别是在矢状面上。侧屈与旋转活动则是越往下越小。下颈椎前后方向上的平移上限，直接测量为2.7mm，放射学测量为3.5mm。因此，如在侧位X线中测量到下颈椎前后方向的椎间平移大于3.5mm，即可认为该段颈椎失稳。White等采用牵伸试验来测定轴性位移，发现牵引力为1/3体重时，椎间隙增加1.7mm以上者为阳性。以往的研究大多集中于研究下颈椎的伸屈运动方面，而对其旋转运动关注较少。应用CT及二维X线片的技术研究发现，下颈椎的旋转运动主要发生于侧方小关节平面，却没有学者在此平面上测量出其旋转的准确度数。如果选取水平面进行研究，其旋转的同时必然伴有向同侧的侧屈，因此，常规CT检查在这两个平面上无法揭示真实的旋转运动。也正因为如此，利用CT得到的研究结果只是接近准确数值，而不是下颈椎旋转的精确度数。更为准确的数据可以依据三维重建旋转运动来获得，这就需要双平面X线片技术。已经有学者采用该项技术获得颈椎旋转运动的标准化数据，所得结果比CT扫描的极限旋转度数略大。

7.1.1.4 颈椎活动的共轭特征

一般认为，寰枢关节有显著的共轭现象，多数学者观察到C1在纵轴上的轴性旋转总伴有纵轴方向上的平移，认为这与该关节的双凸形状和齿突方向有关。

在下颈椎，侧屈时棘突转向凸侧，例如做头向左的侧屈活动时，棘突必然同时转向右侧这种共轭现象，对了解颈椎小关节脱位有重要意义，对整复单侧小关节脱位也很有帮助。当外伤暴力导致关节超越正常活动范围，即生理性侧屈与轴性旋转的共轭活动幅度被超越时，将使一侧小关节突过分移向尾侧，另一侧小关节突过分移向头侧并致单侧小关节脱位。不同平面侧屈时所伴随的轴性旋转角度如下：C7每侧屈7.5°，伴有1°轴性旋转；从C2～C7，侧屈的轴性旋转度越来越小，可能与小关节面的倾斜度自上而下逐渐增加有关。

7.1.1.5 颈椎旋转运动中心

在一个颈椎椎体从过伸到过屈的过程中，其运动路线呈弧形，其圆心位于该椎体下方的某一位置，该圆心叫作瞬时旋转中心（ICR）。ICR可用简单的几何学来定位，即该椎体在不同位置上同一点连线的垂直平分线与该连线的交点[1]。

7.1.2　胸椎运动学

胸椎位于颈椎和腰椎之间，颈椎的活动度较大，而腰椎的负重较大。因此，上段胸椎的一些运动特点与颈椎相似，而中、下段胸椎的某些运动特点又与腰椎相似。

7.1.2.1　活动范围

在矢状面上，上段胸椎屈伸活动的平均值为每节段4°，中段胸椎为6°，下段胸椎（T11～T12和T12～L1）为12°。在冠状面上，上段胸椎侧屈活动幅度为6°，最下两个节段的活动为8°或9°。胸椎轴性旋转的活动幅度自上而下减小，上段胸椎的活动范围为8°～9°，下三个节段的旋转角度仅为2°。

7.1.2.2　共轭特征

胸椎有多种形式的共轭运动，其中侧屈和旋转之间的共轭运动具有临床意义。在颈椎和上段胸椎、侧屈和轴性旋转之间存在明显而一致的共轭运动，即侧屈时棘突同时转向凸侧。中、下段胸椎的共轭运动较不明显，而且共轭的轴性旋转方向与上段胸椎相反，即侧屈时棘突转向凹侧，有人认为中、下段胸椎的这种共轭运动形式与脊柱侧凸症的发病有关。

7.1.2.3　瞬时旋转中心

胸椎做伸或屈，其旋转轴均位于椎间盘的前部区域。左侧屈时，瞬间旋转轴位于椎体右侧；右侧屈时，瞬间旋转轴位于椎体左侧。

1. 腰椎运动学

（1）活动范围。

L1～L5的屈伸活动范围，从L1～L2的12°逐渐增加到L5～S1的20°。腰椎各节段的侧屈幅度基本相等，但腰骶关节仅3°。腰椎的轴性旋转各节段也基本相等，但明显低于颈椎和中、上段胸椎，均为2°，但是L5～S1可达5°。

（2）共轭特征。

腰椎有数种共轭运动形式，最明显的共轭运动之一是侧屈和屈伸活动之间的共轭。轴性旋转与脊柱侧屈之间的共轭关系与颈椎和上段胸椎相反，棘突转向凹侧。

（3）顺时旋转中心。

1930年，Calve和Galland提出，腰椎屈伸运动的瞬时旋转轴（IAR）位于椎间盘的中心；也有人认为从中立位做前屈活动时，旋转轴位于椎间盘的前方区域；还有些研究者认为，腰椎伸屈活动时的IAR虽然有时位于椎间盘内，但多数情况下位于椎间盘之外。左侧屈时，瞬间旋转轴位于椎间盘右侧；右侧屈时，瞬间旋转轴位于椎间盘左侧。在之后的研究中发现，腰椎伸屈活动时的IAR位于后部髓核和纤维环区域，瞬间旋转轴的位移形式与椎间盘退变之间无明显关系[1]。

7.1.2.4　脊柱运动学

1. 椎间盘

椎间盘构成脊柱整个高度的20%～33%，主要由髓核、纤维环和软骨终板三部分构成。椎间盘的主要生物力学功能是维持椎间高度，对抗压缩力并限制相邻两椎体的相对活动。椎间盘与后方的小关节面共同承受躯干的所有压缩载荷。椎间盘承受的力量远大于其上面的体重。在坐位时，腰椎间盘上的载荷约为躯干重量的3倍。活动时，还要加上动力性载荷，使椎间盘载荷为静态位置时的2倍。椎间盘结构具有很高的强度，其抵抗压缩力、张力、弯曲和剪切力的能力很强，但对扭曲力的抵抗力很弱。实验表明，单纯的压缩载荷并不会轻易引起正常椎间盘突出，即使作纤维环切口也不突出。在单纯的压缩载荷下，首先发生的是终板骨折，随后椎间盘内物质将进入椎体，形成Schmorl结节。

髓核是一种含水量较多的黏蛋白样物质，内含软骨细胞和纤维母细胞，具有一定的张力和弹性，其形状和压力可随外界压力变化而改变。正常髓核位于椎间盘的中央，在下腰椎较偏后方。非变性椎间盘传递载荷是通过胶冻样髓核的缓慢流动完成的，在压力增高时髓核产生蠕动效应，从而把载荷的受力中心传导到椎体终板。变性和脱水的椎间盘不能在髓核内建立充分的流动压力，流动压力使传递机制发生改变，由于流动压力消失，终板承受相对较小的压力载荷，较大的压力载荷通过环状纤维从一个终板传递到另一个终板的外围部分，使纤维环紧张，疲劳时可破裂，从而导致髓核突出。

纤维环由纤维软骨组成，主要作用是为髓核的流动提供空间，阻止髓核突出，纤维软骨内有多层相互交叉的胶原纤维束。各层纤维以30°～60°交叉编织排列，在横切面上呈同心环状，在椎间盘受到扭曲力时，应力集中在同一方向排列的斜形纤维上，而相反方向的纤维则变得松弛，从而限制脊柱的扭转活动，并且缓冲震荡。纤维环前部宽而厚，后部薄，再加上前方有坚韧的前纵韧带保护，因而髓核组织最常见的突出部位是椎间盘的后方。

软骨终板位于椎体上下表面、椎间盘的纤维环和髓核之间，它和纤维环一起形成一个自行限制的密闭"容器"，将胶冻状的髓核密封，起缓冲外力和传递应力的作用。近年来，对终板生物力学的研究结果显示，相当多下腰痛患者有终板和（或）椎间盘的损害。体外研究证实，大多数脊柱前柱的损害是由压应力导致的终板骨折所致。对椎体进行高速动力性试验时发现，有三种形式的终板骨折：中心型、边缘型和整个终板骨折。椎间盘正常时终板最易出现中心型骨折，压缩载荷使髓核产生液压力，液压力使纤维环的外层纤维拉伸并使终板中心承受压缩载荷，因应力与弯矩成正比，终板中心的弯矩最大，所以可能首先骨折。当椎间盘退变时，髓核不能产生足够的液压力，压缩载荷大部分传递到下一椎体的周围，以致终板边缘型骨折，而中心变形很小。载荷极高时导致整个终板骨折。终板损伤后，相邻髓核的压力载荷减少25%，应力位移集中于纤维环后侧，故极易发生纤维环劳损和髓核后突。尽管有学者认为保留终板在前路椎间植骨融合手术中不能明显增加植入物的抵抗力，但大多数学者认为保留终板手术的生物力学强度要大得多。但毫无疑问，取出松质骨后，单纯的中空皮质骨外壳是不能承受椎体负荷的，椎体强度的维持是松质骨和皮质骨外壳共同作用的结果。在椎体的受力中，应力经终板向下传导，稀疏的骨小梁在应力的分散中起重要作用。而目前生物力学的研究主要是应用测定离体标本或有限元分析的方法，侧重于终板和松质骨在椎体应力中的分享关系，但活体中，椎体究竟承担多少应力、终板承担多少应力、松质骨承担多少应力、去除终板后松质骨能否承受压负荷而不被压缩等问题有待进一步研究。

2. 椎体

椎体承载轴向压缩力是椎体的主要功能。颈椎承载轴向载荷是2 000N，胸椎是2 000～4 000N，腰椎是5 000～8 000N。但随着年龄的增大，椎体的强度有下降趋势。比如40岁前腰椎椎体能承受的最大压缩载荷为8 000N，40～60岁则降为该值的55%，60岁以后则降为该值的45%。这是骨量随年龄增大而减少的缘故[1]。

载荷从椎体上方的软骨终板，通过椎体的皮质骨和松质骨传递到椎体下方的终板。随着年龄的增长和骨量的减少，压缩力量主要集中在松质骨上，骨髓的存在有助于增加松质骨的抗压强度和吸收能量的能力。在较高的动力性载荷下，这种作用更有意义。松质骨能量吸收的机制是骨小梁间隙减小。因此，椎体内松质骨的功能似乎不仅是与皮质骨外壳一起分担载荷，在高速加载时还是抵抗动力性峰载的主要因素，这一点在分析和理解椎体损伤时有重要意义。

3. 后部结构

以往研究认为，后部结构的作用主要是限制椎体的活动，而在承受载荷尤其是压缩载荷方面作用很小。因此，以往的有限元模型往往将后部结构省略，以简化模型。后来研究发现：后部结构在承受传递载荷方面起十分重要的作用，椎体后伸时尤为明显；前屈时载荷主要经过韧带的传递，而后伸时则通过椎弓根、椎板和小关节。就腰椎而言，当后伸力矩为60N·m时，在下关节突尖部产生的最大压应力达113.5MPa，而下关节突的关节面产生很大的拉应力，提示这些部位容易发生骨折，关节囊也易发生损伤。许多学者对椎体其他部位的三维有限元分析表明，椎体承受压缩载荷时，以椎体前方或前下方、终板的中央部位、椎弓根为最大应力产生的部位，这些研究都为脊柱损伤机制的研究提供了一定力学基础，椎弓根为连接椎体与椎弓的坚强结构，在椎体与椎弓间载荷的动态平衡中起杠杆作用。通过对椎弓进行加载的生物力学试验，表明椎弓根骨折最易发生，小关节骨折占1/3，当加载速度加快时，小关节骨折次数增多。解剖学的研究发现，靠近椎弓根处的椎体后缘骨皮质明显变薄，易产生应力集中，这可能是胸腰椎骨折产生的解剖学基础。椎弓根部为明显应力集中区域，其应力水平在前屈位和后伸位时明显高于整个后部结构的平均应力水平。邻近上终板的椎体后上缘由于紧靠椎弓根底部，其应力集中较椎体后下缘更为明显。这一力学现象可解释为何胸腰椎骨折多表现为上终板骨折。

小关节对脊柱活动起控制作用，脊柱各节段的关节面方向，相对于横截面和冠状面发生变化，上颈椎关节面与横截面平行，故在C1～C2间有充分的旋转活动，下颈椎的关节面与横截面呈45°角，与冠状面平行，允许做屈伸、侧屈和旋转活动。胸段脊柱的小关节面与横截面呈60°角，与冠状面呈20°角，可做侧屈、旋转和一定的屈伸活动，但受到肋骨的限制。腰段关节面与横截面呈60°角，与冠状面呈45°角，允许做屈伸和侧屈活动，但几乎不能做旋转活动。腰椎关节与腰椎间关节不同，允许做一些旋转活动。此外，小关节方向与椎间盘病变之间的重要关系已逐步得到证实，手术和放射学检查均发现，小关节不对称与椎间盘病变高度相关，小关节越倾斜，该侧坐骨神经痛发病率越高。

近年来的研究表明，小关节在稳定脊柱和传递载荷方面起到了重要作用。借助有限元的分析，小关节的作用主要是防止脊柱过伸旋转及向前移位进而稳定脊柱。L1小关节产生的张应力最大，并随着小关节面的矢状角和水平角的增加而增大。从T12～L1，小关节面与矢状面的角度急剧增大，而与水平面所成的角度增加较小，整个腰椎小关节面的矢状角都很大。由于小关节承受的载荷与小关节在矢状面的角度增加成正比，因此腰椎小关节承受的载荷明显高于胸椎。由此可以看出，从T12～L1小关节角度的聚变引起的载荷增高与临床上骨折的好发部位（胸腰段）是相吻合的。这充分说明小关节载荷影响脊柱骨折的发生[1]。

4. 韧带

脊柱韧带承担脊柱大部分张力载荷，多数由胶原纤维组成。当载荷方向与纤维定向一致时，韧带承载能力最强。韧带可以有效地抵抗张力，但压缩载荷使其出现弯曲变形。当脊柱运动节段承受不同的力和力矩时，相应的韧带被拉伸，并对运动节段起稳定作用。

脊柱韧带有很多功能。首先，韧带的存在既允许两椎体间有充分的生理活动，又能保持一定姿势，并使维持姿势的能量消耗降至最低。其次，通过将脊柱运动限制在恰当的生理范围内并吸收能量，以对脊髓提供保护。最后，在高载荷、高速度加载压力下，通过限制位移、吸收能量来保护脊髓免受损伤。上述功能特别是能量吸收能力，随年龄的增长而减退。

前纵韧带为人体最长且最坚韧的韧带，起于枕骨的咽结节，经椎体前方，止于S1或S2前面，其作用主要是限制脊柱过度后伸。临床上对胸腰椎压缩骨折施行后伸复位或患者进行腰背肌锻炼时，此韧带均可防止脊柱过度后伸。后伸时该韧带承受最大应力。后纵韧带起自枢椎，沿椎体后方并止于骶管。前纵韧带的强度是后纵韧带的两倍，一般的伸屈活动不能使其撕裂。其力学强度随着年龄的增长而降低，同时吸收能量的能力也随之下降。

横突间韧带在侧屈时承受最大应力，该韧带与侧屈活动的IAR相距较远，杠杆臂较长，故有良好的机械效益。小关节囊韧带在抵抗扭转和侧屈时起作用。棘上韧带和棘间韧带可制约屈曲活动，侧弯时两者均无应力。

黄韧带纵向连接上、下椎弓，其主要由弹性纤维构成，脊柱伸展位时缩短、变厚，屈曲位时延伸、变薄，而其张力保持恒定。年轻人的黄韧带在压力作用下缩短、增厚，不易突入椎管，随着年龄的增加，黄韧带的弹性降低，则易发生皱褶并突入椎管产生触碰。颈椎后方韧带结构在稳定颈椎方面具有重要的生物力学作用，它的损伤可能引发颈椎的急慢性失稳[1]。

（严瀚，罗俊男，陈科源）

7.2　脊柱骨折和损伤的病理状态力学构成

7.2.1　概述

决定脊柱骨折和损伤形成的五个因素为：脊柱的材料特性、脊柱的结构特性、载荷形式、加速度和载荷大小。材料特性主要涉及椎体、韧带、椎间盘、关节突等结构的力学性能，结构特性是指脊柱各结构的大小、形状、位置及其对脊柱稳定性的影响。而载荷从形式、加速度和大小三个方面对损伤施加影响。

对脊柱损伤起决定作用的主要是如下三个因素。

（1）材料特性：椎体、韧带、髓核、纤维环等结构的力学性能。

（2）结构特性：各结构的体积、形状、位置对脊柱稳定性的影响。

（3）载荷形式：基本形式有弯曲、压缩、拉伸、扭转、剪切五种。

脊柱损伤往往是多种载荷形式联合作用的结果。另外，由于脊柱同其他大多数生物材料一样具有黏弹性，因此，脊柱对载荷的反应因加载速度的快慢而不同。很明显，载荷量越大，其具有的能量也越大，对脊柱造成的损伤也越严重。能量在脊柱的消散有数种方式，其中一部分能量在骨的变形过程中消失。如载荷量超过局部骨质的断裂强度，一部分能量将造成骨内分子键的断裂而形成骨折，剩余的能量被围绕在骨周围的软组织吸收。如果暴力超过韧带的抗张强度，韧带将断裂。一般来说，骨折类型越复杂，产生这种骨折需要的能量也越大，对脊柱稳定性的破坏也越严重。

7.2.2　颈椎损伤

颈椎损伤上颈椎为枕颈结合区，亦枕—寰—枢（C0～C1～C2）复合体，其解剖结构及运动学均相当复杂。上颈椎损伤时，患者处于不同体位、姿势和环境，遭受外力的性质及方式也各不相同，暴力常使其处于过屈、过伸以及过度旋转等位置，可单独发生，也可同时出现，导致临床上多种类型的骨折和脱位。

7.2.2.1　寰椎横韧带损伤

横韧带是枕项韧带复合体中最厚、最坚韧的部分，其主要功能是限制齿突活动范围，制止寰椎向前脱位。横韧带损伤多为枕顶部遭受暴力和头部过度屈曲，此时向前运动的横韧带遭到齿突的"切割"，因而发生断裂。横韧带断裂后对寰枢关节的影响主要表现为前屈、侧屈和轴位旋转运动的关节活动范围（ROM）增大，尤以前屈运动的ROM增加最为明显，临床可表现为寰椎前脱位。袁文等为进一步明确横韧带断裂后对寰枢关节的生物力学影响，对六具新鲜人尸体的寰椎两侧横韧带进行切断，采用生物力学方法，定量测定了寰枢关节的三维六种运动方式的ROM。结果表明，横韧带断裂后，寰枢关节各方向运动的ROM除后伸外其余均有增大，尤以前屈运动的ROM增加最明显，由正常的20.25°增加到损伤后的40.91°，侧屈和轴位旋转运动分别增加了7.88°（49.1%）和11.81°（19.8%）[1]。

7.2.2.2　寰椎骨折

寰椎骨折多在被高处落下的物体撞击头顶部或从高处坠落头顶垂直触地时发生。头部仰伸时，寰椎遭受轴向压缩暴力，经枕骨髁作用于C1侧块，并引起寰椎前后弓骨折，偏向前侧或后侧的轴向暴力分别造成前弓和后弓骨折。当头部处于仰伸位时，承受垂直暴力可致侧块被挤压而向四周分离，从而导致寰椎四个薄弱点发生骨折。当侧块向两侧移位大于7mm时，可出现横韧带断裂。横韧带的断裂加重了C1～C2间的不稳定和C1的向前移位，寰齿间距增大。如横韧带完全断裂，齿状突后移并压迫脊髓，可立即引起四肢瘫或死亡。寰椎骨折好发于前结节两侧及后弓两侧的薄弱区[1]。

7.2.2.3　齿突骨折

齿突位于枢椎椎体上方略向后倾，顶尖部有齿突尖韧带和翼状韧带附着，它是稳定寰枢关节的重要组成部分。大多数齿突骨折是由于遭到轴向撞击力的作用，同时伴有剪切应力，从而导致齿突基底或枢椎椎体上部的断裂，最常见的是交通事故伤。齿突骨折的部位决定于作用在颈椎暴力的大小和方向，撞击瞬间齿突和寰椎椎弓的相对位置也是造成不同部位齿突骨折的重要因素。人体标本的生物力学试验表明，侧方冲击力作用于头颅并使其带动寰椎产生旋转或斜方撞击头部是齿突骨折的必备条件。总之，导致齿突骨折的确切机制比较复杂，尚待进一步阐明。对于齿突尖撕脱骨折的损伤机制也存在争论，多数学者认为，暴力作用于寰枕弓导致紧张牵拉，而非外部暴力直接撞击齿突尖[1]。

7.2.2.4　创伤性枢椎前脱位

创伤性枢椎前脱位最常见于高速公路交通事故，近年来已引起重视。其受伤机制往往是颈椎的伸展压缩损伤。在撞车和突然减速过程中，身体被向前弹出，头部与挡风玻璃或车顶相撞，这时颈椎同时遭受轴向压缩载荷和伸展载荷，同一机制亦可发生于坠跌而面部着地时，此时头颅寰椎和枢椎椎体成为一个整体来运动，而枢椎的后弓和下颈椎成为另一个整体与之做相对运动产生对抗。上述载荷可导致C2两侧椎弓骨折，但骨折后位移很小，颈椎仍然稳定。如载荷继续增加，上颈椎进一步被强力后伸，前纵韧带，也许还有后纵韧带将发生断裂，随后还可能发生其他韧带断裂以及C3前上缘小片撕裂骨折，少数情况下可致C2前下缘撕脱骨折，也就是说，在更大暴力作用下，椎间盘被破坏，纤维环可自C2下方或C3上方的终板撕裂，上、下颈椎之间出现真正的不稳。C2椎体向前半脱位，可被误认为是屈曲型损伤所致。这种向前的半脱位实际上使椎管变宽，脊髓的损伤可能较少发生。

7.2.2.5　枢椎椎弓骨折

枢椎作为整个枕颈复合体与下位颈椎的连接部，在脊柱的生物力学功能方面具有很重要的意义。其中部较为薄弱，两个关节突之间为一狭窄的骨质结构，称为狭部。当一个轴向的压力呈漏斗状从上而下作用时，压力到达枢椎平面便合为一条力线通过狭部。一个伸展的力量作用于齿突并产生一个集中点，迫使它在矢状面上绕X轴旋转，这个伸展力依靠韧带的张力和小关节突关节的压力取得平衡，这一平衡点位于枢椎上薄弱的狭部，当应力超过其极限时，必将导致骨折，绞刑中使用颌下绳结可导致这种损伤，故称为Hangman骨折。也有表现为C2椎弓骨折，但损伤机制不同，前述者为伸展压缩，而在此系伸展牵拉，骨折线可延伸到椎体后方，齿状突保持完整，可合并严重脊髓损伤而死亡。

7.2.2.6 颈椎半脱位

以往将颈椎半脱位归结于挥鞭样损伤，但近年来的研究表明，导致挥鞭样损伤的暴力远大于此类损伤，如此大的暴力造成的并非颈椎半脱位。由于C4～C5和C5～C6活动度较大，关节突排列较为水平，故这两个平面最易发生半脱位。当颈部后伸时，由于颈椎后方的颈后肌、黄韧带等软组织具有回弹作用，半脱位常自行复位，这时X线检查虽可无异常发现，但也因关节囊的嵌顿或小骨折片的阻碍而维持半脱位状态[1]。

7.2.2.7 颈椎小关节脱位

该损伤可以出现在C2～C7的任一节段。生物力学实验显示，关节囊允许小关节有19°的屈曲、14°的过伸和28°的侧屈活动，并且上、下小关节突间最大可有6～9mm的相对位移。在头颈部遭受屈曲暴力时，颈椎间的活动支点在椎间盘后部，再加上颈椎的小关节突关节面平坦，且在冠状面约呈45°角倾斜，关节囊松弛，因此，在屈曲暴力的作用下，极易发生小关节突向前脱位，整个上位颈椎也相随前移，形成侧位X线片上的"关节突跳跃征"。

7.2.2.8 颈椎过伸性损伤

颈椎过伸性损伤多见于高速行驶车辆急刹车或追尾撞车。此时，由于惯性作用，颌面部遭受来自前方的撞击，使头颈向后过度伸张，可伴有前纵韧带断裂和椎间隙分离；随着车辆的停止，头颈又向前屈曲，因此，亦易继发屈曲性损伤，此过程类似挥鞭，故亦称挥鞭样损伤。过伸使椎体向后向下，对小关节施加压缩载荷，引起的关节突骨折线多位于水平面。前纵韧带的断裂通常都伴有椎体前下缘小的撕脱骨折。挥鞭样损伤产生的机制由Severy于1955年首先提出。近年来，采用高速摄影技术对挥鞭样损伤的机制进行了更加深入的研究。结果表明，这种损伤主要是椎间盘的破裂和前纵韧带的损伤，也可伴有关节突损伤，但后者是伤后颈部慢性疼痛的最重要的原因之一，而椎间盘损伤引起的疼痛还未得到证实[1]。

颈椎过伸性损伤常造成脊髓损伤，其主要机制是过伸及向后剪力。该损伤多发生于中、下段颈椎。椎体可在椎弓根平面下发生完全性横行骨折或椎间盘（隙）裂开，前纵韧带被撕裂，结果上部颈椎在骨折或椎间盘裂开部位向后方半脱位，脊髓嵌压在向后移位的椎体及向前突出的黄韧带之间，可造成脊柱不稳和脊髓严重损伤。

7.2.3 胸腰椎骨折

胸腰椎损伤有屈曲、压缩、侧屈、屈曲分离、屈曲扭转、平移及伸展分离七种常见的暴力形式。

7.2.3.1 屈曲暴力

由于胸腰椎椎体骨小梁按压力与张力方向排列，以椎体前面为基底，以椎体中心点为尖端，存在一个骨小梁密度较稀的锥形区。因此，过屈暴力的作用使上一椎体撞击下一椎体，常使其发生楔形压缩骨折。弯曲力矩和轴向压缩力在椎体前部产生压缩应力，而在中柱和后柱产生张应力。从前屈旋转轴到棘突尖的距离是到椎体前缘距离的3～4倍。因此，前屈时椎体前柱承受的压缩载荷是后部韧带张力载荷的3～4倍，故首先造成椎体前部压缩骨折，骨折消散了能量即削减了载荷，若暴力不是很大，则往往只造成前柱的楔形压缩骨折，而中柱和后柱保持正常。由于肋骨框架的保护作用，单纯的楔形压缩骨折常见于胸椎，X线表现为椎体前部楔形变，皮质向前压缩成角。后部韧带复合体常保持正常，可不伴有神经损伤。若暴力较大，则椎体前方压缩高度大于50%，同时伴有后部韧带复合体的撕裂。若暴力极大，则中柱发生张力性破坏，这时X线侧位片显示椎体后上缘有骨片突入椎管，椎体后壁高度无减小，因此可与中柱的压缩性破坏相区别。一般认为，屈曲损伤时若有中柱破坏，脊柱即失去稳定性，需手术固定，但对后柱损伤与稳定性的关系仍有争论。

7.2.3.2 压缩暴力

在轴向压缩载荷作用下，椎体发生爆裂骨折，椎体前柱和中柱均发生破坏，中柱骨片突入椎管可造成神经损伤，后柱也有骨折，但韧带结构仍保持正常。该型骨折的X线特点是中柱破坏并有骨片突入椎管。Dennis认为，所有轴向压缩载荷所致的爆裂骨折均不稳定。也有人认为，压缩骨折的椎体尚具有损伤前60%～70%的抗压缩能力，因此，生理载荷不会使椎体继续压缩、变形，如后部韧带完整无损，脊柱不会出现进行性的后凸畸形和不稳。

7.2.3.3　侧屈暴力

脊柱极度侧屈时在一侧椎体和后部结构产生压缩力，而在对侧产生张力，严重暴力可致中柱破坏，骨片突入椎管而损伤神经。张力侧可有小关节脱位、韧带撕裂。单纯一侧椎体前柱楔形压缩骨折时，脊柱仍保持稳定，但有中柱和/或后柱破坏时则需手术治疗。

7.2.3.4　屈曲分离暴力

在突然减速的交通事故过程中，安全带限制下部躯干和骨盆向前弹射，使暴力集中在没有制约的上部躯干。这样上部躯干、上肢对下肢以离心方式向前弹出，增加了腰椎后部的牵拉暴力。这与前面提到的过屈损伤不同，由于安全带已成为支点，使屈曲旋转轴前移到前腹壁，整个脊柱会因位于该轴的后方而受到张应力。

安全带型损伤常见的破坏形式有以下三种：

（1）单纯韧带的撕裂。

（2）韧带断裂伴有一侧或两侧小关节突的脱位和/或骨折。

（3）穿越椎体和/或椎间盘的水平骨折，包括椎弓根、横突、椎板和棘突（Chance骨折）。

安全带型损伤时椎体前部无压缩或轻度压缩，前柱仍保持其支点作用，椎体无前方移位或侧方移位，无斜形骨折线，这些表现均提示，在该损伤中旋转和压缩暴力很小或没有。一般无神经症状。

当屈曲分离暴力极大时，可导致整个椎体的骨折脱位，这时后柱和中柱在张应力作用下被撕裂，整个纤维环发生破坏，椎体脱位或半脱位，前柱失去其支点作用，前纵韧带从下方椎体上剥离。该损伤极不稳定，常有神经损伤症状。

7.2.3.5　屈曲扭转暴力

在这类损伤中，扭转和压缩暴力联合作用于前柱，而扭转和牵张力作用于后柱和中柱。可造成广泛的韧带和骨结构破坏，小关节常发生骨折脱位。前纵韧带常自椎体上剥离而其他所有韧带均被撕裂，可对神经组织产生进行性损伤。

7.2.3.6 平移暴力

平移暴力常与其他暴力相伴而极少单独出现。在不同方向的暴力作用下，椎体可发生前后移位或左右移位，当移位大于25%时，关节突和所有的韧带（包括前纵韧带）常发生断裂。脊柱的稳定性常被严重破坏，绝大多数有神经损伤症状。

7.2.3.7 伸展分离暴力

伸展分离暴力可造成前柱的张力性破坏和后柱的压缩骨折。一般认为，这种损伤在胸腰椎极少见。脊柱常能保持其稳定性，损伤后常能完全自行复位，而在X线检查时不能明确诊断。过伸损伤可能造成棘突的相互碰撞而致椎板和棘突骨折，但一般不会损伤前纵韧带。神经损伤症状不常见。

（严瀚，罗俊男，陈科源）

参考文献

［1］ 赵定麟. 现代脊柱外科学［M］. 3版. 上海：世界图书出版公司，2016.

第 **8** 章

脊柱椎体骨折的评估
与影像学诊断

8.1 脊椎骨折的诊断与评估

8.1.1 解剖概要

脊柱的功能：保护脊髓、神经及内脏组织；帮助躯体做屈伸、旋转等动作；支撑直立的姿势。

脊柱的运动节段：两个相邻的椎体；椎间盘；附属的韧带；两个关节突、关节及关节囊。

脊柱的区域划分：颈椎、胸椎、腰椎及骶尾椎等。脊椎的大体结构包括椎体、椎弓根、椎间孔、上下关节突、椎板、棘突、关节突关节以及峡部。

脊柱的曲度：颈椎前凸20°～40°，胸椎后凸20°～40°，腰椎前凸40°～60°。

上颈椎：C1（寰椎）和C2（枢椎）。解剖特点：寰椎没有椎体，枢椎特有结构齿突与寰椎形成寰枢关节；椎体之间无椎间盘。

下颈椎：C3～C7。解剖特点：都有椎间盘；C7棘突最长，可作为体表标志；C3～C6横突中有椎动脉通过，且下椎体形成的钩突与上方的椎体形成钩突关节。

胸椎：T1～T12。解剖特点：椎体大小从T1到T12逐渐增大；椎弓根直径较小；椎板垂直排列成瓦片状；棘突长而朝下；椎间孔较大，少有神经根压迫；椎体呈倒心形，椎管呈圆形；由于肋骨的固定使得胸椎活动范围少，受伤概率小；颈胸联合（C6～T2）和胸腰联合（T11～L2）处最容易受伤。

腰椎：L1～L5。解剖特点：椎体大小从L1～L5逐渐增大；椎弓根较胸椎长而宽；棘突呈水平排列；横突较胸椎小；椎体呈"肾"形，椎间孔大，但神经根容易受压。

骶椎：由5块椎体融合而成，主要结构有骶翼、4对骶孔及骶管。

椎间盘：运动节段的纤维软骨连接处；构成脊柱1/4长度；存在C2～S1；允许椎体之间压缩、牵拉及旋转；最大的无血管组织，血供依靠终板的弥散。

脊柱韧带：主要包括前纵韧带、后纵韧带以及黄韧带，另外还有后方的棘上韧带和棘间韧带。

脊柱肌肉：可分为前方肌肉和后方肌肉，也可分为表层、中层以及深层，依靠肌腱连接骨组织，辅助脊柱进行一定范围的运动。

脊柱的神经支配：椎管内最重要的结构就是脊髓和马尾神经，经脊柱向外经椎间孔走形的是神经根，脊髓开始于枕骨大孔，下接脊髓圆锥，终止于L1椎体下缘。脊髓圆锥向下移行为终丝。神经根出椎间孔后分为4支：较细的分支为脊膜支和交通支；较大的分支为前支和后支，此两支混合成躯体混合神经。

脊柱动脉：颈椎动脉主要由椎动脉分支和颈动脉分支支配；胸椎和腰骶椎主要由主动脉分支以及髂总动脉分支支配。

脊柱静脉：颈椎静脉分布主要有颈内静脉、颈外静脉以及颈前静脉；胸椎、腰骶椎静脉分布主要有上腔静脉、节段静脉、下腔静脉、髂总静脉、半奇静脉以及奇静脉。

8.1.2 正常脊柱影像表现

8.1.2.1 脊柱的X线解剖

1. 颈椎的X线解剖

颈椎X线正位像，如图8-1A：椎管的范围为两侧椎弓根内缘之间的距离，有气管影重叠其中，在C4椎体处缩细为声门裂，两侧有甲状软骨板的影。

颈椎X线侧位像，如图8-1B：C1~C7由上而下序列排列，共同构成颈曲。寰齿前关节间隙1~2mm，此间隙延长线的上方为枕骨大孔前缘。棘突长短不一，C3、C4棘突较短，C5、C6、C7棘突逐渐加长。

颈椎X线斜位像，如图8-1C：主要用来观察椎孔的大小和钩椎关节的骨质增生情况。钩椎关节增生以后，使椎间孔变小，颈椎斜位X线片能显示出来，它是产生神经根刺激及椎动脉供血不全的原因。

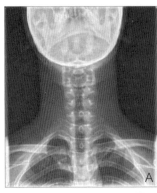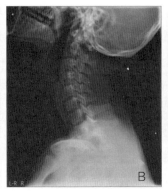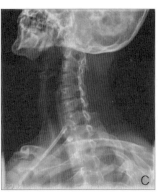

图8-1　成人颈椎正位、侧位及斜位X线片

2. 胸椎的X线解剖

胸椎X线正位像，如图8-2A：脊椎骨呈方形，由上至下逐渐生长，按顺序排列；椎体阴影有两侧重叠的椎弓根破面阴影，中间的棘突破面阴影；椎弓根与棘突之间的椎板阴影；上、下棘突的倾角小于椎体下缘的倾角；棘突中间位置的倾斜度大于下椎上部的倾斜度，上、下关节突重叠，关节间隙不明显，冠状关节间隙横突与肋骨重叠。

胸椎X线侧位像，如图8-2B：椎体位居前方，呈方形，其后方为椎弓根，相邻的椎弓根之间为椎间孔，上、下关节突之间为椎板，关节突关节显现冠状位的关节间隙，最后方为棘突，与肋骨有重叠，横突与椎板影重叠，椎体双边影。

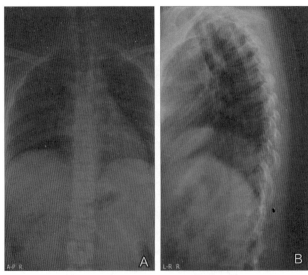

图8-2　成人胸椎正位、侧位X线片

3. 腰椎的X线解剖

腰椎X线正位像，如图8-3A：L1～L5，由上而下依次排列，椎体逐渐加大。椎体呈横位长方形，在椎体影中，两侧各有椭圆形的椎弓根断面影，中线上有水滴状棘突影，棘突与椎弓根之间为椎板影。椎板向外上延至椎弓根的上方，并形成圆形的上关节突，椎板下缘向下突出形成下关节突。关节突关节呈矢状位部分的关节间隙。L1、L2横突较短，L3横突较长，L4横突短而翘，L5横突较宽。左、右椎弓根内缘之间的距离为椎管范围。上位腰椎的棘突较倾斜，可重于下位椎体的上缘。下位椎体的棘突较平直，多重于本椎体范围。

腰椎X线侧位像，如图8-3B：椎体正前方呈方形，椎弓根在后方，椎弓根上下切口之间有孔。椎弓根后面是椎板，有上下关节突和后棘突。小关节突关节显示关节的冠状部分。横突覆盖椎弓根的后部。腰椎弯曲自然。有时椎骨显示双侧影。

腰椎X线斜位像，如图8-3C：对怀疑有关节突及峡部病变而正、侧位片显影不清者，应加照左及右斜位片。在斜位片上，可清楚显示一侧上、下关节突及峡部。

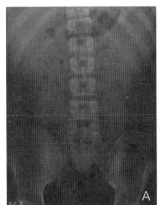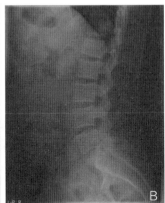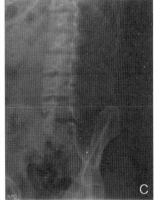

图8-3 成人腰椎正位、侧位、斜位X线片

4. 骶椎的X线解剖

骶尾骨X线前后位像，如图8-4A：骶骨由5块骶椎融合而成，呈三角形，在中线上可见骶正中嵴高密度影，下端密度减低为骶管裂孔，两侧为骶关节嵴，下端为骶骨角。骶关节嵴的两侧为疏密相间的区域，可见骶前后孔，骶骨向两侧与髂骨构成骶髂关节；骶椎上关节突与L5下关节突构成关节突关节；骶骨岬不构

成骶椎影的上缘；骶椎向下与尾骨相连。

骶尾骨X线侧位像，如图8-4B：骶椎5块，椎体愈合，骶正中嵴与椎体之间为骶管，向下通连骶管裂孔。尾骨4块，第一尾椎较大，其上缘一对向上的突起为尾骨角，尾骨角与骶骨角相对应。其余的尾骨成小团块状，各尾骨间的软骨永存，不显影。

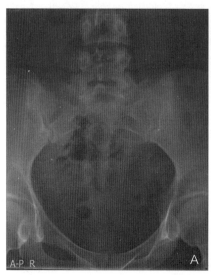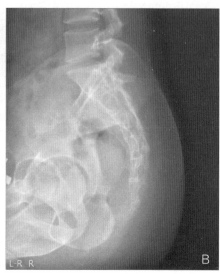

图8-4　成人骶尾骨前后位、侧位X线片

8.1.2.2　X线在脊柱骨折中的应用与评估

优点：价格便宜，容易拍摄；空间分辨率好，便于了解脊柱损伤的整体缺点，可以快速评估某一特定脊柱区域或整个脊柱；可提供负载（站立）位置和动态位置（屈—伸位置和侧弯位置）；可以用来确认正常的骨骼结构、椎体排列和脊柱的结构完整性。

缺点：不易观察粉碎性骨折移位情况；不易区分单纯压缩、爆裂性骨折；易漏诊隐匿性和微小骨折、骨挫伤，无法了解脊髓及软组织损伤情况。

8.1.2.3　脊柱CT表现

CT平扫脊柱的正常表现与扫描层面和位置有关，大致由椎弓根层面、椎间孔层面和椎间盘层面围成。腰椎CT横断面，如图8-5。腰椎CT矢状面MPR重组与三维重建，如图8-6。

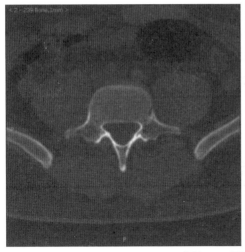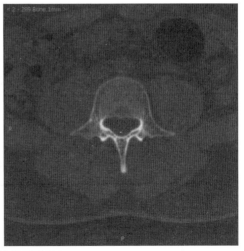

图8-5　腰椎CT横断面

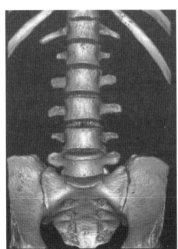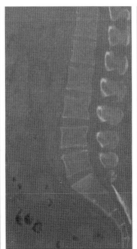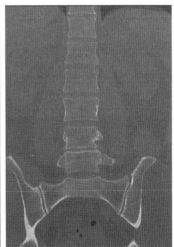

图8-6　腰椎CT矢状面MPR重组+三维重建

　　椎弓根层面：可见椎管结构，正常椎管呈类圆、椭圆或近似三角形，由椎体、椎弓根、椎板和棘突组成。正常椎体骨皮质完整，椎体内可见均匀分布的稍高密度点条状骨小梁影。

　　椎间孔层面：椎间孔呈裂隙状，位于椎管外侧，前为椎体，后为椎小关节，上、下为椎弓根，内与侧隐窝相连，有脊神经根通过。硬膜囊借周围脂肪显影，呈圆形或椭圆形，囊内含脊髓，平扫不能区分两者。脊神经根为直径1～3mm的圆形影，位于硬脊膜前外方侧隐窝内。侧隐窝呈漏斗状，其前后径不小于5mm，内有脊神经根通过。

椎间盘层面：椎间盘呈软组织样密度影，CT值为80～120Hu，不能区分髓核和纤维环，其后方可见椎小关节及其关节面。黄韧带位于椎板和小关节突的内侧面，厚2～4mm，超过5mm为黄韧带肥厚。在椎间盘平面，后纵韧带和纤维环融合，但在椎体水平，韧带增厚并借脂肪与椎体分开。椎小关节在颈椎近于水平排列，胸椎近于冠状排列，腰椎近于矢状排列，正常关节面光滑、完整，关节间隙2～4mm。

8.1.2.4 CT在脊柱骨折中的应用与评估

优点：CT是评价骨骼解剖的最佳检查方法。多幅断层图像可以提供相互垂直的平面图像，骨折线及椎管周围软组织损伤也可清晰显示，同时可清晰显示椎管序列，确定椎管突出骨块及骨折位置，观察椎体骨折受压程度及关节突脱位状况。

缺点：电离辐射；易漏诊隐匿性骨折、骨挫伤，不易了解脊髓及神经损伤情况。

8.1.2.5 脊柱MRI表现

脊椎正常MRI表现：①椎体与附件，脊椎MRI成像以SE序列矢状面T1WI显示较好，椎体内部呈中等信号，由于其内黄骨髓分布不均，常致信号不一致，T2WI信号减弱。椎体和椎弓表现的骨皮质在T1WI和T2WI上均呈低信号。在旁正中矢状面上，椎间孔内有脂肪组织充填而呈高信号，其中低信号的圆形或长圆形为脊神经根。②椎间盘，椎间盘的信号强度和椎体相似或略低，髓核在T2WI矢状面上呈略高信号，椎间盘周边Sharpey纤维、上下缘透明软骨在T1WI和T2WI上均为低信号。

脊髓正常MRI表现：①矢状面，可以充分连续显示脊髓及椎管内外的病变，在T1WI和T2WI上，脊髓位于椎管中心呈中等信号的带状影，周围有脑脊液环绕，如图8-7。②冠状位，用于观察脊髓两侧的神经根和脊髓病变的形态，以甄别病变的部位是在髓内还是髓外，以及病变的浸润范围。③横断面，T1WI上脊髓呈略高信号，位于低信号的蛛网膜下腔内。蛛网膜下腔周围的静脉丛、纤维组织和骨皮质均为低信号。T2WI上脊髓和脑脊液形成良好的对比，脑脊液呈略高信号，而脊髓呈较低信号。横断面还可以清楚显示硬膜囊及神经根。

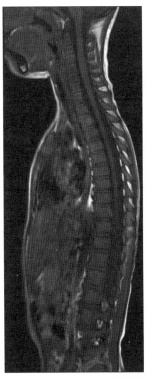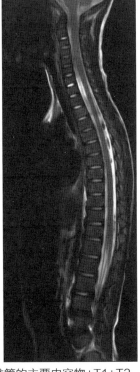

图8-7　矢状位MRI显示椎管的主要内容物+T1+T2

注：髓椎是脊髓圆锥状的下端，成人通常在L1～L2水平结束。硬脑膜是脊髓的外部覆盖层（灰色），与脊髓之间有一个充满液体的空间（黑色），与椎管壁之间有脂肪（白色）和薄壁静脉（在这里看不到）。

8.1.2.6　MRI在脊柱骨折中的应用与评估

优点：提供相互垂直的平面图像；显示整个脊柱区域，避免相邻脊柱之间遗漏病灶；提供椎间盘、硬膜囊、硬膜外间隙、神经成分、椎旁软组织和骨髓的图像。能清晰显示脊髓受压及损伤情况；观察椎管内是否有出血和韧带损伤；鉴别新老骨折、隐匿性骨折和骨挫伤。

缺点：对骨性解剖的显示不如CT；体内置入装置患者、幽闭恐惧症患者难以进行该项检查；耗时较长。

8.1.3　举例不同类型的骨折影像表现

为了评估C2水平以下颈段脊柱损伤的稳定性，把脊柱视为由前、后两柱组成。前柱由椎体和椎间盘组成，通过前纵韧带和后纵韧带维持椎体和椎间盘平齐。后柱包含椎管，由椎弓根、横突、关节突、椎弓板及棘突构成。项韧带复合体（棘上韧带、棘间韧带和棘下韧带）、关节囊韧带及黄韧带维持后柱结构平齐。如果前、后两柱均受到破坏，颈椎则可作为两个独立的单元发生移动，有较高的风险导致或加重脊髓损伤。但如果只有其中一个柱结构受到破坏，而另一个柱结构保持完整，脊髓损伤的风险则低得多。

与颈段脊柱损伤的两柱划分模式不同，胸腰段脊柱损伤可采用三柱划分模式描述。三柱即前柱、中柱和后柱，前柱包括前纵韧带、纤维环前部与椎体前半部；中柱包括后纵韧带、纤维环后部与椎体后半部；后柱包括棘上韧带、棘间韧带及小关节囊。

寰枕关节脱位：累及寰椎（C1）和枢椎（C2）的单纯性屈曲性损伤可导致不稳定的寰枕关节或寰枢关节脱位，伴或不伴齿状突骨折，如图8-8。

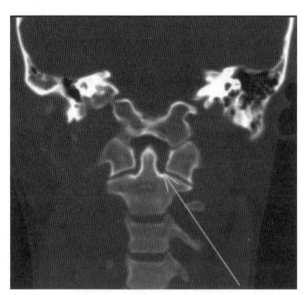

图8-8　寰枕分离CT MPR片

注：屈曲损伤患者颈椎CT MPR片显示寰椎（C1）与颅骨脱位或分离（箭头所示）。

齿状突骨折：头部前后方向（矢状面）强力的屈曲或伸展可导致齿状突骨折，例如向前摔倒撞到前额时。齿状突骨折在前后齿状突位（张口位）X线片，如图8-9显示最佳；在侧位X线片上也可见骨折造成的椎前软组织肿胀。需要谨慎解读张口位X线片，因为前方两颗切牙间隙形成的线状影可能造成混淆，误判是齿状突骨折。

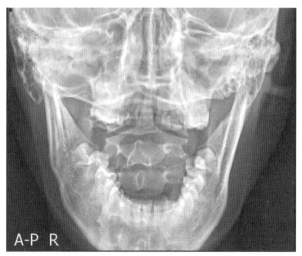

图8-9 齿状突骨折张口位X线片（注意侧块的脱落，通常是对齐的）

压缩性骨折：指屈曲时在轴向负荷作用下前柱的压缩性破坏。若后方韧带复合体无破坏，为稳定损伤，则需要额外的旋转力才能造成不稳定性骨折。如果有严重椎体压缩（椎体高度下降大于50%），显著骨折后凸（小于30°），损伤机制中涉及旋转，或者多个节段发生压缩性骨折，后方韧带复合体可能被破坏进而累及中柱结构，从而导致脊柱不稳定（图8-10）。

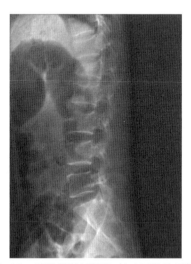

图8-10 腰椎侧位X线片（L1压缩性骨折）

其他胸腰段骨折类型：包括粉碎性骨折（图8-11）；单纯横突骨折（图8-12）；棘突骨折、关节突或椎板骨折、双侧椎弓根骨折及峡部骨折。大多数轻微脊柱骨折发生在腰部，由直接打击暴力造成。此外，腰肌的突然收缩可致横突撕脱、骨折脱位。

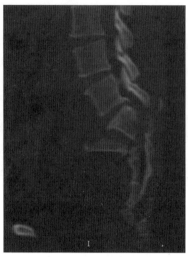

图8-11 腰椎CT MPR片（S1粉碎性骨折）

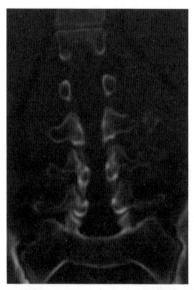

图8-12 腰椎CT MPR（L3~L5左侧横突骨折）

（韩子文，魏新华）

8.2 脊椎骨折的DR临床应用与诊断解读

8.2.1 概述

脊柱DR在骨与软组织之间存在良好的空间对比，主要用于观察脊柱的整体骨性结构完整性及稳定性，能够显示大部分椎体骨折形态及脱位情况。在检查时，根据患者的受伤体位、临床症状（包括疼痛部位及神经定位症状）选择合适的投照体位，常规体位为颈椎、胸椎、腰椎及骶尾椎正侧位，如有需要重点观察的结构，必要时加做特殊体位，如枢椎损伤者需加照寰枢椎张口位以便观察寰枢关节及枢椎齿状突的骨折及脱位情况，腰椎滑脱者加照腰椎斜位可以观察椎弓峡部断裂情况，过伸过屈位可以进一步观察椎体滑脱情况等。由于各椎体形态及周围结构的差异，不同节段的椎体骨折有不同的影像表现及临床表现，对应治疗手段亦会有所不同。上颈椎（C1～C2）承接头部，骶尾椎稳定骨盆，在影像表现上存在一定的特异性。下颈椎（C3～C7）及胸腰椎在形态上具有相似性，按照损伤后的椎体形态学改变，常见椎体骨折大致可以分为压缩性骨折、爆裂性骨折、Chance骨折及骨折脱位四种类型；其他特殊的骨折包括Clay-shoveler骨折、强直性脊柱炎脊柱骨折等[1-2]。本章节将列举临床实际工作中遇到的典型病例，以此分析各类骨折DR典型影像表现及对应临床意义。

8.2.2 寰椎骨折

◆ 病例1[3]

【病史概况】女性患者，49岁，车祸后头部及颈部疼痛。查体：枕骨下方压痛，颈椎活动受限，无明显局部神经损伤征象；行颈椎DR检查（图8-13）。

【影像表现】颈椎侧位片显示寰椎后弓骨皮质不连，可见透亮骨折线（箭头所示），寰齿前间隙模糊、未见明显增宽，颈前软组织增宽。

【DR诊断】寰椎后弓骨折。

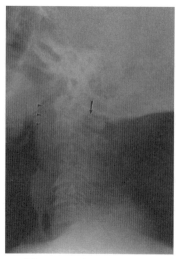

图8-13　病例1 DR图像

◆ 病例2[4]

【病史概况】男性患者，62岁，跌倒并后颈部受撞击，颈部疼痛5天。查体：颈部无明显压痛，颈部伸展及弯曲受限；损伤后第5天及第6天行颈椎张口位DR检查（图8-14）。

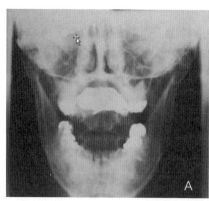 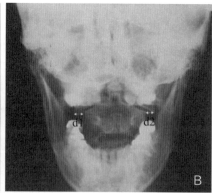

图8-14　病例2 DR图像（d1+d2大于7mm）

【影像表现】图8-14A颈椎张口位寰枢关节大部分被遮挡，评估受限；图8-14B颈椎张口位显示，寰椎两侧隐约可见低密度透亮线影，寰齿关节间隙显示不清；寰椎两侧块外缘相对枢椎体外缘移位距离之和大于7mm。

【DR诊断】寰椎骨折伴横韧带断裂。

【拓展分析】寰椎位于人类脊柱的最上段，由前后弓、一对侧块和一对横突组成。寰椎骨折第一次详细描述来自1920年Jefferson的报道，故寰椎骨折又称为Jefferson骨折[5]。多由轴向暴力所致，因其前后弓特别是与侧块交界处骨性结构较细且骨质相对疏松，骨折多发生于此。通常在颈椎张口位或者侧位上可以看到骨皮质不连续或者分离移位征象，但由于X线结构重叠影响，尤其在部分患者颈部活动或张口受限无法配合检查体位时，寰椎骨折在DR图像上往往观察不清，非常容易漏诊，因此怀疑寰椎骨折时，首选CT检查。寰椎骨折治疗方式很大程度上取决于骨折稳定性，因此许多学者对骨折分型进行了深入研究。1970年，Spence等[6]利用颈椎X线片基于横韧带的完整程度对寰椎骨折进行分类。他们认为，横韧带的完整性是评估寰椎骨折稳定性的主要指标，若寰椎两侧块侧方移位距离之和（LMD）大于6.9mm，则说明横韧带断裂，提示不稳定性骨折，这也是目前常用的部分分类系统的分类依据。此外，CNS指南[7]针对寰椎横韧带断裂依据做了进一步补充：①LMD＞6.9mm；②寰齿前间隙＞5mm；③MR显示横韧带断裂，满足任意1条即认为横韧带损伤。

8.2.3 枢椎骨折

◆ 病例3

【病史概况】男性患者，15岁，车祸伤伴颈部疼痛、活动受限。查体：颈椎压痛，旋转不能；行颈椎正侧位及张口位DR检查（图8-15）。

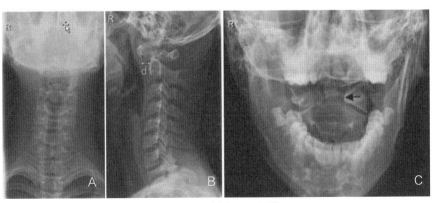

图8-15 病例3 DR图像

【影像表现】图8-15A颈椎正位片示颈椎中轴线轻度偏斜。图8-15B颈椎侧位片示枢椎齿状突基底部骨皮质不连，可见锐利透亮骨折线，寰齿前间隙（d1）增宽。图8-15C张口位示枢椎齿状突基底部骨皮质不连，见横行低密度透亮骨折线（箭头所示），寰椎两侧块至枢椎齿状突距离不等宽。

【DR诊断】枢椎齿状突基底部骨折（Anderson Ⅱ型）。

【拓展分析】枢椎位于人类脊柱自上而下的第二块颈椎，其解剖特点是椎体上有向上伸出的指状突起，称为齿状突，与寰椎前后弓形成寰齿关节。枢椎骨折多由车祸或高处坠落导致，以齿状突骨折多见。根据Anderson和D'Alonzo分型[8]，齿状突骨折在临床上常分为3型：Ⅰ型齿状突尖骨折，位于横韧带以上的斜行骨折，由于翼状韧带或齿状突尖韧带损伤可能出现不稳定；Ⅱ型齿状突基底部骨折，是三种类型中最常见的骨折，位于齿状突基底部、C2椎体上方的横行或斜行骨折，可能向前或向后移位，为不稳定骨折，保守治疗不易愈合；Ⅲ型经枢椎椎体骨折，骨折线常经齿状突腰部以下进入枢椎体内，可累及侧方寰枢关节，由于骨折接触面大，通常为稳定性骨折，容易愈合。

◆ 病例4

【病史概况】男性患者，53岁，车祸时被甩出车外致昏迷。行颈椎正侧位及过伸过屈位DR检查（图8-16）。

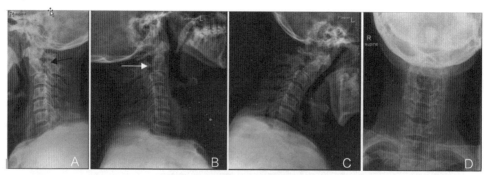

图8-16　病例4 DR图像

【影像表现】颈椎侧位（图8-16A）、过伸位（图8-16B）、过屈位（图8-16C）示C2椎弓根骨质不连（图8-16D），可见透亮骨折线（箭头所示），C2椎体向前移位至下位椎体前后径1/4～1/2，C2～C3椎间隙变窄，C2～C3棘突椎板线基本连续。颈椎正位显示颈椎中轴线偏斜。

【DR诊断】C2椎体向前Ⅱ度滑脱，并椎弓根骨折（Hangman骨折）。

【拓展分析】Hangman骨折[9]是指枢椎上、下关节突间部骨折，常伴有椎体滑脱，也被称为"创伤性枢椎滑脱""绞刑架骨折"。DR图像上通常表现为C2椎体椎弓根骨质不连、C2椎体前移、C2~C3棘突椎板线连续，可能伴有C2~C3椎小关节增宽或绞锁、椎间隙增宽。其稳定性通常由脊柱成角以及平移程度决定，通常情况下，骨折前部移位超过3mm，成角大于10°，双侧C2~C3小关节脱位，椎间隙不等宽等提示不稳定[10]。在损伤早期患部可能移位不明显，在DR上表现不明显可能出现漏诊。后续固定不足的情况下，可能会出现移位或滑脱征象，因此，需要早期行CT检查以进一步明确。

8.2.4 下颈椎及胸腰椎骨折

8.2.4.1 压缩性骨折

◆ 病例5

【病史概况】女性患者，76岁，跌倒致腰痛1月余。查体：胸腰段水平压痛、叩击痛明显；行胸椎正侧位DR检查（图8-17）。

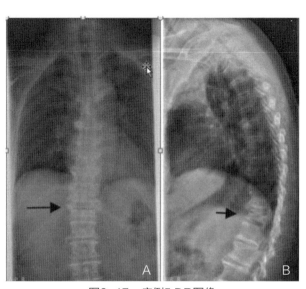

图8-17 病例5 DR图像

【影像表现】正位片（图8-17A）显示T12椎体变扁（箭头所示）、胸椎轻度侧弯。侧位片（图8-17B）显示椎体呈前窄后宽楔形改变，内可见横行不规则致密影，椎体前缘骨皮质不连续、褶皱（短箭头所示），相应位置脊柱曲度后凸。

【DR诊断】T12脊椎压缩性骨折。

【拓展分析】脊椎压缩性骨折是脊柱骨折中最常见的一种类型，以椎体纵向高度压扁为主要表现。根据病因，分为单纯外伤性压缩性骨折、骨质疏松性压缩性骨折以及病理性压缩性骨折。单纯外伤性压缩性骨折多由高处坠落、车祸、臀部着地摔伤等所致，临床表现为受伤部位疼痛，查体相应位置可出现压痛和叩击痛，合并神经损伤者则出现相应的神经系统症状和体征。损伤位置多见于胸腰段（T11～L2椎体），可单发或多发。根据外力方向不同，可分为侧方压缩和前屈压缩。侧方压缩少见，常伴有横突骨折。前屈压缩较常见，根据Ferguson三柱分类概念，前柱承受压力，椎体前部压缩变扁，并以椎体上终板受累多见，DR图像上表现为椎体前上缘塌陷，下终板受累少见；后柱承受张力，中柱作为支点而未受累，DR图像上显示椎体后缘骨皮质连续、高度不变。脊椎压缩性骨折大部分属于稳定性骨折；当椎体前部高度压缩大于50%，相应位置脊柱生理曲度后凸，后柱张力过大时，棘上韧带、棘间韧带可断裂。新发急性压缩性骨折通常情况下，可见椎体前缘或侧缘骨皮质不连续、褶皱，骨小梁断裂、嵌插，可见横行不规则致密线；陈旧性压缩性骨折由于骨质重塑，骨皮质通常相对完整，骨小梁无明显断裂嵌插。骨质疏松性压缩性骨折[11]多见于老年人急性或慢性损伤，常多个椎体受累，DR图像上表现为椎体密度减低、骨小梁稀疏、骨皮质变薄；压缩椎体呈扁平、双凹或楔形改变。病理性压缩性骨折多由转移瘤或骨肿瘤骨质破坏所致。

8.2.4.2 爆裂性骨折

◆ 病例6

【病史概况】男性患者，53岁，摔伤致腰背部疼痛、活动受限1天。查体：胸腰段水平压痛，叩痛明显；行腰椎正侧位DR检查（图8-18）。

【影像表现】腰椎正位片（图8-18A）显示L1椎体变扁，两侧稍变宽、骨皮质不连续。腰椎侧位片（图8-18B）显示L1椎体呈前窄后宽楔形改变，内可见横行不规则致密影，累及椎体后缘，椎体后上部骨折片后移凸向椎管内（箭头所示），相应椎管狭窄，脊柱T12～L1水平后凸成角。

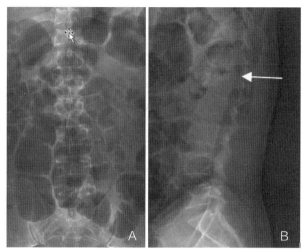

图8-18　病例6 DR图像

【DR诊断】L1椎体爆裂性骨折。

【拓展分析】椎体爆裂性骨折是压缩性骨折的一种特殊形式，多见于垂直方向高能量强大冲击，如高空坠落、重物撞击等后出现粉碎性骨折，椎体出现压缩的同时，骨折块向四周不同程度移位突出，可伴有后柱损伤。DR图像上表现为损伤部位椎体变扁、变宽，椎弓根间距增宽，骨碎片向四周不同程度突出，部分骨碎片可向后凸向椎管内致椎管变窄。由于骨折块向后可突入椎管，可能造成脊髓或神经损伤，从而导致相应神经症状甚至瘫痪等严重后果，需要及时结合CT或MR进行评估。

8.2.4.3　Chance 骨折

◆ 病例7[12]

【病史概况】男性患者，25岁，单板滑雪时4米跳跃后以深弯姿势仰面落地，上腰部疼痛，否认神经系统症状。查体：上腰椎压痛，后棘突间无明显缺损；行腰椎正侧位DR检查（图8-19）。

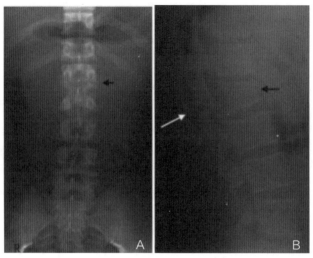

图8-19　病例7 DR图像

【影像表现】腰椎正位片（图8-19A）是L1椎弓根骨折（短黑箭头所示）。腰椎侧位片（图8-19B）示L1椎体变扁呈楔形改变，内见横行线状骨折线贯穿椎体，椎体前部压缩（短黑箭头所示）、后部椎板分离（白箭头所示）。

【影像诊断】L1椎体Chance骨折。

【拓展分析】Chance骨折通常具有典型的脊椎屈曲—牵拉外伤史，多发生于躯体骤然减速时，例如车祸或跌倒，脊柱在安全带之类的支点上过度屈曲，致椎体和（或）脊椎韧带组织横向骨折、撕裂，又称为"安全带骨折"。好发于T11～L3水平，可累及单个或相邻两个椎体。损伤椎体前柱结构受屈曲力作用呈压缩、楔形改变，中柱及后柱结构受牵拉、撕裂，横行骨折线可累及椎弓、椎板、横突、小关节或棘突，相应节段脊柱后凸屈曲，后方韧带复合体损伤时，棘突间距可增宽。

8.2.4.4　骨折脱位

◆ 病例8

【病史概况】男性患者，38岁，重物砸伤致双下肢瘫痪1天。查体：胸腰段水平压痛、叩击痛明显；行腰椎正侧位DR检查（图8-20）。

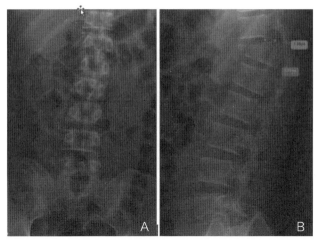

图8-20　病例8 DR图像

【影像表现】腰椎正位片（图8-20A）显示T12椎体变扁。腰椎侧位片（图8-20B）显示T11椎体向前移位，移位距离占下位椎体前后径1/4～1/2，T12椎体呈前窄后宽楔形改变，前方可见撕脱骨碎片，相应节段脊柱后凸改变。

【DR诊断】T12椎体骨折伴T11椎体Ⅱ度前滑脱。

【拓展分析】骨折脱位通常由于暴力冲击，脊柱猛烈前屈、后伸、侧弯、旋转，常导致韧带撕裂，损伤的上位椎体相对于下位椎体发生滑脱、旋转或椎小关节脱位、绞锁；可伴有小关节、棘突、椎板、横突等附件骨折。根据Meyerding法，椎体滑脱可根据相邻椎体边缘线的连续性判断，前后滑脱程度通常以下位椎体前后径4等分为界分为4个等级，上下两椎体后缘线错位距离小于下位椎体前后径1/4为Ⅰ度，1/4～1/2为Ⅱ度，1/2～3/4为Ⅲ度，大于3/4为Ⅳ度；椎体的旋转可通过椎弓根及棘突的方向判断；椎小关节脱位、绞锁可通过关节间隙增宽或重叠判断。后方韧带复合体损伤时，棘突间隙增宽，小关节分离。

◆ 病例9

【病史概况】女性患者，38岁，腰痛。查体：双下肢肌力、感觉正常；行腰椎DR检查（图8-21）。

【影像表现】腰椎侧位片（图8-21A）显示L5椎体向前移位，未超过下位椎体前后径1/4。侧位及双斜位片（图8-21A至图8-21C）显示L5两侧椎弓峡部均骨质不连，见透亮线影（黑白箭头所示）。

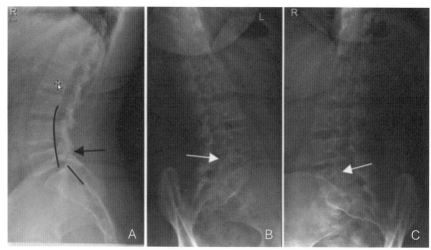

图8-21　病例9 DR图像

【DR诊断】L5两侧椎弓峡部不连伴L5椎体向前Ⅰ度滑脱。

【拓展分析】椎弓峡部不连椎体滑脱指椎骨上、下关节突之间骨质缺损，可能是先天发育因素，也可能是反复剧烈背伸应力性、长期疲劳性或急性外伤性骨折所致。大部分发生于L5，其余多在L4，常累及双侧椎弓峡部。腰椎双斜位片可以更好地显示两侧腰椎峡部情况。

8.2.5　骶尾椎骨折

◆ 病例10

【病史概况】女性患者，49岁，摔倒致腰骶部疼痛。查体：骶尾部压痛；行骶尾椎正侧位DR检查（图8-22）。

【影像表现】骶尾椎侧位（图8-22A）显示S5椎体骨皮质不连，骨折远端稍前移、嵌插；骶尾椎正位（图8-22B）显示不清。

【DR诊断】骶5椎体骨折。

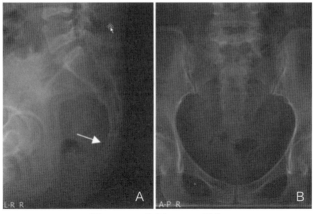

图8-22　病例10 DR图像

◆ 病例11

【病史概况】男性患者，52岁，高处坠落2小时后，腰背疼痛。查体：骨盆挤压分离试验阳性，行骨盆DR检查（图8-23）。

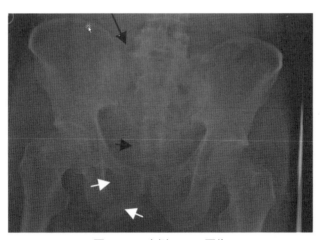

图8-23　病例11 DR图像

【影像表现】骶骨右侧骨皮质不连，可见纵行透亮骨折线（黑箭头所示），骨折端稍错位，右侧骶孔形态欠规则，邻近骶髂关节间隙未见明显增宽；右侧耻骨上、下支骨皮质不连，可见透亮骨折线（白箭头所示），骨折端对位对线尚可，耻骨联合间隙稍增宽。

【DR诊断】骶骨右侧部骨折，累及右侧骶孔可能；右侧耻骨上、下支骨折。

【拓展分析】骶尾椎骨折通常由直接撞击所致，多见于臀部摔伤患者，临床多表现为骶尾部局部疼痛、皮下淤血、惧坐及压痛，多见于S4、S5及S1椎体，骶尾椎侧位片可以较好地显示骶椎、尾椎的骨折情况，可伴有骶尾椎脱位或半脱位。由于骶尾椎形态变异较多，容易出现漏诊或误诊，需要结合病史，仔细观察骨皮质连续性或进一步行CT及MRI检查以综合判断。骶尾椎正位及骨盆正位片可以一定程度下显示骶骨侧部、骶孔及邻近骶髂关节情况，但由于盆腔肠管的影响，极容易出现漏诊；当骨折累及S1～S2或骶孔时，则容易造成神经损伤。另外，车祸或高坠落伤等重大暴力造成骶骨骨折时通常合并骨盆其他部位损伤，可合并直肠破裂、脑脊液漏、腹膜后血肿，损伤大血管时可造成大出血危机情况，需要临床高度警惕，及时进行CT检查以明确。

8.2.6　其他特殊的骨折

8.2.6.1　Clay-shoveler骨折

◆ 病例12

【病史概况】男性患者，50岁，被一机动车撞到致头部受伤，伴短暂意识丧失。行颈椎DR检查（图8-24）。

【影像表现】颈椎侧位片（图8-24A）显示C6棘突骨皮质不连续，可见垂直骨折线，可见分离骨碎片向下移位。颈椎正位片（图8-24B）显示C6棘突稍向右偏移。

【DR诊断】C6棘突骨折（Clay-shoveler骨折）。

【拓展分析】Clay-shoveler骨折最初多见于铲土工人挥动铁铲时用力过猛导致下颈椎或上胸椎棘突至肩胛带肌肉不协调收缩，导致棘突骨折，故又称"铲土者骨折"[13]；现泛指发生在下颈椎或上胸椎的孤立性棘突骨折；亦可发生于颈部突然过度屈曲、颈部直接暴力或车祸伤后，属于稳定性骨折，没有神经系统损伤。颈椎侧位片可见棘突骨质不连，可见垂直或斜行骨折线，断端多向下移位，移位较明显时正位片可见棘突偏移或双棘突影。多数患者经保守治疗预后良好，部分患者保守治疗后骨折不愈合，但不影响功能，故不主张手术治疗；若疼痛持续不缓解，则考虑手术干预。

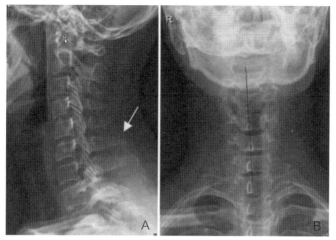

图8-24　病例12 DR图像

8.2.6.2　强直性脊柱炎脊柱骨折

◆ 病例13

【病史概况】男性患者，44岁，因车祸伤致头、颈痛及腰背疼痛，活动受限1小时；既往有强直性脊柱炎病史。行颈椎正侧位DR检查（图8-25）。

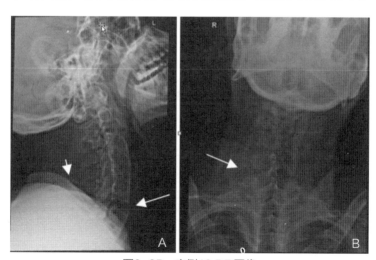

图8-25　病例13 DR图像

【影像表现】颈椎正侧位（图8-25A、图8-25B）显示颈椎呈竹节样改变，各椎体呈方形，前纵韧带、棘间韧带及棘上韧带骨化，椎间盘钙化，小关节融合；C6椎体稍后移，C6/C7椎间隙增宽，临近附件区见横行透亮影（长箭头所示），相应节段骨化的前纵韧带及棘间韧带连续性中断，C6棘突骨质不连（短箭头所示）。颈椎中轴线向左侧偏斜。

【DR诊断】强直性脊柱炎；C6～C7剪力性骨折；C6椎体Ⅰ度向后滑脱。

【拓展分析】强直性脊柱炎的脊柱，由于骨性强直、骨质疏松导致脊柱脆性增加、韧性减低，较一般人更容易发生骨折。根据Graham分类[14]，可分为剪力性骨折、应力性骨折及压缩性骨折。剪力性骨折多发生在颈椎，为新鲜骨折，大部分表现为经椎间的横贯性骨折，骨折线贯穿三柱，表现为相应节段椎板、椎小关节、横突或棘突的骨折，骨化融合的前纵韧带、棘间韧带连续性中断；部分表现为经椎体的横贯性骨折；常伴有椎体滑脱、移位。应力性骨折多见于胸腰段，可无明显外伤史，亦表现为经椎体或椎间的横贯性骨折，累及后柱，但由于反复应力作用，骨折线周围骨质硬化、密度增高，最终假关节形成。压缩性骨折相对前两者少见，主要表现为椎体的压缩变扁。

（曾敏，魏新华）

8.3　脊椎骨折的CT临床应用与诊断解读

8.3.1　概述

脊柱CT是诊断脊椎骨折的首选方法。通过调节CT窗宽、窗位，可以分别观察脊柱的骨质及周围软组织情况。通过多平面重组（multiplanner reformation，MPR）能够更好地识别X线上受组织重叠影像的隐匿性骨折，并且能够全方位清晰显示各椎体及附件的形态及密度变化，更好地观察骨折的细节情况，包括骨折定位、骨折线的走行、骨碎片的移位及分布、椎体压缩程度、骨性椎管及横突孔受累或狭窄程度、是否合并椎体及小关节脱位、脊柱曲度变化、临近软组织肿胀或血肿形成、椎间盘受累等情况[15]；在后续的治疗随访过程中能够较好地观察到骨折的愈合情况，另外可以通过如容积重建（volume reconstruction，VR）、表面阴影显示（shaded surface display，SSD）、最大密度投影（maximum intensity projection，MIP）等三维重建技术显示脊柱的立体三维情况，更为方便、直观地显示骨折的整体轮廓改变。与DR类似，不同节段的椎体骨折在CT上具有不同的影像表现，本节将列举临床实际工作中遇到的典型病例以此分析各类骨折CT典型表现及其对应临床意义。

8.3.2 寰椎骨折

◆ 病例14

【病史概况】男性患者，83岁，外伤后头颈部疼痛伴活动受限1小时。查体：颈部压痛明显，行颈椎CT平扫检查（图8-26）。

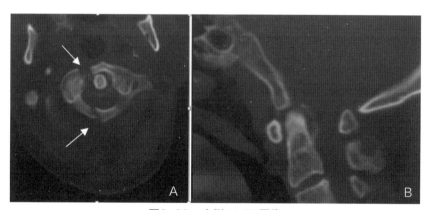

图8-26 病例14 CT图像

【影像表现】颈椎横轴位骨窗（图8-26A）显示寰椎前弓及后弓右侧骨质不连，可见透亮骨折线（箭头所示），断端分离，右侧寰齿关节间隙增宽，骨折线累及右侧横韧带止点，周围可见少许碎骨片，横韧带增厚、密度增高；颈椎矢状位骨窗（图8-26B）显示寰齿关节前间隙未见明显增宽，横韧带增厚、密度增高，相应水平椎管稍变窄。

【CT诊断】寰椎前、后弓右侧骨折；横韧带钙化并右侧止点撕裂。

◆ 病例15[4]

【病史概况】男性患者，62岁，跌倒并后颈部受撞击，颈部疼痛5天。

查体：颈部无明显压痛，颈部伸展及弯曲受限。损伤后行颈椎CT平扫检查
（图8-27）。

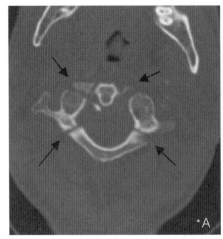 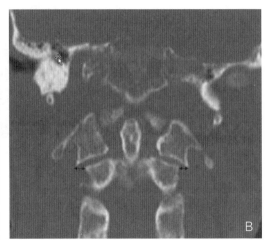

图8-27　病例15 CT图像

【影像表现】图8-27A、图8-27B为损伤后第6天CT横轴位及冠状位骨窗
图。图8-27A显示寰椎前后弓两侧均可见骨质不连续及透亮骨折线影（箭头所
示），周围可见少许碎骨片。图8-27B显示寰椎两侧块外缘相对枢椎体外缘移位
距离之和约12mm。寰齿关节及寰枢关节间隙基本对称。

【CT诊断】寰椎前后弓两侧爆裂性骨折合并两侧横韧带断裂。

【拓展分析】寰椎骨折首选CT检查，根据外伤史及骨皮质连续性中断即可
诊断。重点观察内容包括：①C1环断裂的具体部位以及骨块的移位情况，即确
定骨折位于前弓还是后弓，单处骨折还是多发骨折；②寰枢关节脱位以及横韧带
断裂情况，即测量寰椎两侧块侧方移位距离及寰齿前间隙距离，根据Spence原则
判断横韧带断裂情况，或仔细观察是否伴有寰椎侧块内侧面横韧带止点的撕脱骨
折；③判断骨性椎管狭窄情况，以及椎管内是否有硬膜外血肿，脊髓是否受压；
④骨折是否累及横突孔，在出现椎基底动脉综合征的情况下可以进一步行CTA检
查以显示椎间孔受损情况；⑤椎旁软组织肿胀情况；⑥复查CT以判断骨折愈合
情况，包括骨痂生成情况、关节复位情况，是否畸形愈合或存在关节强直等后遗
症。对于稳定性骨折，可选择颈托等保守治疗；对于不稳定性寰椎骨折，可选择
牵引固定或手术固定。[16-17]

8.3.3 枢椎骨折

◆ 病例16

【病史概况】男性患者，15岁，车祸伤伴颈部疼痛、活动受限。查体：颈椎压痛，旋转不能；行颈椎CT检查（图8-28）。

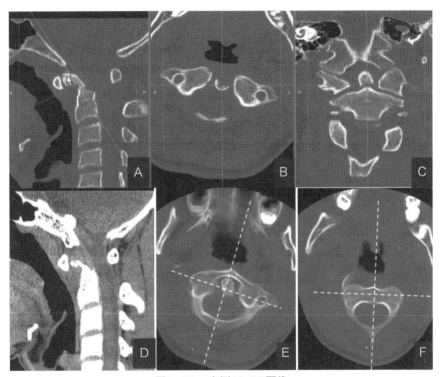

图8-28 病例16 CT图像

【影像表现】颈椎多层面重建骨窗（图8-28A至图8-28C）显示C2齿突基底部骨质不连，可见斜行骨折线（箭头所示），齿突骨折上端前移、背侧成角，骨性椎管无明显变窄，C1后弓与C2棘突间隙增宽，C2齿突至C1两侧块距离不等宽，右侧较宽；颈椎矢状位软组织窗（图8-28D）显示C1～C2水平颈前软组织增厚；颈椎轴位骨窗（图8-28E、图8-28F）显示寰枢椎相对位置异常，寰椎相对枢椎呈顺时针旋转。

【CT诊断】枢椎齿状突基底部骨折（Anderson Ⅱ型）伴寰枢关节旋转脱位。

◆ 病例17

【病史概况】女性患者，36岁，摔伤致颈部疼痛伴活动受限3天。查体：颈部压痛；行颈椎CT平扫检查（图8-29）。

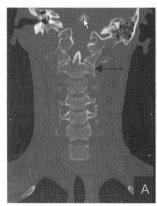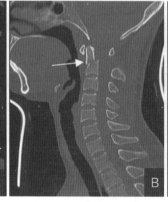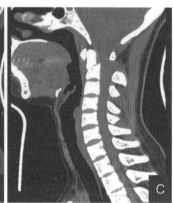

图8-29　病例17 CT图像

【影像表现】颈椎CT冠状位骨窗（图8-29A）显示枢椎齿突骨皮质不连，可见透亮骨折线，骨折线经齿突基底部向左侧延伸至枢椎体侧方寰枢关节面（黑箭头所示），齿突稍向左侧偏斜，寰齿关节间隙不等宽。颈椎CT矢状位骨窗（图8-29B）显示骨折线上方齿突稍前移（白箭头所示），寰齿关节间隙未见明显增宽，寰椎后弓与C2棘突间隙增宽；颈椎CT矢状位软组织窗（图8-29C）显示C2前方软组织增厚，椎管未见明显狭窄。

【CT诊断】枢椎齿突骨折（Anderson Ⅲ型）。

【拓展分析】急性颈椎创伤时，患者可能无法配合颈椎张口位X线检查，对于枢椎骨折情况可能显示不清。CT多层面多方位重建图像可以清晰显示枢椎骨折情况，重点观察内容，①确定骨折位置、骨折线走行、断端移位及成角程度等准确分型[18]，临床上最常见的是根据Anderson和D'Alonzo分型将齿突骨折分为3型：Ⅰ型齿状突尖骨折、Ⅱ型齿状突基底部骨折、Ⅲ型经枢椎椎体骨折。②寰枢关节脱位情况：根据寰椎相对枢椎移位方向可以分为前脱位、后脱位及旋转脱位。③判断骨性椎管狭窄情况，椎管内是否有硬膜外血肿，以及脊髓是否受压。④骨折是否累及横突孔，在出现椎基底动脉综合征的情况下可以进一步行CTA检查以显示椎间孔受损情况。⑤观察椎旁软组织肿胀情况。⑥复查CT以判断骨折愈合情况。

◆ 病例18

【病史概况】男性患者，53岁，车祸时被甩出车外致昏迷。初诊（图8-30A至图8-30C）及1个月后复查（图8-30D至图8-30F）颈椎CT平扫检查（图8-30）。

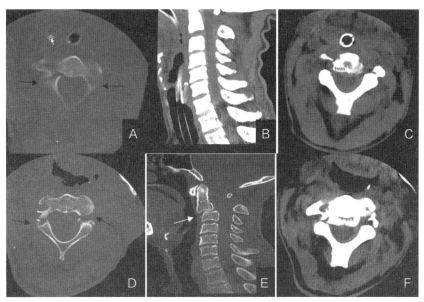

图8-30　病例18 CT图像

【影像表现】初诊颈椎CT横轴位骨窗（图8-30A）均显示C2两侧椎弓根骨质不连，可见透亮骨折线（黑箭头所示），累及左侧横突孔，断端分离；颈椎CT矢状位骨窗及横轴位软组织窗（图8-30B、图8-30C）显示C2水平骨性椎管增宽，椎管内硬膜外见弧形或条片状等密度影，纤维性椎管稍变窄，周围软组织肿胀。1个月后复诊颈椎CT横轴位骨窗（图8-30D）显示C2两侧椎弓根仍见骨质分离；颈椎CT矢状位骨窗（图8-30E）显示C2椎体向前移位，达下位椎体前后径1/4～1/2（白箭头所示），C2～C3椎间隙变窄，相应节段后凸成角，脊髓前缘受压；颈椎CT横轴位软组织骨窗显示，椎管后部硬膜外弧形等密度影范围均较前缩小，椎管狭窄程度较前稍减轻。

【CT诊断】初诊：C2两侧椎弓根骨折（Hangman骨折），并C2水平椎管内少量硬膜外血肿、椎管变窄。复诊：C2两侧椎弓根骨折，新发C2椎体向前Ⅱ度滑脱；C2水平椎管内少量硬膜外血肿范围较前缩小，相应水平椎管狭窄较前稍减轻。

【拓展分析】Hangman骨折[19]是指枢椎上下关节突间部骨折，常伴有椎体滑脱。一般X线侧位片即可做出初步诊断，对于显示不清者可以补充CT检查明确。
重点观察内容：①确定骨折位置、骨折线走行、断端移位以及成角程度。②判断
椎管内是否有硬膜外血肿，脊髓是否受压。③是否合并小关节撕脱、脱位、绞
锁。④骨折是否累及横突孔，在出现椎基底动脉综合征的情况下可以进一步行
CTA检查以显示椎间孔受损情况。⑤C2/C3椎间隙有无变窄或增宽，椎间盘有无疝
出。⑥观察椎旁软组织肿胀情况。⑦复查CT判断骨折愈合以及滑脱复位情况。另
外，值得注意的是由于吞咽运动伪影的影响，上颈部脊髓轮廓可能显示不清晰。

8.3.4　下颈椎及胸腰椎骨折

8.3.4.1　压缩性骨折

◆ 病例19

【病史概况】女性患者，51岁，向后摔倒致臀部着地致腰痛半天。查体：臀
部、腰部皮肤正常，未见明显红肿，腰椎有轻度按压痛，无明显神经损伤体征；
行腰椎CT平扫检查（图8-31）。

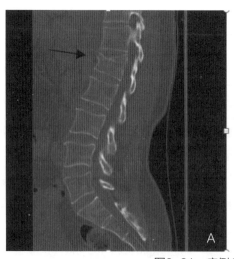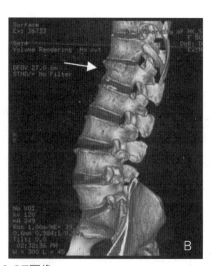

图8-31　病例19 CT图像

【影像表现】腰椎矢状位骨窗及腰椎VR成像显示：L1椎体变扁、呈楔形改
变，椎体上缘及前缘骨皮质不连续，内可见致密骨折线，椎体后缘骨皮质连续，

相应位置脊柱生理曲度后凸，椎管未见明显变窄。

【CT诊断】T12椎体压缩性骨折。

【拓展分析】单纯压缩性骨折主要表现为椎体前方或侧方的高度丢失，椎体后缘骨皮质连续，因此通常不伴有骨性椎管狭窄，大多数通过DR结合病史即可诊断；CT相对于DR来说能够更好地显示骨折线形态、椎管、附件及椎间盘、周围软组织情况，因此CT除了可进行基本的骨折定位、测量椎体压缩、成角程度外，还可鉴别或排除其他损伤，包括：①通过骨折线走行及骨碎片分布特点鉴别爆裂性骨折。②通过骨质破坏形态及周边软组织情况，判断是否合并骨质疏松、骨质硬化、许莫氏结节、椎旁血肿、脓肿或软组织肿块等，从而鉴别骨折病因。③通过观察棘突间隙是否增宽判断是否合并棘间韧带、棘上韧带损伤。④排除是否合并椎管狭窄、椎间盘突出、附件骨折等。[20-23]

8.3.4.2 爆裂性骨折

◆ 病例20

【病史概况】男性患者，53岁，摔伤致腰背部疼痛、活动受限1天。查体：胸腰段水平压痛，叩痛明显；行腰椎CT平扫检查（图8-32）。

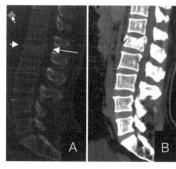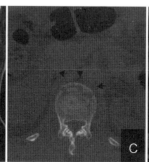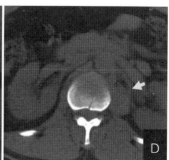

图8-32　病例20 CT图像

【影像表现】L1椎体变扁，骨皮质不连续，可见多发骨折线，骨折碎片向四周移位，部分骨折碎片后移凸向椎管内、相应椎管狭窄，脊髓前缘受压，左侧腰大肌肿胀。

【CT诊断】L1椎体爆裂性骨折，并相应地水平椎管狭窄，左侧腰大肌肿胀。

【拓展分析】椎体爆裂性骨折为全椎体粉碎性骨折，骨折碎片向周围移位、分离、嵌插，为不稳定性骨折，造成脊髓神经损伤比例较高。CT检查的主要目的：①鉴别单纯压缩性骨折及骨折脱位。②明确是否存在骨碎片移入椎管造成脊髓或神经损伤。③是否合并附件骨折。④是否合并创伤性椎间盘突出或脱出。⑤是否合并椎管内硬膜外血肿、椎旁软组织肿胀或血肿形成。[20-23]

8.3.4.3 Chance骨折

◆ 病例21[12]

【病史概况】男性患者，25岁，单板滑雪时4米跳跃后以深弯姿势仰面落地，上腰部疼痛，否认神经系统症状。查体：上腰椎压痛，后棘突间无明显缺损；行腰椎CT检查（图8-33）。

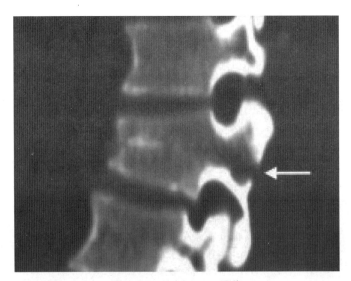

图8-33 病例21 CT图像

【影像表现】腰椎CT矢状位骨窗显示L1椎体变扁呈楔形改变，内见横行线状骨折线贯穿椎体及附件，椎体前中部见致密骨折线，椎体后部及附件见透亮骨折线（箭头所示）、断端分离。

【CT诊断】L1椎体Chance骨折。

【拓展分析】Chance骨折CT诊断要点：①典型的屈曲牵拉外伤史。②累及整个椎体及附件的横行骨折，椎体后部及附件牵拉分离，可伴椎体前部压缩，可伴有脊柱后凸畸形改变。③无椎体脱位或半脱位。

8.3.4.4 骨折脱位

◆ 病例22

【病史概况】男性患者，38岁，重物砸伤致双下肢瘫痪1天。查体：胸腰段水平压痛、叩击痛明显；行胸腰椎CT平扫检查（图8-34）。

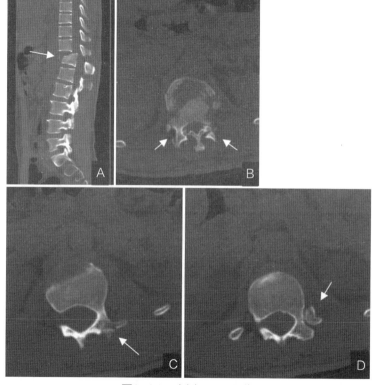

图8-34 病例22 CT图像

【影像表现】胸腰椎CT矢状位骨窗（图8-34A）显示T12椎体变扁、呈前窄后宽楔形改变，周围可见多发骨碎片（箭头所示），T11椎体向前移位，移位距离占下位椎体前后径1/4～1/2；T11/T12水平椎管明显狭窄、脊髓受压。腰椎CT横轴位骨窗（图8-34B至图8-34D）显示T11～T12椎小关节周围见多发骨碎片（箭头所示）；左侧第12肋近端、L1左侧横突局部骨皮质欠光整。

【CT诊断】T11椎体Ⅱ度前滑脱并T12椎体、T11～T12椎小关节、左侧第12肋近端、L1左侧横突多发骨折。

【拓展分析】脊椎骨折脱位为不稳定性骨折，常合并脊髓神经损伤，通常需要手术治疗，因此CT需要重点评估：①椎体骨折形态及压缩程度。②确定脱位方向（前后滑脱、侧方移位、旋转脱位）及移位程度。③是否合并椎管狭窄、脊髓损伤。④是否合并同节段或相邻椎体小关节、棘突、横突、椎板等附件骨折。⑤判断周围软组织肿胀情况，是否合并血肿等。[24-25]

8.3.5　骶尾椎骨折

◆ 病例23

【病史概况】男性患者，52岁，高处坠落2小时后，腰背疼痛。查体：骨盆挤压分离试验阳性，行CT检查，部分关键图像如图8-35。

【影像表现】骨盆骨窗横轴位（图8-35A）、冠状位（图8-35B）、软组织窗横轴位（图8-35C）、MIP（图8-35D）显示骶骨右缘骨皮质不连，可见透亮骨折线，可见分离碎骨片，骨折线向下延伸，累及S1~S5右侧骶孔，临近骶前软组织肿胀。

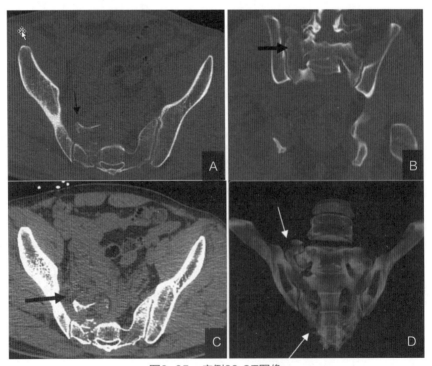

图8-35　病例23 CT图像

【CT诊断】骶骨右侧部骨折，累及S1～S5右侧骶孔。

【拓展分析】骶尾椎骨折多见于臀部摔伤、高处坠落伤及车祸伤者，常合并骨盆及腰椎附件多发伤，因此首选CT检查，需要重点观察的内容：①骨折线走行方向：纵行、斜行、横行或粉碎性，前两者多见。②骨折线累及范围：是否累及骶孔、骶髂关节面、骶管。③骨折移位、成角情况。④是否合并骶髂关节脱位：骶髂关节间隙是否不对称或增宽。⑤是否合并骶尾椎脱位或半脱位。⑥是否合并骨盆、腰椎附件多发骨折。⑦是否合并盆腔脏器、大血管损伤及腹膜后血肿。骨折临床上对于无移位者可进行非手术治疗，对于骶尾椎移位或脱位者可采取经肛门手法复位，对于无法复位及无法维持稳定者可手术复位固定，对于骶神经受压可采取手术减压治疗；合并盆腔脏器、大血管损伤及腹膜后血肿等需要及时手术治疗，以免危及生命。[26]

8.3.6 其他特殊的骨折

8.3.6.1 Clay-shoveler骨折

◆ 病例24

【病史概况】男性患者，50岁，被一辆机动车所撞致头部受伤，伴短暂意识丧失。行颈椎CT检查（图8-36）。

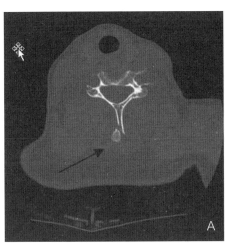
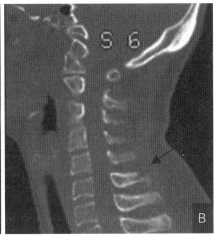

图8-36 病例24 CT图像

【影像表现】颈椎CT横轴位及矢状位骨窗显示C6棘突骨皮质不连续，可见透亮骨折线，远端骨碎片向右侧、下方移位。

【CT诊断】C6棘突骨折（Clay-shoveler骨折）。

【拓展分析】Clay-shoveler骨折泛指发生在下颈椎或上胸椎的孤立性棘突骨折。

8.3.6.2　强直性脊柱炎脊柱骨折

◆ 病例25

【病史概况】男性患者，44岁，因车祸伤致头、颈痛及腰背疼痛，活动受限1小时；既往有强直性脊柱炎病史。行颈椎CT检查（图8-37）。

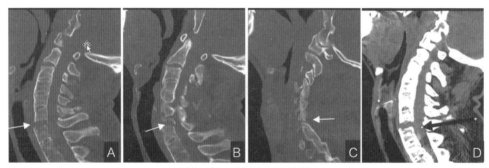

图8-37　病例25 CT图像

【影像表现】颈椎呈竹节样改变，各椎体呈方形，前纵韧带、棘间韧带骨化，椎间盘钙化，小关节融合；C6椎体稍后移，C6/C7椎间隙增宽，C7椎体上部可见横行透亮影，累及上关节突，相应节段骨化的前纵韧带及棘间韧带连续性中断，C6棘突骨质不连；C7椎体后方椎管内见条状高密度影。

【CT诊断】强直性脊柱炎合并C6～C7剪力性骨折：颈椎骨性强直；C7椎体上缘及两侧上关节突横贯性骨折，C6棘突骨折，C6椎体稍后移并C6/C7椎间分离，C7水平椎管内硬膜外血肿。

【拓展分析】对于长期有强直性脊柱炎的患者，当出现新发或加重的颈痛、胸背痛、腰背痛，有或轻或重的外伤甚至无外伤史，均应怀疑是否合并脊柱骨折。CT主要表现与X线一致为：①脊柱骨性强直：竹节样改变，各椎体呈方形，前纵韧带、棘间韧带骨化，椎间盘钙化，小关节融合。②脊柱剪力性骨折：经椎间或椎体的横贯性骨折，多累及三柱，即骨折线贯穿同节段或相邻节段附件，相应节段骨化前纵韧带、棘间韧带断裂，可伴有椎体移位、椎管狭窄及脊髓损伤，需要进一步行MRI检查以明确；部分仅见骨桥断裂，椎间隙前部张开。③应力性骨折：经椎间及附件的横行骨折，骨折平面相邻椎体终板面下骨质破坏及骨质硬化、假关节形成。④压缩性骨折：椎体压缩变扁。压缩性骨折由于同时存在骨质破坏以及骨质硬化，可能被误诊为脊柱结核及化脓性脊柱炎，影像上主要通过是否合并脊柱后柱的骨折、椎旁脓肿以及随访病灶变化来鉴别，临床上需要密切结合病史、症状、实验室感染指标等综合判断。强直性脊柱炎合并骨折多为不稳定性骨折，保守治疗具有较高的骨折不愈合、畸形愈合、再发骨折脱位风险，在患者条件允许情况下，推荐手术治疗[27]。

（曾敏，魏新华）

8.4 脊椎骨折的MRI临床应用与诊断解读

8.4.1 概述

脊柱MRI是诊断脊柱骨折软组织损伤的首要检查方法。MRI扫描方位以矢状位及轴位为主，冠状位临床上较少应用。不同方位，成像序列亦有所不同。平扫矢状位主要包括T1、T2加权成像，T2脂肪抑制序列及短T1反转恢复序列（STIR）。T1、T2加权成像是脊柱及脊髓成像的基础序列，均采用快速自旋回波序列扫描。T2脂肪抑制序列主要是抑制脂肪组织信号，从而突出病变组织的信号，提高MRI成像的敏感性。短T1反转恢复序列主要用于颈部扫描，是基于脂肪组织短T1特性选择反转T1时间，其场强是不受限的。另外，轴位多采用梯度回波序列扫描的T2加权成像，该序列能更清晰地显示出脊髓内病变，同时可减少椎管内脑积液的搏动伪影。此外，MRI检查还可以通过常规增强、动态增强成像以突出病变的强化程度，通过观察强化程度推测病变的血液供应状态及良恶性情况。而对于观察蛛网膜下腔影像，考虑脊髓、马尾、脊髓圆锥、神经根等结构，可通过磁共振脊髓成像（magnetic resonance myelography，MRM）进行检查。[28-30]

8.4.2 骨损伤

8.4.2.1 寰椎骨折

◆ 病例26

【病史概况】男性患者，72岁，外伤后颈部活动受限1天，1天前不慎摔倒，头部先着地，余症状阴性。查体：颈部因疼痛而无法活动。外院CT提示寰椎骨折，进一步行腰椎MRI检查（图8-38）。

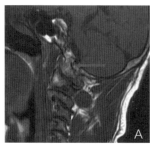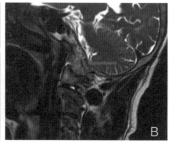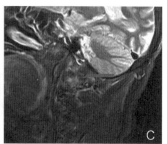

图8-38　病例26 MRI图像

【影像表现】图8-38A至图8-38C分别为矢状位T1加权成像、T2加权成像及T2压脂序列，各序列可见寰椎右侧骨皮质不连续，T1WI、T2WI局部结构稍紊乱，压脂序列见散在斑片状高信号。

【MRI诊断】考虑寰椎右侧骨折。

【诊断依据】老年男性患者，有颈部外伤病史，外院影像检查提示寰椎骨折，进一步行MRI检查见寰椎右侧骨皮质不连续，局部结构稍紊乱，压脂序列呈明显高信号。

【拓展分析】寰椎爆裂性骨折同时累及寰椎前、后弓，可以是单侧，亦可以是双侧，形成两块、三块或四块骨折；临床上表现为创伤性上颈部疼痛、斜颈、活动受限及颈部肌肉痉挛等。寰椎爆裂性骨折约占寰椎骨折的33%，神经损伤相对少见。如枕部神经受损，会出现枕下区域神经症状，表现为头皮感觉迟钝或过敏；如椎动脉损伤，可导致基底动脉供血不足，表现为眩晕、视物模糊和眼震。寰椎爆裂性骨折损伤机制主要是施加于头顶的轴向压缩应力导致侧块向侧方移位；寰椎椎弓的软骨结合部具有缓冲作用，因此寰椎爆裂性骨折较少发生在儿童。寰椎爆裂性骨折可合并横韧带断裂、撕脱骨折或低节段脊柱骨折。MRI影像可明确显示脊髓压迫征象及椎管损伤改变，脊髓受损时表现为T2WI信号增高，水肿信号或脊髓出血的低信号改变。如横韧带实质部断裂时，形态模糊，连续性不完整，局部见T2WI高信号改变。如横韧带止点撕脱骨折，则侧块骨皮质连续性中断或不完整。寰椎爆裂性骨折合并椎动脉损伤时，则行MRI检查可见夹层或闭塞。同时MRI可显示硬膜外血肿及椎旁周围软组织损伤，表现为T2WI信号增高。寰椎爆裂性骨折以手术治疗为主，治疗的主要目的是复位并保持椎体的稳定性。[31-33]

8.4.2.2　枢椎齿突骨折

◆ **病例27**

【病史概况】女性患者，32岁，外伤致全身多处疼痛1天。查体：神清，GCS15分，精神尚可，双侧瞳孔等大等圆，对答切题，头部可见多处软组织挫伤，较大处左额部约6cm×6cm，上颈椎棘突压痛，颈椎旋转活动受限，双侧胸锁乳突肌部压痛，左前臂背侧压痛，余体征未见异常，进一步行MRI检查（图8-39）。

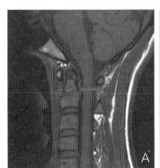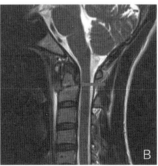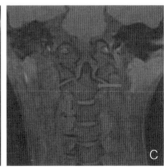

图8-39　病例27 MRI图像

【影像表现】图8-39A至图8-39C分别为矢状位T1加权成像、T2加权成像及冠状位脂肪抑制序列，各序列可见C2齿突基底部低信号骨折线（箭头所示）累及C2椎体，寰枢后弓与C2棘突间距增大，脊髓信号未见异常。

【MRI诊断】枢椎齿突骨折（Anderson Ⅲ型）。

【诊断依据】年轻女性患者，具有创伤后颈部疼痛病史，MRI检查见C2齿突规则骨折线，并累及C2椎体。

【拓展分析】枢椎齿突骨折，临床上最常见病因是坠落或机动车事故，因头部屈曲、旋转及过伸所致，约占颈椎骨折的10%，多伴有寰枢关节脱位。而单纯性齿突骨折相对少见，临床也容易漏诊，该类型骨折多由短暂的暴力引起。临床上，枢椎齿突骨折多表现为创伤后颈部疼痛、活动受限等。枢椎齿突骨折损伤机制按Anderson分型可归纳为三型：最多见的是齿突基底部骨折（Ⅱ型），约占枢椎齿突骨折的60%，骨折线位于齿突基底部或C2椎体上方的横行、斜行透亮线，该类型骨折为不稳定性骨折，齿突可向前、后移位，并且由于骨折接触面较小，如保守治疗则易出现不愈合。其次是经枢椎椎体的齿突骨折（Ⅲ型），约占枢椎齿突骨折的30%，骨折线位于齿突腰部以下，横穿枢椎椎体，进入椎体的松质骨内，一般而言，该类型骨折为稳定性骨折，预后较好。最少见的是齿突尖骨折（Ⅰ型），约占枢椎齿突骨折的5%，骨折线位于横韧带水平以上，属于齿突上端的斜行骨折，该类型骨折存在明显的不稳定性。MRI影像基于其成像优势可对损伤所致的骨髓水肿敏感显示，表现为斑片状或带状长T1长T2信号；同时，MRI可显示骨折是否移位、成角，硬膜囊及脊髓是否受压等情况。枢椎齿突骨折的临床治疗主要根据骨折的分型而定，最多见的齿突基底部骨折由于属于不稳定性骨折，多采用手术治疗，保守治疗易发生骨折且愈合不良。而其他两种类型骨折，一般可采用保守治疗，预后也比较良好。[34-35]

8.4.3 椎体压缩性骨折

8.4.3.1 急性压缩性骨折

◆ 病例28

【病史概况】女性患者，86岁，跌倒致腰痛1天。查体：腰椎活动受限，双侧腰椎旁肌明显紧张，轻压痛；胸腰段水平压痛、叩击痛明显。X线检查提示T12椎体压缩性骨折。后行MRI检查（图8-40）。

【影像表现】图8-40A至图8-40C分别为矢状位T1加权成像、T2加权成像及T2脂肪抑制序列，各序列均可见T12椎体前缘及上缘皮质皱褶，呈压缩变扁改变，小于1/3椎体高度，椎体内见斑片状长T1短T2信号，压脂T2WI序列呈明显高信号，附件及椎旁软组织未见异常。

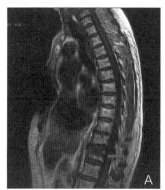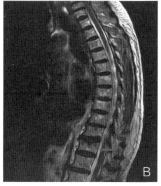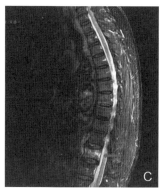

图8-40　病例28 MRI图像

【MRI诊断】T12椎体急性压缩性骨折。

【诊断依据】老年女性患者，有摔伤的外伤病史，X线检查发现T12椎体压缩性骨折，进一步行MRI检查见T12椎体压缩变扁，信号异常，T2WI及压脂T2WI均呈高信号改变。

【拓展分析】脊柱急性压缩性骨折主要由坠落伤、车祸及臀部着地摔伤等引起，受伤部位疼痛、压痛及叩击痛，活动受限；好发于胸腰段（T11～L2），单发多见；椎体前柱受损，后柱完整；一般不伴有脊髓损伤。脊柱急性压缩性骨折损伤机制根据外力方向不同，分为前屈及侧方压缩，以前者多见；前柱受压，常小于椎体1/2，上下终板多受累，前纵韧带多完整；中柱未受累，后柱承受张力，严重时可致棘上、棘间韧带断裂。MRI影像表现为椎体前方或侧方高度减低，呈楔形改变，椎体前缘或侧缘骨皮质皱褶，连续性中断，终板断裂；MRI可显示骨髓水肿及低信号骨折线；急性者T2WI压脂序列压缩椎体呈高信号；韧带损伤时，MRI可见韧带信号增高或断裂；脊髓一般无受损；部分病例可并发椎旁血肿，侧方压缩时可伴发横突骨折。[2]

8.4.3.2　骨质疏松性压缩性骨折

◆ 病例29

【病史概况】女性患者，89岁，腰痛3天，3天前无明显诱因出现腰背部疼痛，致无法行走，平卧可缓解，无头晕等症状。查体：胸腰椎轻压痛及叩痛。X线检查提示腰椎骨质疏松、退行性变；L1、L3～L4椎体压缩性骨折。后行MRI检查（图8-41）。

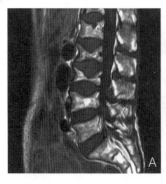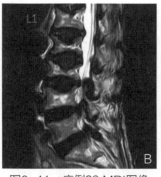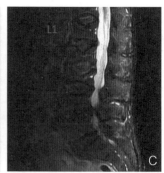

图8-41　病例29 MRI图像

【影像表现】图8-41A至图8-41C分别为矢状位T1加权成像、T2加权成像及T2脂肪抑制序列，各序列均可见腰椎各椎体边缘骨质增生、变尖，且信号不均，T1WI、T2WI见斑片状高信号，压脂T2WI序列呈低信号；L1～L5椎体不同程度楔形或双凹形改变，以L2～L3为著，上缘塌陷，椎体压脂信号未见高信号。

【MRI诊断】腰椎退行性骨关节病、骨质疏松；L1～L5椎体骨质疏松性压缩性骨折。

【诊断依据】老年女性患者，无摔伤的外伤病史，X线检查发现腰椎骨质疏松并L1、L3～L4椎体压缩性骨折；进一步行MRI检查见L1～L4椎体压缩变扁，压脂T2WI信号未见异常。

【拓展分析】骨质疏松性压缩性骨折是指在骨质疏松基础上发生的椎体压缩性骨折，是骨质疏松症最常见的并发症，多见于老年女性，好发的部位是胸椎及上腰椎，常多发于椎体受累。临床上一般无外伤史或只有轻度外伤史；同时脊柱可表现为后凸畸形、身高缩短或者驼背，肺活量下降，肺功能受限，一般不出现下肢神经受损表现，如椎体骨折压迫神经则可出现下肢麻木等症状。骨质疏松性压缩性骨折损伤机制主要是在骨质疏松的基础上，椎体骨小梁的表面密度减小，骨小梁变细、数量减少、强度减低；同时，在压缩力的作用下，骨小梁结构不稳定、局部发生碎裂，最终形成椎体压缩性改变。MRI影像诊断上，椎体骨质T1WI及T2WI椎体信号不均匀地增高，骨小梁减少，骨皮质变薄，椎体受压呈楔形或双凹形改变，常见多个椎体受累或多种形态并存；椎体终板可伴塌陷征象，或脊柱侧后凸畸形。骨质疏松性压缩性骨折可分急性（新鲜）、陈旧性或两个并存。急性者表现为骨皮质连续性中断，椎体内见长T1长T2骨髓水肿信号及低信号骨折线；陈旧性者表现为椎体楔形或双凹形改变，骨皮质相对完整，骨小梁无断裂征象，椎体信号无明显异常（与正常椎体信号相仿），亦无脊髓水肿及骨折线。骨质疏松性压缩性骨折在临床治疗上分保守治疗与手术治疗，保守治疗主要是卧床休息、抗骨质疏松治疗、药物镇痛及支架保护等，而手术治疗主要包括开放性手术及微创手术。[36-38]

8.4.4 爆裂性骨折

◆ 病例30

【病史概况】女性患者，68岁，跌倒致腰部疼痛1天。查体：腰椎活动受限，腰段水平压痛、叩击痛明显。外院CT检查显示L3椎体骨折，进一步行MRI检查（图8-42）。

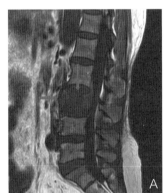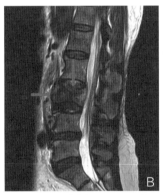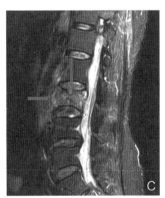

图8-42　病例30 MRI图像

【影像表现】图8-42A至图8-42C分别为矢状位T1加权成像、T2加权成像及T2脂肪抑制序列，各序列均可见L3椎体上缘、前缘骨质连续性中断，椎体塌陷，见多发不规则骨折线（箭头所示），断端移位不明显，椎体内见广泛异常信号，T1WI、T2WI呈不均匀低信号，压脂T2WI呈明显高信号。

【MRI诊断】L3椎体爆裂性骨折（急性）。

【诊断依据】老年女性患者，有外伤病史，外院CT检查发现L3椎体骨折，进一步行MRI检查发现L3椎体多发不规则骨折线，椎体塌陷及信号异常，压脂T2WI呈高信号改变。

【拓展分析】爆裂性骨折多由高能创伤引起，如坐地伤、高空坠落摔伤或高处重物坠落打击伤等，好发于胸腰椎交接部，并多伴有脊髓受损。因此当椎体发生爆裂性骨折时，发生部位局部会产生剧烈疼痛，伴有活动受限。可合并脊髓、神经受损，出现相应的临床症状。爆裂性骨折损伤机制是由于轴向负荷过大导致椎体终板骨折及髓核突入至椎体内，最终引起椎体爆裂，骨折片向外侧移位，部分骨折片可移入椎管内，引起脊髓及神经受损；一般椎体前、中柱受损，后柱受损较少。当爆裂性骨折合并屈曲力时，可引起脊柱后突。MRI影像诊断上，除了结合相关病史外，MRI图像上还能清晰地显示椎体、脊髓及神经根的受损情况。MRI图像上表现前、中柱骨质断裂，见低信号骨折线影，亦可见多发骨折片形成，断端分离或嵌插；椎体后缘骨折片可后移，压迫硬膜囊前缘及相应层面脊髓受压、变形，脊髓水肿、增粗，T2WI及压脂T2WI信号增高。若伴有后柱损伤，则可见椎弓根间距增宽，骨质中断，韧带损伤，信号增高。爆裂性骨折可引起椎间盘损伤，亦可引起周围软组织损伤、撕裂，均表现为T2WI信号增强。爆裂性骨折可合并硬膜外血肿，MRI上可见椎管内硬膜外条状、梭形异常信号，急性期表现为T1WI呈等信号，T2WI呈低信号；亚急性期表现为T1WI呈高信号，T2WI呈高/低信号。椎体爆裂性骨折在临床治疗上视患者临床表现及MRI影像表现进行诊治。对于MRI图像上诊断不伴有神经功能损伤者，可根据患者临床表现进行保守治疗。对于MRI图像上诊断伴有神经功能损伤或者该患者骨折情况属于不稳定性骨折，又或者骨折合并脊髓受压、有显著畸形者，则需要进行手术治疗。并且当合并脊髓损伤时，患者可能存在预后不良的情况。[12, 39-41]

8.4.5 屈曲—分离骨折

◆ 病例31

【病史概况】男性患者，25岁，从悬崖上摔下来，以背部弯曲的姿势着地。查体：上腰部压痛，无神经系统症状。行MRI检查（图8-43）。

【影像表现】图8-43A、图8-43B分别为矢状位CT图、T2加权成像。图8-43A可见L1前方椎体高度丧失，并伴有椎弓根和椎板断裂；图8-43B可见T2WI序列显示L1～L2后部韧带撕裂伤，信号强度增大。

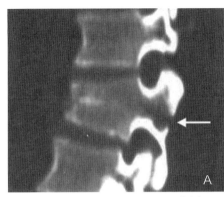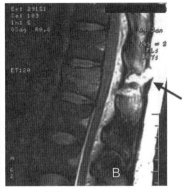

图8-43　病例31 CT、MRI图像

【MRI诊断】屈曲—分离骨折。

【诊断依据】年轻男性患者，以背部弯曲的姿势着地，造成屈曲—牵拉性损伤；CT可见L1椎体前方压缩改变，并伴有附件断裂骨折；MRI检查L1～L2后部韧带撕裂伤，T2WI信号异常增高。

【拓展分析】屈曲—分离骨折又称安全带骨折，多发于车祸中只系腰部安全带而没有系肩部安全带者，多发生于胸腰椎交界处（T11～L3）。屈曲—分离骨折损伤机制是后柱和中柱结构受牵拉，可出现棘突水平断裂或棘间韧带撕裂；撕裂水平向前延伸，可累及附件、椎体或椎间盘；另外当躯体骤然减速时，以安全带为支点，以上脊柱急性前屈，以下节段固定，造成屈曲—牵拉性损伤。MRI影像表现主要为横行骨折和/或韧带损伤。骨折线横行经过棘突、椎板、椎弓、横突、小关节、椎体；MRI可见骨折线及骨髓水肿。韧带损伤主要有棘上韧带和棘间韧带损伤，并可向前延伸累及黄韧带、后纵韧带，表现为T2WI信号增高，连续性部分或完全中断。当伴有椎间盘撕裂时，T2WI上椎间盘内见线样、条样高信号。临床治疗上分保守治疗及手术治疗。[42]

8.4.6　骨折脱位

◆ 病例32

【病史概况】女性患者，36岁，骶尾部疼痛9个月，曾有臀部外伤病史。查体：骶尾部压痛、叩击痛，双下肢感觉、肌力正常。外院影像检查显示尾椎骨折，进一步行MRI检查（图8-44）。

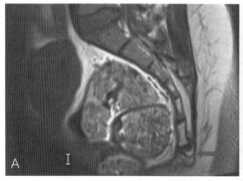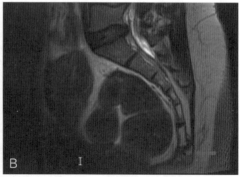

图8-44　病例32 MRI图像

【影像表现】图8-44A、图8-44B分别为矢状位T1加权成像、T2加权成像，各序列可见S2椎体上缘骨皮质欠光整、规则，稍塌陷，并椎体向后方移位，邻近脂肪间隙稍模糊，见索条状长T1短T2信号。

【MRI诊断】S2椎体骨折（陈旧性可能）并脱位。

【诊断依据】中年女性患者，曾有臀部外伤病史，外院影像检查提示尾椎骨折，进一步行MRI检查见第2尾椎上缘骨皮质不规则，椎体塌陷并向后移位，椎体周围脂肪间隙模糊。

【拓展分析】骨折脱位多由旋转、屈曲、剪切、牵拉等剧烈的复杂外力作用所致，脊柱的前、中、后柱均受到破坏，属于不稳定性骨折，可出现半脱位或脱位表现。骨折脱位占脊柱损伤的15%～20%，常合并脊髓及神经损伤。临床特点是具有高能量复杂受力的外伤病史，而受伤部分会产生疼痛、压痛及活动受限。骨折脱位损伤机制可分为三型：①屈曲—旋转型，中、后柱在张力和旋转力的共同作用下完全断裂，可伴有后方韧带复合体撕裂，小关节骨折半脱位或脱位，前柱在压缩和旋转力的共同作用下受到破坏，出现椎体前部楔形改变、前纵韧带剥离。②屈曲—分离型，中、后柱在张力共同作用下断裂，纤维环断裂，导致上部脊柱相对于下部脊柱出现脱位或半脱位，前纵韧带剥离、断裂。③剪切力型，脊柱前、中、后柱均断裂，剪切力多从后向前，上段脊柱向相应方向移位，前纵韧带断裂，并有附件骨折。MRI影像诊断上，除结合相关病史外，MRI图像上还能清晰地显示椎体前部呈楔形改变或椎体横行骨折，损伤上部脊柱相对于下部脊柱发生脱位或半脱位，伴或不伴旋转（有无旋转可从椎弓根及棘突的方向来判断）。严重脱位时，可出现"双环征"，即在同一横断面图像上同时显示两个椎体；亦可出现"裸露小关节征"，即小关节脱位。可合并椎间盘、韧带损伤。

骨折脱位可压迫硬膜囊前缘，脊髓相应受压、受损，信号增高。骨折脱位亦可合并硬膜外血肿，MRI上可见椎管内硬膜外条状、梭形异常信号，急性期呈等T1短T2信号。[43-46]

8.4.7　骶尾椎骨折

◆ 病例33

【病史概况】男性患者，61岁，外伤致骨盆、骶尾骨部疼痛，小便困难2周。查体：骶尾部压痛、叩击痛，双下肢感觉、肌力正常。外院影像检查显示骨盆、骶尾椎多发骨折，进一步行腰椎MRI检查（图8-45）。

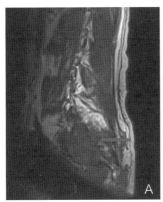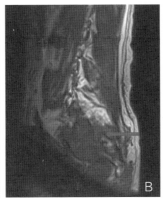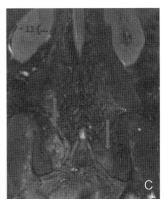

图8-45　病例33 MRI图像

【影像表现】图8-45A至图8-45C分别为矢状位T1加权成像、T2加权成像及冠状位T2压脂，图8-45A、图8-45B显示骶骨左侧局部结构紊乱，信号异常，T1WI、T2WI呈片状等稍低信号。图8-45C显示骶骨双侧骨皮质不连续，见低信号骨折线影，局部结构紊乱并信号异常，T2压脂呈高信号改变。

【MRI诊断】骶骨骨折。

【诊断依据】老年男性患者，有外伤致骨盆、骶尾骨部病史，影像学检查提示骨盆、骶尾椎多发骨折，进一步行MRI检查见骶骨双侧骨皮质不连续，结合多序列图像可见低信号骨折线，压脂序列呈明显高信号。

【拓展分析】骶骨骨折多由直接撞击局部所致，出现局部疼痛、皮下淤血、惧坐及压痛；容易合并骨盆骨折，骨折片损伤尿道、直肠，引起相应的临床症状；如累及骶孔可出现骶神经损伤，马鞍区感觉障碍；累及S1～S2者，则出现坐骨神经受伤症状。骶骨骨折以纵行、斜行骨折多见，约占骶骨骨折的95%，横行骨折相对少见，粉碎性骨折更为罕见。相对于X线及CT这两种检查方法，MRI影像有利于发现软组织损伤及隐匿性骨折。MRI影像诊断上若发现长T1、T2信号，则为骨髓水肿提示骨质受损，这有利于隐匿性骨折的发现与诊断。当累及骶孔时，易损伤骶神经，出现骶神经走行、信号异常。当合并骨盆骨折时，可使骨盆等构成骨连续性中断，断端发生移位、分离，可并发骶髂关节脱位、耻骨联合分离等。当合并直肠破裂时，可见直肠壁局部连续性中断、积气及积血。当合并腹膜后血肿时，可见局部团块状高密度出血影。骶骨骨折在临床治疗上分保守治疗与手术治疗。当患者骶骨骨折无发生移位时，可采取保守治疗，卧床、局部保护缓解压力，预后较好。当患者骶骨骨折发生移位、合并骨盆骨折或有其他并发症（如骶神经受压、直肠破裂等）时，则需进行手术治疗。[26, 47-49]

8.4.8　脊髓、硬膜囊损伤

8.4.8.1　脊髓损伤（Spinal cord injury）

◆ 病例34

【病史概况】男性患者，42岁，摔伤致双下肢无法活动、感觉消失5小时。查体：上腰部压痛，叩击痛，双下肢感觉、肌力消失。外院CT检查显示T12爆裂性骨折，进一步行腰椎MRI检查（图8-46）。

【影像表现】图8-46A至图8-46D分别为矢状位T1加权成像、T2加权成像，T2WI压脂及轴位T2WI。图8-46A至图8-46C可见T12椎体呈楔形改变，椎体及附件骨皮质欠连续，椎体信号异常，且椎体后缘向椎管内突起，T10～L1水平胸髓及脊髓圆锥增粗、结构不清、信号混杂，T2WI及压脂T2WI信号增高（粗箭头所示），邻近相应水平皮下软组织肿胀，信号异常，压脂T2WI呈明显高信号（细箭头所示）。

【MRI诊断】T12椎体及附件骨折，伴T10～L1水平胸髓及脊髓圆锥损伤。

【诊断依据】中年男性患者，摔伤致双下肢无法活动、感觉消失病史，外院CT检查提示T12爆裂性骨折，进一步行MRI检查见T12椎体及附件多发骨折，伴

T10~L1水平胸髓及脊髓圆锥结构、信号异常，考虑椎体骨折并累及脊髓损伤。

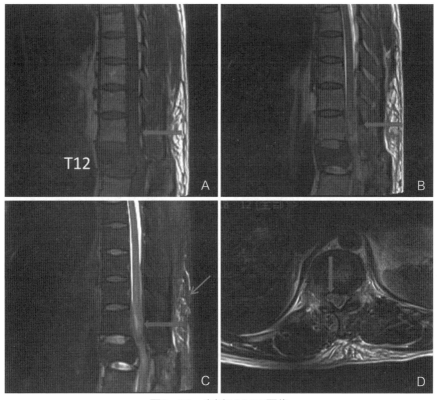

图8-46　病例34 MRI图像

【拓展分析】脊髓损伤好发于颈髓和脊髓胸腰交界区，可分为骨折脱位型和无骨折脱位型两类，两种类型好发人群及临床表现不同。骨折脱位型脊髓损伤多见于中青年，有急性外伤史，如暴力伤、坠落伤等，伴脊柱骨折或脱位。而无骨折脱位型脊髓损伤多见于儿童及中老年，伴或不伴有急性外伤史，无脊柱骨折或脱位。该例属于发生于脊髓胸腰交界区的骨折脱位型。脊髓损伤临床表现为受损平面以下感觉、运动功能障碍，自主神经功能紊乱、反射异常等。

脊髓损伤病理上早期表现为水肿、出血、缺血、液化坏死，镜下可见神经细胞及轴突变性、坏死、溶解，胶质细胞增生；后期可出现脊髓萎缩、软化、囊变、空洞、瘢痕形成、沃勒变性等。脊髓损伤最常见的MRI表现是脊髓水肿，表现为脊髓内片状等或稍长T1、T2信号，结构不清、外形肿胀。部分可表现为脊髓出血、脊髓断裂，后期可发生脊髓软化、脊髓囊变及空洞，甚至脊髓萎缩。还常合并有软组织挫伤、韧带断裂、软组织血肿。结合MRI影像表现及临床急性外伤病史，一般不难诊断。治疗上包括全身治疗、药物治疗及高压氧治疗，必要时可进行脊柱复位内固定术、椎管减压术等手术治疗。脊髓损伤出血范围越大，预后越差。[29-30, 44, 46, 50]

8.4.8.2 脊柱硬膜外出血

◆ 病例35

【病史概况】女性患者，68岁，摔伤致腰痛1天。查体：上腰部压痛、叩击痛，无神经系统症状。进一步行腰椎MRI检查（图8-47）。

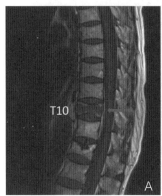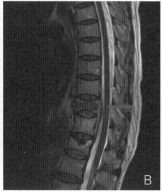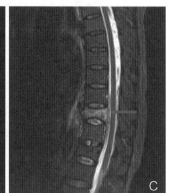

图8-47　病例35 MRI图像

【影像表现】图8-47A至图8-47C分别为矢状位T1加权成像、T2加权成像、T2压脂。图8-47A可见T10椎体变扁，呈楔形改变，椎体骨皮质连续性中断，可见骨折线，T1WI、T2WI序列上呈斑片状低信号，T2WI压脂呈高信号，T9～T11椎体后缘可见弧形条状异常信号，T1WI呈高信号，T2WI呈高、低略混杂信号，压脂呈混杂高信号。T12椎体变扁，上缘局部骨质凹陷，椎体压脂信号未见明显增高。

【MRI诊断】T10椎体急性压缩性骨折并T9～T11椎体水平硬膜外出血；T12椎体骨质疏松压缩性骨折且许莫氏结节形成。

【诊断依据】老年女性患者，有外伤致腰部疼痛病史，进一步行MRI检查见T10椎体急性压缩性骨折，伴T9～T11椎体硬膜外短T1信号，考虑急性椎体骨折并脊柱硬膜外出血。

【拓展分析】脊柱硬膜外血肿最佳的影像诊断检查是MRI，脊柱硬膜外血肿可分为自发性与继发性。自发性硬膜外血肿又称无创伤硬膜外血肿，一般多见于中老年人。继发性者一般有外伤或其他病史（如手术等）。临床急性起病，常以颈背痛、血肿相应节段神经根性疼痛为首发表现。如出现运动、感觉及括约肌功能障碍，则表现为肢体无力、感觉减退或消失、尿便潴留或尿失禁等。脊柱硬膜外血肿是由硬膜外静脉丛的撕裂导致的，因此凡是能导致硬膜外静脉丛撕裂的均可导致硬膜外血肿，如胸腹内压升高继发引起硬膜外静脉丛压力升高并破裂出血引起硬膜外血肿；外伤、手术等亦可继发硬膜外血肿。MRI检查矢状位典型者呈双凸状或条形，轴位呈新月形或双凸状，常累及数个脊髓节段，多位于胸段脊髓背侧，信号随血肿形成时间长短而不同，增强扫描血肿可见环形强化。可合并骨折、脱位；脊髓受压、水肿，T2WI信号增高。临床治疗上脊髓压迫症状者应及时行手术治疗，清除血肿，解除脊髓压迫；当血肿较小时，去除诱因后保守治疗。预后和血肿的大小、部位、术前神经功能障碍严重程度等有关。[51-53]

8.4.8.3 脊柱硬膜下出血

◆ 病例36

【病史概况】男性患者，30岁，高处跌倒后腰背部疼痛，活动受限2小时。查体：腰背部压痛、叩击痛明显，会阴区感觉无异常，四肢感觉运动情况良好。该院影像检查提示腰椎骨折。进一步行腰椎MRI检查（图8-48）。

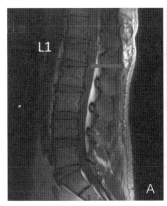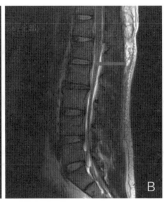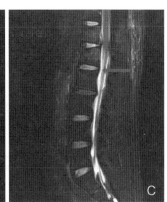

图8-48　病例36 MRI图像

【影像表现】图8-48A至图8-48C分别为矢状位T1加权成像、T2加权成像、T2压脂。图8-48A可见T11～L2椎体略呈楔形改变，以L1椎体为主，且T2WI压脂信号增高，并T1WI序列可见T11～L4椎体后方条带状高信号。腰背部皮下压脂见斑片状高信号。

【MRI诊断】T11～L2椎体压缩性骨折并T11～L4椎体水平硬膜下出血。

【诊断依据】青年男性患者，有外伤致腰部疼痛病史，进一步行MRI检查见T11～L2椎体信号异常，伴T11～L4椎体硬膜下短T1信号，考虑椎体骨折并脊柱硬膜下出血。

【拓展分析】脊柱硬膜下血肿属罕见，症状、体征缺乏特异性，可分自发性及继发性硬膜下血肿。一般有腰穿、抗凝治疗、血液病等诱因，而无外伤史。脊柱硬膜下血肿可由创伤（麻醉、脊柱外科手术等损伤）或非创伤性（凝血功能异常等）因素引起。MRI检查硬膜下血肿位于线状低信号的硬脊膜的内侧，可达数个脊髓节段；矢状位呈新月形或梭形，理论上随出血时间不同，MR各序列信号不同。如发生在脊髓圆锥下方的硬膜下血肿，矢状位可见条状异常信号包绕终丝、马尾。临床治疗上包括保守治疗和手术治疗。保守治疗包括纠正出血诱因、康复治疗等，适用于病变较轻者或难以耐受手术治疗者。手术治疗包括椎管减压、清除血肿，适用于合并血管畸形或肿瘤者。[54-55]

（罗素金，魏新华）

8.5　脊柱骨折的鉴别诊断

8.5.1　概述

多种因素可造成脊柱骨折，最常见的是外伤引起的脊柱外伤性骨折，另外感染性病变、肿瘤性病变亦可造成脊柱骨折。较为多见的感染性病变是脊柱结核、化脓性脊柱炎等，肿瘤性病变则是骨肉瘤、脊柱血管瘤及转移瘤等。影像学上可通过不同的检查方式对病灶进行鉴别诊断：X线检查可用于病变的筛查；CT检查能够更清晰地显示骨质改变及钙化；MRI检查因其软组织分辨率高，可发现早期病变，最常见的受累部位是两相邻椎体及相应椎间盘。因此，对于椎体骨折，可借助影像检查方式对其进行鉴别诊断，并结合相关临床病史、实验室检查，对骨折进行定性、定位诊断。

8.5.2 鉴别诊断

8.5.2.1 与脊柱感染性的鉴别诊断

1. 与脊柱结核（spinal tuberculosis）的鉴别诊断

◆ 病例37

【病史概况】女性患者，52岁，腰痛1月余，加重3天。1月余前无明显诱因出现腰部疼痛，可向双下肢放射，间伴有双下肢麻木；外院CT提示，L5椎体骨质破坏。查体：腰椎活动轻度受限，腰椎轻压痛，直腿抬高实验（−），双下肢无水肿。实验室检查，C−反应蛋白（CPR）101.96mg/L，真菌检查（−），结核分枝杆菌检查（−），后在该院行CT及MRI检查（图8-49、图8-50）。

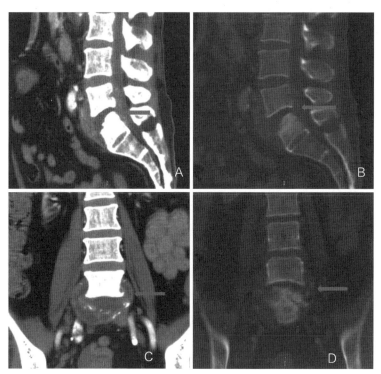

图8-49　病例37 CT图像

【CT影像表现】L5椎体上部部分骨质塌陷、破坏，L5/S1椎间盘及椎旁见软组织密度影，增强扫描呈不均匀强化，相应L5/S1水平椎管变窄，神经根受压。

【CT诊断】L5椎体部分骨质破坏、L5/S1椎间盘及椎旁病变，伴椎旁脓肿形成，考虑感染性病变可能，注意鉴别化脓性脊柱炎与脊柱结核。

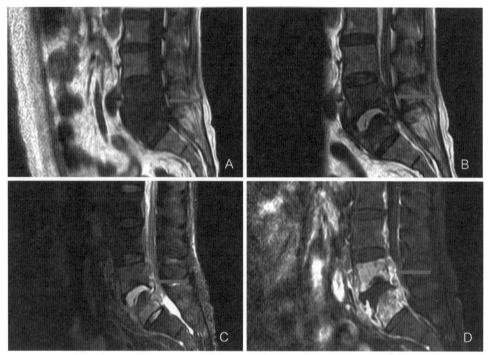

图8-50　病例37 MRI图像

【MRI影像表现】图8-50A至图8-50D分别为矢状位T1加权成像、T2加权成像、T2WI脂肪抑制序列及T1WI增强序列，L5～S1椎体骨质信号异常，T1WI呈低信号，T2WI及压脂序列呈高信号，L5/S1椎间盘及椎旁软组织内亦见条片状长T1长T2信号，增强扫描上述病变呈明显、不均匀强化，内见多发大小不等环形强化区，相应L5～S1水平椎管变窄，神经根及马尾受压。

【MRI诊断】L5～S1椎体、椎间盘及椎旁病变，伴椎旁脓肿形成，注意鉴别化脓性脊柱炎与脊柱结核。

【临床治疗】患者早期进行抗感染治疗，后行腰椎融合术及椎间盘感染病灶清除术，术中可见L5椎体上终板及部分椎体组织破坏，发现L4/L5椎间盘水肿突出，压迫相应节段神经根，见椎间盘组织糜烂破坏，伴淡黄色脓性渗液。后送病理检查，镜下可见肉芽肿形成，中间可见干酪样坏死，另见小脓肿形成，考虑肉芽肿性病变，有结核可能。

【拓展分析】脊柱结核占骨关节结核的5%～15%，好发部位是腰椎，其次是胸椎。发病与卫生条件、免疫力有关；感染途径最常见的是血行播散，少许为直接扩散。临床症状主要表现为结核中毒症状，如低热、消瘦、盗汗和乏力；但一般最先出现的是疼痛，表现为局部钝痛或沿脊神经放射性疼痛；可出现神经功能障碍，严重者表现为不完全或完全瘫痪；实验室检查可有红细胞沉降率（血沉）增高，PPD试验可呈强阳性。脊柱结核病理改变可分为增殖型和干酪型，两者多混合存在。增殖型结核表现为以肉芽增生为主，有典型的结核结节，由单核细胞和上皮样细胞组成。干酪型结核则表现为病变进展较快，形成富有蛋白的渗出物，并迅速发生干酪样变性，进而形成脓肿。如累及血管可引起骨质的坏死，形成死骨。同时，干酪样物质本身亦可发生沙砾状钙化。抗酸染色阳性。MRI影像学上最常见的受累部位是两相邻椎体及相应椎间盘，首先表现为椎体的骨质破坏，早期发生于椎体终板下，主要位于椎体前中部，可导致椎体压缩、变扁，并椎体内呈斑片状、斑点状异常信号，T1WI多呈均匀低信号，少数呈等低混杂信号，T2WI多呈不均匀较高信号，干酪性小脓肿呈高信号，边界清晰；晚期可累及附件。增强后病灶呈不均匀强化，坏死区无强化，周边可有中度或明显强化。由于该病具有一定的隐袭性，临床上早期可有结核中毒症状，PPD试验强阳性椎体，但结合影像表现，包括椎体、附件骨质破坏及椎旁软组织肿胀及脓肿形成，可对其进行准确性诊断。临床治疗采取早期、足量、规律、联合应用抗结核药保守治疗，必要时辅助手术减压、脊柱固定、脓肿引流、病灶清除。早期治疗预后良好，疾病晚期致残率高。[56-60]

2. 与化脓性脊柱炎的鉴别诊断

◆ 病例38

【病史概况】女性患者，71岁，腰背痛1年余，加重1月余。1年余前无明显诱因出现腰部疼痛，以胸腰段为主，呈酸胀性疼痛，无放射性疼痛，开始为阵发性，休息后可缓解，后逐渐加重，呈持续性；外院血培养提示，有革兰氏阳性球菌生长。查体：胸腰段后凸畸形，腰曲减少，双侧腰椎旁肌明显紧张，轻压痛；胸腰段水平叩痛明显。实验室检查，C-反应蛋白不高，结核分枝杆菌复合体检查（-），后在该院行CT及MRI检查（图8-51、图8-52）。

【CT影像表现】L2～L3椎体相邻椎板见骨皮质破坏，并邻近双侧腰大肌见散在斑点高密度影，增强扫描双侧腰大肌强化不均匀，见斑片状低强化灶，边缘环形强化，相应水平向后压迫硬膜囊。

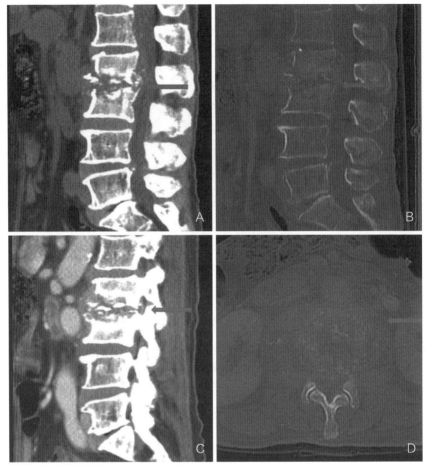

图8-51　病例38 CT图像

【CT诊断】L2～L3椎体骨质破坏，并周围腰大肌旁环形强化，考虑结核并周围冷脓肿形成，请结合临床行MRI检查。

【MRI影像表现】图8-51A至图8-51D分别为矢状位T1加权成像、T2加权成像、T2WI脂肪抑制序列及T1WI增强序列，L2～L3椎体关节面骨质破坏、塌陷，呈不规则形，椎间盘信号异常，L2～L3椎体呈斑片状T1WI低T2WI低信号，压脂T2WI呈不均匀高信号，关节面呈斑片状T2WI及压脂T2WI高信号，增强扫描呈明显强化，邻近腰大肌内见斑片状长T2信号，边缘模糊，局部腰膨大及马尾轻度受压后移。

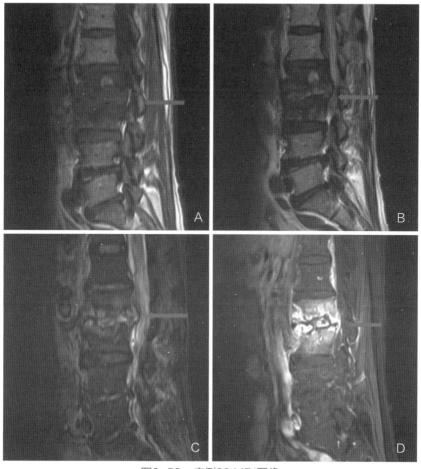

图8-52　病例38 MRI图像

【MRI诊断】L2～L3椎体骨质破坏，并邻近腰大肌异常信号，考虑感染性病变，结核未除外，请结合临床。

【临床治疗】患者入院后，感染三项指标均增高，给予抗感染治疗，后行手术取病理活检，病理回报，送检组织未见肿瘤及典型结核改变，抗酸染色（－），六胺银（－），PAS（－），镜下见碎骨、增生纤维组织及新生骨。后继续给予抗感染治疗，患者病情好转，出院。

【拓展分析】化脓性脊柱炎是指由金黄色葡萄球菌感染所致的脊椎骨质及椎间盘的化脓性炎症，属少见病，占骨关节化脓性感染的5%，多见于60～70岁老年人；好发于下腰椎，表现为椎体终板信号异常及骨质破坏，终板塌陷，椎间盘信号异常及破坏，约75%合并椎旁或硬膜外蜂窝织炎、脓肿。临床上表现为急、慢性腰背部疼痛，活动后加重局限性触痛，脊柱压痛，严重者可出现截瘫、感觉障碍；亦可表现为发热、乏力；实验室检查表现为血沉升高、CPR升高、白细胞计数升高。化脓性脊柱炎最常见的致病菌是金黄色葡萄球菌，其主要通过椎体滋养动脉和脊椎周围静脉系统感染椎体及附件，引起相应部位的骨质破坏，导致椎体塌陷。其次部分可通过外伤、手术、邻近组织感染蔓延，可造成邻近韧带的感染；75%合并硬膜外或椎旁蜂窝织炎、脓肿，晚期椎体及小关节可硬化、融合。影像学上早期（2～8周）表现为终板骨质侵蚀，X线表现为阴性，通过MRI检查，可发现椎间盘炎症改变，表现为T2WI脂肪抑制图像呈高信号，增强扫描呈明显强化；亦可发现椎体骨髓炎改变，表现为终板侵蚀和塌陷，相邻椎体见边界模糊的片状T1WI低信号、T2WI脂肪抑制高信号，增强明显均匀或不均匀强化，病变晚期可见椎体的硬化、融合。如发生硬膜外或椎旁脓肿，则表现为脓肿壁不规则增厚，T1WI与肌肉信号相仿，T2WI脂肪抑制图像呈高信号，增强明显不均匀或环形强化。临床治疗上有别于脊柱结核，多采用早期抗感染治疗，应用广谱抗生素抗感染治疗6～8周，同时脊柱制动6～12周，预后良好；若合并硬膜外脓肿压迫神经，则行手术减压治疗。[61-65]

8.5.2.2　与脊柱肿瘤的鉴别诊断

1. 与脊柱淋巴瘤鉴别

◆ 病例39

【病史概况】男性患者，62岁，腰痛。半月前无明显诱因出现双侧腰部钝痛，偶向双腿放射，屈曲体位后偶有缓解，余无异常征象。当地医院给予中药贴剂治疗，症状无缓解，后上述症状反复出现，疼痛较前加剧，遂去上级医院就诊，腰椎MRI提示腰椎退行性变。查体：胸腰段水平叩痛、压痛明显。后在该院行胸椎MRI检查（图8-53）。

【影像表现】图8-53A至图8-53E分别为矢状位T1加权成像、T2加权成像、T2WI脂肪抑制序列及T1WI增强序列（图8-53D、图8-53E），T11椎体内见片状异常信号，呈长T1等长T2信号，T2WI压脂呈高信号，T1WI增强扫描呈不均匀强化，内见斑片状无强化区（箭头所示），并椎体后突压迫椎管，椎管变窄。

【MRI诊断】T11椎体占位并T11水平椎管狭窄，疑转移瘤可能性大，建议完善相关检查。

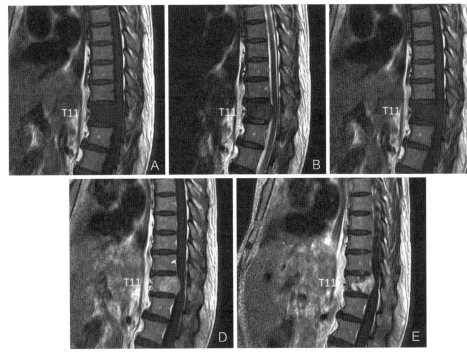

图8-53 病例39 MRI图像

【临床治疗】患者经检查后，未发现有原发肿瘤病史，实验室检查肿瘤指标不高，后经科室讨论，患者无手术禁忌证，遂行手术治疗，术后病理回报，符合非霍奇金T细胞淋巴瘤-ALK（+）间变性大细胞淋巴瘤。

【拓展分析】脊柱淋巴瘤起源于淋巴网状系统的恶性肿瘤，发生于脊柱区的分四型，即髓内型、骨型、软脊膜型和硬膜外型；非霍奇金淋巴瘤（non-Hodgkin lymphoma，NHL）较霍奇金淋巴瘤（Hodgkin lymphoma，HL）多见，NHL以B细胞型多见。多表现为骨破坏与软组织肿块不成比例。可分为原发和继发，继发者多见。原发淋巴瘤多为单发，以胸椎（69%）最常见；继发性以多发和弥漫浸润为主，病变具有跳跃性，椎间盘一般不受累及。脊柱淋巴瘤多发于男性，年龄上有两个发病高峰：小于30岁和50～70岁，临床上主要表现为脊髓及脊神经受压引起的症状。病理上骨淋巴瘤在骨小梁之间浸润生长，破坏正常骨结。影像表现主要为骨质破坏，且表现多样，可表现为骨小梁模糊，正常骨结构破坏不明显；亦可仅有骨皮质虫蚀样或穿凿样骨质破坏、缺机；或可呈明显溶骨性骨质破坏，轻度膨胀等。HL以硬化型和混合型骨破坏多见，合并压缩骨折的相对少见。MRI表现为与T1WI与T2WI脊髓相比呈等信号，信号比较均匀。部分表现

为T1WI和T2WI呈低信号，脂肪抑制信号增高，增强扫描强化程度比较均匀，中度强化多见。[66-69]

2.与脊柱转移瘤（metastatic tumor）鉴别

◆ 病例40

【病史概况】女性患者，34岁，确诊乳腺癌3年，腰背疼痛2月，加重1周。查体：胸腰段多个节段叩痛、压痛明显。后在该院行胸椎、腰椎MRI检查（图8-54）。

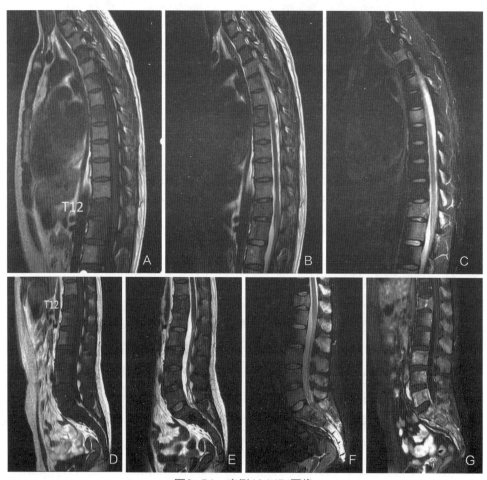

图8-54　病例40 MRI图像

【影像表现】胸腰骶椎椎体及附件见多发骨质破坏，椎体信号异常，

T1WI/T2WI呈斑片状、结节状信号减低，T2WI压脂呈明显高信号，增强扫描亦呈明显高信号。另T12椎体呈楔形改变，椎体见类似信号。

【MRI诊断】胸腰骶椎椎体及附件多发转移瘤，并T12椎体病理性压缩骨折。

【临床治疗】该患者在行乳腺癌改良根治术后行化疗治疗，后出现多发椎体转移，临床考虑该患者虽出现病理骨折，但未对脊髓造成压迫，遂行骨转移放疗治疗。并行低频电疗、红外线理疗等对症支持治疗后，患者症状好转。

【拓展分析】脊柱转移瘤可造成病理性骨折，但多有原发肿瘤病史，有别于外伤性椎体骨折；且乳腺癌、肺癌、肾癌、甲状腺癌容易发生溶骨转移。不同椎体骨质破坏征象可提示原发肿瘤的来源。肾癌、甲状腺癌的转移一般为膨胀性、溶骨性骨破坏；前列腺癌、膀胱癌和喉癌多以成骨性转移多见；病变呈单发或多发、连续或跳跃分布，一般不累及腰椎间盘。临床实验室肿瘤标志物可有不同程度升高。影像学检查表现为以椎体后部或附件受累为主，溶骨性转移易合并病理压缩骨折成骨性转移表现为孤立、多灶性或弥漫异常病变，边界清晰或不清晰，伴或不伴椎旁软组织肿块形成；MRI上T1WI呈单发或多发低信号，溶骨性的以T2WI高信号、压脂明显高信号多见，成骨性的T2WI为低信号、压脂信号也一定程度增加，增强扫描有不同程度强化。鉴别要点以中老年患者相对常见，具有原发肿瘤病史；椎体或附件均可发生，椎体偏后部多见；溶骨性骨破坏伴椎旁软组织肿块多见。[70-72]

3. 与脊柱椎体血管瘤（hemangioma）鉴别

◆ 病例41

【病史概况】男性患者，26岁，反复腰腿痛半月，加重1天。半月前无明显诱因出现腰背痛，呈酸胀牵拉样痛，以腰骶部为甚，并向双下肢放射，伴双下肢外侧皮肤麻木感，向下至足跟部，左下肢较右下肢为甚。活动和行走后疼痛加重，平卧休息无好转，疼痛以夜间为重。查体：腰2椎体水平棘突压痛明显，局部未见明显红肿热痛，双侧腰椎旁肌稍紧张，轻压痛；腰椎活动度稍受限。后在医院行腰椎MRI检查（图8-55）。

【影像表现】图8-55A至图8-55D分别为矢状位T1加权成像、T2加权成像、T2WI脂肪抑制序列及轴位T2WI。L2椎体及附件见片状异常信号，呈长T1短T2信号，T2WI压脂呈高信号，相应层面硬膜囊、马尾神经受压。

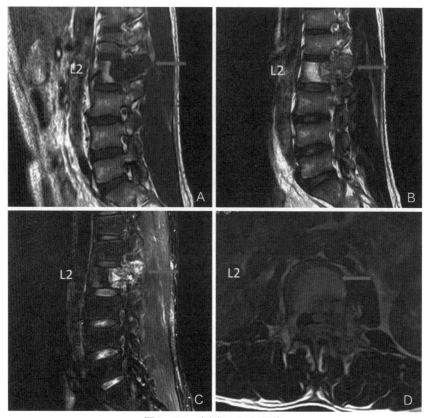

图8-55　病例41 MRI图像

【MRI诊断】L2椎体及附件骨质破坏，考虑恶性骨肿瘤（骨母细胞瘤）可能性大，建议MRI增强扫描。

【临床治疗】患者入院后，经科室讨论，无手术禁忌证，遂行手术治疗，术后病理回报，符合骨血管瘤，免疫组化结果：瘤细胞CD34（＋），CD31（＋），ERG（＋），Ki-67<5%+，p53少许+，CK（－）。

【拓展分析】脊柱椎体血管瘤以良性最为常见，好发于胸椎，25%～30%为多发病变。可分无症状、症状性和侵袭性血管瘤；侵袭性血管呈侵袭性生长，可累及附件，以胸椎多见。该病例属于侵袭性血管瘤。脊柱椎体血管瘤多见于中年女性，多为偶然发现，一般无明显症状。但侵袭性血管瘤可伴局部疼痛、脊髓压迫或神经根受累症状。脊柱椎体血管瘤病理类型可分为海绵状血管瘤、毛细血管瘤和动静脉血管瘤、静脉性血管瘤或几种混合。镜下结构表现为骨小梁和脂肪基质间可见成熟薄壁血管、内皮覆盖的毛细血管和血窦结构；而侵袭性血管瘤血管成分多、脂肪成分少。脊柱椎体血管瘤在MRI上可有典型表现，矢状位重建呈典型的"栅栏状"，轴位上呈典型的"四点花布征"；部分病灶内可见流空血管及脂肪成分。若是侵袭性血管瘤，则以血管成分为主，表现为T1WI呈等或低信号，T2WI呈高信号，侵袭性可侵犯至硬膜外，引起脊髓压迫；亦可破坏脊柱结构，合并病理骨折，增强扫描呈明显强化多见。临床治疗上无症状者，可随诊观察。若是侵袭性血管瘤者可行椎体成形术治疗。[73]

（罗素金，魏新华）

参考文献

［1］袁慧书，郎宁. 脊柱疾病影像诊断［M］. 北京：北京大学医学出版社，2020.

［2］郭启勇，王振常. 放射影像学［M］. 北京：人民卫生出版社，2015.

［3］LY JQ. Jefferson fracture［J］. The journal of emergency medicine，2002，23（4）：415-416.

［4］HAUS BM，HARRIS MB. Case Report［J］. Clinical orthopaedics and related research，2008，466（5）：1257-1261.

［5］JEFFERSON G. Remarks on fractures of the first cervical vertebra［J］. British medical journal，1927，2（3473）：153-157.

［6］SPENCE KF JR，DECKER S，SELL KW. Bursting atlantal fracture associated with rupture of the transverse ligament［J］. Journal of bone & joint surgery-American volume，1970，52（3）：543-549.

［7］RYKEN TC，AARABI B，DHALL SS，et al. Management of isolated fractures of the atlas in adults［J］. Neurosurgery，2013，72（3 Suppl）：127-131.

［8］ANDERSON LC，D'ALONZO RT. Fractures of the odontoid process of the axis［J］. Journal of bone & joint surgery-American volume，2014，56（8）：1663-1674.

［9］SCHNEIDER RC，LIVINGSTON KE，CAVE AJE，et al. Hangman's fracture of the cervical spine［J］. Neurosurgery，1965，22（2）：141-154.

［10］戴亦心，张帅，欧阳建元，等. 影响单纯枢椎环骨折稳定性的各解剖结构骨折三维CT分型研究及临床意义［J］. 中国脊柱脊髓杂志，2020，30（2）：142-150.

［11］马远征，王以朋，刘强，等. 中国老年骨质疏松症诊疗指南（2018）［J］. 中国骨质疏松杂志，2018，24（12）：1541-1567.

［12］OKAMOTO K，DOITA M，YOSHIKAWA M，et al. Lumbar chance fracture in an adult snowboarder：unusual mechanism of a chance fracture［J］. Spine，2005，30（2）：56-59.

［13］HALL RDM. Clay shoveler's fracture［J］. Journal of bone & joint surgery-American volume，1940，22（1）：63-75.

［14］GRAHAM B，VAN PETEGHEM P K. Fratures of the spine in ankylosing spondylitis diagnosis，treatment and complications［J］. Spine，1989，14：803-807.

［15］VU C，GENDELBERG D. Classifications in brief：AO thoracolumbar classification system [J]. Clinical orthopaedics and related research, 2020, 478（2）: 434-440.

[16] 黄大耿, 贺宝荣, 郝定均, 等. 成人寰椎骨折的治疗策略 [J]. 中国脊柱脊髓杂志, 2017, 27（5）: 339-405.

[17] SHATSKY J, BELLABARBA C, NGUYEN Q, et al. A retrospective review of fixation of C1 ring fractures—does the transverse atlantal ligament（TAL）really matter? [J]. The spine journal: official journal of the North American spine society, 2016, 16（3）: 372-379.

[18] 何思羽, 王清, 李广州, 等. 枢椎环骨折部位及损伤机制的三维CT分型研究 [J]. 中华骨科杂志, 2020, 40（20）: 1387-1396.

[19] 张宝成, 蔡贤华, 丁然, 等. Hangman骨折诊断和治疗进展 [J]. 中国修复重建外科杂志, 2015, 29（4）: 513-517.

[20] ENSRUD KE, SCHOUSBOE JT. Vertebral fractures [J]. New England journal of medicine, 2015, 364（17）: 1634-1642.

[21] 闫廷飞, 孙晨曦, 杨勇, 等. 胸腰椎骨折的治疗进展 [J]. 中国矫形外科杂志, 2017, 25（12）: 1113-1116.

[22] 王新伟, 袁文. 如何正确诊治下颈椎损伤 [J]. 中国脊柱脊髓杂志, 2015, 25（4）: 289-291.

[23] 闫廷飞, 史建刚, 史国栋. 胸腰椎骨折伴脊髓神经损伤的治疗进展 [J]. 中国脊柱脊髓杂志, 2016, 26（6）: 552-555.

[24] LEE JY, VACCARO AR, LIM MR, et al. Thoracolumbar injury classification and severity score: a new paradigm for the treatment of thoracolumbar spine trauma [J]. Journal of orthopaedic science: official journal of the Japanese orthopaedic association, 2005, 10（6）: 671-675.

[25] BUCHBINDER R, JOHNSTON RV, RISCHIN KJ, et al. Percutaneous vertebroplasty for osteoporotic vertebral compression fracture [J]. Cochrane database of systematic reviews, 2015, 4（1）: CD006349.

[26] 贾文超, 薛飞, 冯卫, 等. 骶骨解剖、骨折分型及不同内固定治疗的特点 [J]. 中国组织工程研究, 2018, 22（31）: 5034-5040.

[27] RODRIGUEZ AJ, FINK HA, MIRIGIAN L, et al. Pain, quality of life, and safety outcomes of kyphoplasty for vertebral compression fractures: report of a task force of the American society for bone and mineral research [J]. Journal of bone & mineral research, 2017, 32（9）: 1935-1944.

[28] BAO Y, ZHONG X, ZHU W, et al. Feasibility and safety of cervical kinematic magnetic resonance imaging in patients with cervical spinal cord injury without fracture and dislocation [J]. Orthopaedic Surgery, 2020, 12（2）: 570-581.

[29] NADUVANAHALLI VIVEKANANDASWAMY A, KANNAN M, SHARMA V, et al. Prognostic utility of magnetic resonance imaging（MRI）in predicting neurological outcomes in patients with acute thoracolumbar spinal cord injury [J]. European spine journal, 2020, 29（6）: 1227-1235.

[30] TARAWNEH AM, D'AQUINO D, HILIS A, et al. Can MRI findings predict the outcome of cervical spinal cord Injury? A systematic review [J]. European spine journal, 2020, 29

（10）：2457-2464.

[31] NOWELL M, NELSON R. Traumatic posterior atlantoaxial dislocation with associated C1 jefferson fracture and bilateral vertebral artery occlusion without odontoid process fracture or neurological deficit [J]. European spine journal, 2019, 28（Suppl 2）: 9-12.

[32] TU Q, CHEN H, LI Z, et al. Anterior reduction and C1-ring osteosynthesis with jefferson-fracture reduction plate（JeRP）via transoral approach for unstable atlas fractures [J]. Bmc muscloskeletal disorders, 2021, 22（1）: 745.

[33] 陈诚，王新伟. 寰椎骨折的诊断与治疗进展 [J]. 中国脊柱脊髓杂志，2017，27（1）：75-78.

[34] AGUNBIADE S, BELTON PJ, MESFIN FB. Spinal cord transection in a type Ⅱ Odontoid fracture from a ground-level fall [J]. Cureus, 2020.

[35] DAI C, LIANG G, ZHANG Y, et al. Risk factors of vertebral re-fracture after PVP or PKP for osteoporotic vertebral compression fractures, especially in Eastern Asia: a systematic review and meta-analysis [J]. Journal of Orthopaedic Surgery and research, 2022, 17（1）: 161.

[36] FUNAO H, ISOGAI N, SASAO Y, et al. Vertebroplasty with posterior spinal fusion for osteoporotic vertebral fracture using computer-assisted rod contouring system: a new minimally invasive technique [J]. International journal of surgery case reports, 2020, 72: 301-305.

[37] ISHIKAWA Y, MIYAKOSHI N, HONGO M, et al. Spinal cord compression with occult bony fragment in osteoporotic vertebral fracture: a case report [J]. Spine surgery and related research, 2021, 5（4）: 310-312.

[38] HUANG Z, HU C, TONG Y, et al. Percutaneous pedicle screw fixation combined with transforaminal endoscopic spinal canal decompression for the treatment of thoracolumbar burst fracture with severe neurologic deficit: a case report [J]. Medicine, 2020, 99（21）: e20276.

[39] JHONG GH, CHUNG YH, LI CT, et al. Numerical comparison of restored vertebral body height after incomplete burst fracture of the lumbar spine [J]. Journal of personalized medicine, 2022, 12（2）.

[40] PIETTON R, VIALLE R, LAURENT R, et al. Changes in quantitative elastography assessment of the adjacent lumbar disc after segmental fixation of the spine: a case description of a burst fracture of L4 [J]. Quantitative imaging in medicine and surgery, 2022, 12（3）: 2184-2188.

[41] YEN HSIN L, YILUN H. A rare presentation: cauda equina compression secondary to an L1 burst fracture in osteoporosis [J]. Cureus, 2022, 14（1）: e21425.

[42] CHEN JQ, CHEN MS, ZHANG B, et al. Treatment of C7 severe fracture and dislocation combined with cervical spinal cord injury by one stage reduction and internal fixation with anterior posterior approaches : a case report [J]. China journal of orthopaedics and traumatology, 2020, 33（2）: 154-157.

[43] LI QW, WANG L, WANG H. A case-control study: the clinical efficacy of total laminectomy with lateral mass screw fixation and single open-door laminoplasty for cervical

spinal cord injury without fracture and dislocation [J]. China journal of orthopaedics and traumatology, 2022, 35（2）: 136-141.

[44] TANG X, HUANG Y, HE S, et al. Clinical characteristics and treatment of fracture-dislocation of thoracic spine with or without minimal spinal cord injury [J]. Journal of back and musculoskeletal rehabilitation, 2020, 33（3）: 437-442.

[45] LIM DJ. Intraoperative finding and management of complete spinal cord transection after thoracolumbar traumatic fracture-dislocation: a case report [J]. Medicine, 2021, 100（2）: e24096.

[46] FARAH K, MEYER M, PROST S, et al. An unusual traumatic sacral-U shape fracture occurring during a grand mal epileptic seizure [J]. Neurochirurgie, 2022, 68（2）: 255-257.

[47] KOLZ JM, MITCHELL SA, ELDER BD, et al. Sacral insufficiency fracture following short-segment lumbosacral fusion: case series and review of the literature [J]. Global spine journal, 2022, 12（2）: 267-277.

[48] MEISSNER-HAECKER A, DIAZ-LEDEZMA C, KLABER I, et al. Inter-and intra-observer agreement using the new AOSpine sacral fracture classification, with a comparison between spine and pelvic trauma surgeons [J]. Injury, 2022, 53（2）: 514-518.

[49] FISCHER T, STERN C, FREUND P, et al. Wallerian degeneration in cervical spinal cord tracts is commonly seen in routine T2-weighted MRI after traumatic spinal cord injury and is associated with impairment in a retrospective study [J]. European radiology, 2020, 31（5）: 2923-2932.

[50] BAEESA S, JARZEM P, MANSI M, et al. Spontaneous spinal epidural hematoma: correlation of timing of surgical decompression and MRI Findings with functional neurological outcome [J]. World neurosurgery, 2019, 122: E241-E247.

[51] PARR CJ, YAN W, TOLEVA O, et al. Spinal epidural Hematoma secondary to tenecteplase for st-elevation myocardial infarction in the setting of trauma and cervical endplate fracture [J]. CJC open, 2020, 2（2）: 71-73.

[52] RADCLIFF K, MORRISON WB, KEPLER C, et al. Distinguishing pseudomeningocele, epidural hematoma, and postoperative infection on postoperative MRI [J]. Journal of spinal disorders & techniques, 2013, 29（9）.

[53] BUNEVICIUS A, TAMASAUSKAS A, AMBROZAITIS KV. Spontaneous thoracic subdural hematoma associated with warfarin therapy: case report with serial MRI [J]. Surgical neurologyinternational, 2019, 10: 28.

[54] WANG H, WU N, ZHAO Z, et al. Continuous monitoring method of cerebral subdural hematoma based on MRI guided DOT [J]. Biomedical optics express, 2020, 11（6）: 2964-2975.

[55] RAJASEKARAN S, SOUNDARARAJAN DCR, REDDY GJ, et al. A validated score for evaluating spinal instability to assess surgical candidacy in active spinal tuberculosis-an evidence based approach and multinational expert consensus study [J]. Global spine journal, 2022, 21（9）: 256-268.

[56] JIANG G, ZHU Y, ZHANG M, et al. The risk factors of the postoperative poor wound

healing in spinal tuberculosis patients: a single centre retrospective cohort study [J]. International wound journal, 2022, 22 (9): 123-126.

[57] LAMPEJO T, BHATT N. Musculoskeletal tuberculosis with spinal involvement: an important differential for chronic recurrent multifocal osteomyelitis [J]. Clinical imaging, 2022, 85: 5-6.

[58] DONG L, DONG C, ZHU Y, et al. Intravertebral cleft in pathological vertebral fracture resulting from spinal tuberculosis: a case report and literature review [J]. BMC musculoskeletal disorders, 2020, 21 (1): 619.

[59] JUNG JH, CHOI S, KANG Y, et al. Development of spinal tuberculosis in an adolescent with crohn's disease after infliximab therapy: a case report with literature review [J]. Frontiers in pediatrics, 2021, 9: 802-807.

[60] ABDEL RAZEK AAK, MOHAMED SHERIF F. Assessment of diffusion tensor imaging in differentiation between pyogenic and tuberculous spondylitis [J]. European journal of radiology, 2021, 139: 109-113.

[61] LIU X, ZHENG M, SUN J, et al. A diagnostic model for differentiating tuberculous spondylitis from pyogenic spondylitis on computed tomography images [J]. European radiology, 2021, 31 (10): 7626-7636.

[62] PARK SC, CHANG SY, GIMM G, et al. Involvement of L5-S1 level as an independent risk factor for adverse outcomes after surgical treatment of lumbar pyogenic spondylitis: a multivariate analysis [J]. Journal of orthopaedic surgery (Hong Kong), 2021, 29 (2): 230-234.

[63] SU B, TANG K, LIU W, et al. One-stage posterior debridement, autogenous spinous process bone graft and instrumentation for single segment lumbar pyogenic spondylitis [J]. Scientific reports, 2021, 11 (1): 3065.

[64] ZHANG S, WANG S, WANG Q, et al. Debridement and corpectomy via single posterior approach to treat pyogenic spondylitis after vertebral augmentation [J]. BMC musculoskeletal disorders, 2021, 22 (1): 591.

[65] CROCI DM, GAMBOA NT, OSMAN AEG, et al. Solitary manifestations of primary B-lymphoblastic lymphoma of the spine: Systematic literature review with case illustration [J]. Clinical neurology and neurosurgery, 2022, 212: 107-109.

[66] BER R, LIVINGSTON S, EG A. Intradural primary marginal zone lymphoma of the cervical spine 2 years following a posterior cervical instrumented fusion [J]. International cancer conference journal, 2021: 1-5.

[67] MAREK T, HUNT CH, HOWE BM, et al. "Wrap-around sign" in non-hodgkin lymphoma of the spine: a common yet overlooked imaging feature? [J]. World neurosurgery, 2021, 151: e457-e465.

[68] ZAKARIA MOHAMAD Z, KOW RY, LOW CL, et al. Primary b-cell lymphoma of the thoracic spine: a rare cause of spinal cord compression [J]. Cureus, 2021, 13 (7): e16608.

[69] CAO S, GAO X, BAI G, et al. Development and Validation of a scoring system for differential diagnosis of tuberculosis and metastatic tumor in the spine [J]. Infection and

drug resistance，2021，14：407-413.

［70］MADHU S，THOMAS AC，TANG SS，et al. Analysis of short-term versus long-term readmission-free survival after metastatic spine tumor surgery ［J］. World neurosurgery，2021，21（6）：76-79.

［71］PRAYSON RA. Metastatic gastrointestinal stromal tumor to the thoracic spine ［J］. Clinical neuropathology，2019，38（6）：294-296.

［72］WANG L，SONG Y. A rare case of symptomatic hemangioma of the lumbar spine involving the spinous process ［J］. The spine journal of the North American spine society，2016，16（3）：E191-E192.

［73］DANG L，LIU C，YANG SM，et al. Aggressive vertebral hemangioma of the thoracic spine without typical radiological appearance ［J］. European spine journal，2012，21（10）：1994-1999.

第9章

人工智能在脊柱外科中的应用与展望

9.1 人工智能和机器学习在脊柱研究中的应用

在过去的十年里，随着科技的进步及机器工程与医学学科日益深入的发展，以机器学习（ML）技术为突出代表的人工智能在一些领域应用广泛。例如，能够理解自然语言、执行从日历中检索信息、管理家庭自动化设备和在线订单等简单任务的个人助理，人工智能正在被数百万部智能手机使用。最先进的人工智能技术是自动驾驶汽车，它使用计算机视觉和其他传感装置来感知周围的环境并反馈至人工智能系统、自动控制系统，无须任何人力输入就能做出决定和移动。

虽然人工智能和机器学习有时被理解为同义，但机器学习只是人工智能的一个分支，人工智能是赋予机器"学习"能力的方法，也就是根据以前的经验或已知数据，提高机器在特定任务中的表现能力。尽管人工智能技术的其他分支，如符号推理、启发式和进化算法对科学技术产生了巨大的影响，但在目前发展潮流下，机器学习无疑是人工智能在医学研究应用中最有前途的。

机器学习基于数据的可用性，用来训练机器执行所需的任务。基于其本身的性质，机器学习很适合基于某些特征的输入数据生成输出的应用程序，例如图像分类。而事实上，近年来机器学习在图像处理方面也取得了显著进展。得益于不断的技术改进，在2015年，一个深度神经网络首次在著名的图像分类竞赛ImageNet大规模视觉识别挑战赛中取得超人的表现。计算机已经可以执行相当多优于人工专家的设定任务，比如图像分类、目标检测（如人脸检测和识别以及地标定位）。尽管如此强大的技术在医学成像的应用仍处于起步阶段，但放射科医生普遍认为，机器学习是一种真正具有颠覆性的技术，因为它可以深刻地改变成像数据的解释方式，并将其用于制订治疗计划和随访。尽管目前人工智能和机器学习对其他基础医学研究领域的影响还不太明显，但许多新的应用已经出现，例如在运动分析和组织力学特性方面。

近年来发表的关于人工智能和机器学习的研究成果急剧增加，人工智能和机器学习被用于研究与脊柱相关的课题报道越来越多，尤其是关于放射成像的研究主题，另外在治疗的结果预测等领域也有报道。相关报道的结果一部分是提出潜在的应用可能性，另一部分是已经在多个应用领域相对于既往研究成果做出对比并超过了以前的最高水平。例如，如今的机器学习技术允许在MRI扫描上对椎间盘退变进行准确且完全可重复的分级。而目前的技术改进速度预计将在未来带来进一步的提升。

9.1.1 机器学习

"机器学习"的概念是由亚瑟·塞缪尔在1959年提出的，他将其定义为一个研究领域，认为"机器学习"是使计算机在没有明确编程的情况下进行学习的一项新技术。机器学习的总体目标是进行预测，即仅基于模型开发人员提供的特征或从训练数据中自动学习的特征，根据给定输入的数据进行估计并输出期望值。更具体地说，机器学习的常见应用包括以下几种。

9.1.1.1 分类

输入的数据被分配到两个或两个以上组中的特定类别。分类的一个例子是基于组织病理学图像的癌症自动诊断，该分类应用中机器被训练为可以确定图像是否显示描述病理状况的特征（例如纹理和颜色信息），对比所输入的患者病理信息，从而判断病理组织的良恶性。椎间盘退变Pfirrmann分级的自动化则体现了一个多分类问题，将椎间盘的磁共振成像扫描分配到1（健康椎间盘）～5（严重椎间盘退变）的类别，然后做出相应的评价判断[1]。图像分割也可以被视为分类问题的一个子类，其中每个像素根据其特定区域或解剖结构进行标记。

9.1.1.2 回归

任务的输出是连续的，不是离散的。回归问题的一个例子是确定射线图像中解剖标记的坐标。

9.1.1.3 聚类

根据从输入数据本身学习到的特征，将提供的输入数据分为若干组。聚类分析方法适用于在没有关于特定类别数据的先验知识时对数据进行分类。例如，聚类分析可以被用于根据疼痛进展将有骨质疏松性椎体骨折的患者分为不同的组[2]。

另一种描述机器学习的方法是基于要执行任务的性质，其分类如下：

（1）监督学习：机器学习根据已知正确输出（真实的有效值）的输入集合

预测所需要的输出结果。在大多数应用中，监督学习还包括通过最小化代表机器预测和真实有效值之间差异的损失函数的值来学习将输入映射到输出的最佳方式。这是医学研究中最常见的学习方式。

（2）无监督学习：机器从没有已知基本特征的输入数据中学习。这种类型的学习任务主要是识别输入数据集中的模式和特征，目的是从可用数据的自身特征中提取新知识。上文提到的聚类是无监督学习的一种应用。

（3）强化学习：与在任务开始时提供基本事实数据不同，强化学习是在任务完成后提供关于执行正确性的反馈，从而起到增强或削弱这样正负反馈的作用。强化学习通常用于动态或交互式环境。临床决策作为另一个应用领域正迅速引起人们的兴趣，而强化学习模型是在研究非人类动物及人类如何学习任务和现象因果结构过程中具有应用价值的工具。

需要指出的是，无论利用机器学习技术执行何种任务，用于训练算法和测试其准确性的大型数据集的可用性对于成功实施机器学习是至关重要的。在医学研究中，这一要求需要对数据隐私、道德、监管和责任提出更为严谨的要求。

9.1.2　人工智能和机器学习应用在脊柱研究中的发展现状

人工智能技术正在对脊柱相关的几个研究领域产生重大影响，预计未来将进一步增大。在以下叙述中，我们总结了人工智能和机器学习在脊柱研究各个领域的应用，如诊断成像、治疗结果预测和决策支持系统。此外，还包括与基础科学更密切相关的应用，如生物力学和运动分析。

9.1.2.1　定位及标记脊柱结构

机器学习已经被应用于从平面X线、CT和MRI等放射学图像数据中提取椎骨、椎间盘和脊柱形状位置等图片信息。在目前的技术条件下，在成像数据集中定位脊柱解剖结构通常是开发全自动病理特征检测和分类方法或预测治疗结果的第一步。

基于阈值和启发式搜索的方法等的机器学习技术目前也被用于脊柱解剖标记的定位任务。Schmidt使用分类树生成MRI中每个椎间盘质心位置的概率图，然后建立概率图模型并使用该概率图来推断脊柱病变最可能的位置，将相对于人类创建的参考的平均定位误差缩小到6.2mm[3]。也有学者根据特征描述符（定向梯度的金字塔直方图）训练了一个用于椎间盘定位的支持向量机，根据椎间盘水平获得了2.6～3.6mm的平均定位误差[4]。简而言之，该方法基于一个在原始图像的多尺度版本上滑动矩形区域的滑动窗口，对于窗口的每个位置，计算特征描述符的值，并将其作为输入传递给支持向量机（SVM），以确定当前窗口是否包含椎间盘。当计算出一组最可能的椎间盘位置时，将使用图模型来推断每个特定椎间盘的位置。该团队随后扩展并改进了该方法，基于该方法可以定位椎骨，并使平均定位误差小于4mm[5]。Glocker等人在病理性脊柱的CT数据集中针对椎体的定位提出了新的定位方法，包括严重的脊柱侧凸、矢状畸形和固定装置等定位功能，并使其平均定位误差在6～8.5mm[6-7]范围内。该方法基于训练的分类随机森林来确定椎体质心的位置，并采用新技术生成适当的训练数据和消除假阳性预测。

近些年来，人工神经网络和深度学习也被应用于脊柱结构的定位。Chen等人使用了一种包括一个随机森林分类器的混合方法，该分类器执行用于驱动深度的卷积神经网络（CNN）的第一次粗略定位[8]；这种方法与以前的非深度学习技术相比有了明显的改进，使得椎间盘质心的平均定位误差缩小至1.6～2mm。同一研究小组还使用了CNN，两者都基于二维卷积，即单独处理单个切片，以及一种新的三维卷积层。Suzani等人使用一个六层神经网络，通过回归任务来定位椎体质心：对于数据集中的每个体素，算法网络投票选出将体素本身连接到质心的向量，然后利用投票结果统计估计椎体质心的最可能位置。Payer等人提出了另一种方法，他们使用二维和三维卷积神经网络构建解剖标记的地标位置的回归热图[9]；然而，该方法并未应用于脊柱图像的处理分析。上述几项研究报道结果均展示了在椎体或椎间盘质心获得满意定位后，通过拟合图形模型来执行解剖标记的标记任务。近来有研究通过复杂模型实现了高精度，通过将整个3D数据集作为输入来执行地标和椎体中心的定位，而无须任何初步的粗略定位或滑动窗口方法。Yang等人在对有各种疾病的患者及接受手术器械治疗的患者进行CT时，能够获得6.9～9mm的椎体中心定位误差，这使视野和图像分辨率有了很大的变化。

就目前技术发展而言，最先进的脊柱结构定位和标记技术已经取得了与人类专家观察员水平相当的高性能。如今，检测和标记功能已经集成到商业图片/存档通信系统以及商业化临床成像软件中，只是尚未公开这些功能的技术细节。

9.1.2.2 分割

图像分析技术中的一个关键问题是对图像内容的理解或解释，也就是在像素级别水平上将图像细分为多个区域。基于此，每个像素都属于特定的区域，这个过程被称为语义分割，可以手动或自动进行。由于它是计算机视觉和自动驾驶等应用的基础，这个主题报道较多。在医学成像中，除了识别像素是否属于椎间盘，分割算法通常还应确定它属于哪个特定实例（例如，脊柱椎骨的L1～L2或L2～L3）。这种类型的分割称为实例分割，与脊柱研究最为相关。

评估分割算法的质量涉及定量指标的定义，这种定义可能不如定位任务中使用的定位误差直观。在既往研究引入的几种度量标准中，最常见的是骰子相似系数（dice similarity coefficient，DSC），它表示分割图像和真实有效值之间的空间重叠量；另一个度量标准是平均表面距离（mean surface distance，MSD），它描述了分割曲面每个曲面体素与真实有效值中最近的曲面体素之间的平均距离。

多项研究报道介绍了不涉及机器学习技术的脊柱分割方法，这些技术虽在某些应用情况下需要用户参与干预，但也有全自动的方法介绍，提示目前存在多种不同的脊柱分割方法。而其他一些方法则通过优化程序将可变形解剖模型拟合到图像。在许多已经公布的技术中，基于图像信息和规范化切割技术及由此衍生的技术研究尤其成功。其中一个例子是，Ayed等人使用标准化切割获得了0.88的DSC值和2.7mm的MSD值[10]。边缘空间学习技术是将假设要分割的对象的姿势和形状在多个参数中量化。大量假设覆盖了参数空间，也就是说，这些假设描述了物体所有可能的姿势，然后形成分割信息，最后通过分类器选择最佳假设。

近年来，专门为分割任务设计的卷积神经网络开始被应用起来。Chen等人使用包含三维卷积层在内的深度卷积神经网络生成属于体素级别特定区域的概率。阈值和平滑等后处理技术均可被用作细化分割。Lessmann等人发布其研究结果并提出了一种带有记忆组件的三维卷积神经网络，用以记忆脊椎已经被分类的范围[11]。为了处理大型数据集，该技术使用三维滑动窗口方法，首先确定窗口包含整个脊椎的位置，然后使用深度分类器执行像素级分割。在更新内存以后，寻找下一个椎骨时，如果检测到已经分割的椎骨的一部分，它就会被忽略。该方法可实现卓越的精度，平均DSC值为0.94，MSD值为0.2mm。

虽然目前业界已经取得有潜在应用可能的结果，但脊柱解剖结构的分割仍有很大的改进空间。事实上，近年来也有人提出脊柱分割挑战（脊柱成像的计算方法和临床应用，以及存放注释图像的数据库，用于开发新的分割方法，上述数据库目前均是被公开授权使用的。

9.1.2.3　计算机辅助诊断和诊断成像

用于诊断目的的机器学习技术可追溯到20世纪80年代。1988年，Bounds等人训练了一个多层感知器来诊断背痛坐骨神经痛，据报道，准确率达77%～82%，优于从专科医生获得的诊断数据（68%～76%）。用作训练数据的内容包括标准化形式的症状和既往病史；作为输出，人工神经网络将背痛分为四类，即单纯背痛、神经根痛、脊柱病理学（肿瘤、炎症或感染），以及有明显心理叠加的背痛。最近，多项研究基于成像数据的可用性来进行脊柱疾病的自动诊断，而目前机器学习技术在脊柱诊断成像中的应用主要包括几种疾病，如退行性疾病、脊柱畸形及肿瘤。

与脊柱结构的检测和分割类似，第一批发表的基于医学成像的计算机辅助诊断工作采用了基于经典图像处理技术的非机器学习技术方法，或者贝叶斯二元分类器单纯的机器学习技术方法。21世纪初，感知机等浅层人工神经网络也被用于检测骨赘生物等。2009年，有学者提出了两种基于T2加权核磁共振成像图像的退变椎间盘自动分类系统，它们都提供了二进制输出（"正常"与"退变"）。其中一项研究基于一个单纯的统计模型，该模型训练了30个核磁共振成像数据集，而另一项研究采用了贝叶斯二元分类器，并利用了34名患者的核磁共振成像扫描结果[12]，这两项研究都将信号强度和椎间盘纹理的信息纳入研究范围。2011年，Ghosh等人在执行同一任务时测试了支持向量机的几种不同的分类器，所有分类器都在35个核磁共振成像堆栈上训练，获得了80%～94%的准确率；结果证明，支持向量机是目前最精确的技术。Hao等人[13]提出了一种基于支持向量机的方法，该方法不仅考虑强度和纹理信息，还考虑圆盘的形状，以便将其分类为退化与未退化，准确率高达91.6%。Oktay等人[14]通过纳入T1加权核磁共振成像扫描的信息，进一步完善了这种方法。Ruiz-España等人[15]和Castro-Mateos等人[16]的工作在这些基础上取得了重大进展，他们对椎间盘退行性病变进行了分类，与既往不同，他们的研究不是二元基础，而是遵循Pfirrmann等人[1]发表的分类方案，该方案描述了五种退行性病变程度，并普遍被用于临床实践。这两项研究都包括提取描述椎间盘强度和形状的特征，然后将这些特征传递给分类器，前者是一种定制解决方案，后者是一种简单的人工神经网络。在特征提取之前，这两项工作都自动对光盘进行了分割。Jamaludin等人[17]介绍了几项改进和创新技术，例如收集大量用于培训和测试的光盘图像，该数据集来源于2009名患者的12 018张光盘，而之前的大多数研究报道仅仅涉及不到100个核磁共振成像数据集，以及使用卷积神经网络作为分类器，通过这种方法不需要在分类之前进行分割。不同放射科医生之间报告的一致性为70.4%，该方法与人类观察结果的一致性为70.1%。此外，同样的方法被成功地用于检测其他特征，如终板损伤和骨髓改变。

除了退行性脊柱，机器学习技术也被应用于脊柱畸形的研究。机器学习对青少年特发性脊柱侧凸影响最大的是通过非侵入性技术（如表面形态）评估青少年特发性脊柱侧凸的严重程度。但是事实上，这些技术并不能直接显示脊柱；推理工具可以利用人类观察者看不到的数据中的细致模式，因而临床相关结论的提取可以从推理工具中获得决定性优势。Ramirez等人[18]通过支持向量机、决策树和统计技术（线性判别分析）将脊柱侧凸患者的表面形态图分为三类，即轻度曲线、中度曲线和重度曲线；该技术使用支持向量机实现了85%的准确率，优于其他分类器。Bergeron等人[19]使用回归支持向量机从表面形态提取脊柱中心线，同时使用149名脊柱侧凸受试者的双平面X线照片获得的真实有效值数据。有团队首次尝试预测曲线类型，这是Lenke分类系统[20]的简化版本，区分了三种类型的脊柱侧凸曲线；其使用了一个SVM，对97名患有特发性脊柱侧凸的青少年受试者的X线照片进行了训练，在基于平面X线片测量的诊断方面，总体准确率达72.2%。近年来，Komeili等人[21]训练了一个决策树，将表面形态数据分为轻度曲线、中度曲线和重度曲线，并确定曲线位置（胸椎、近端胸椎或腰椎），以确定曲线进展的风险。该模型能够检测到85.7%的进展曲线和71.6%的非进展曲线。

利用机器学习技术还可以分析脊柱畸形患者的放射学数据。描述脊柱侧凸曲线严重程度的Cobb角的自动化分析面临着各种挑战，包括从模糊Hough变换等非机器学习方法到深度学习技术。Sun等人使用回归支持向量机从冠状位片预测Cobb角，具有很高的准确性（相对均方根误差为21.6%），体现其潜在的临床应用。Zhang等人[22]训练了一个深度神经网络来预测冠状位放射学图像上的椎体坡度，并使用坡度数据来估计Cobb角，实现了小于3°的绝对误差。Wu等人[23]利用双平面X线照片包含的三维信息，对脊柱的病理曲度进行更全面的评估。从另一个角度看，Thong等人[24]提出可以使用无监督聚类方法来获得一种新的青少年特发性脊柱侧凸分类方案，该方案有效地描述了受试者之间曲线的可变性。基于915张双平面X线照片，聚类方法根据主曲线的位置，特别是脊柱的顶椎位置，并结合后凸和前凸的定位数据定义了11个不同的类别。

目前计算机辅助检测（computer-aided detection，CAD）系统的定义相当笼统，涵盖范围及相关研究内容较为广泛，但科学文献中通常使用这个名称来描述能够识别和定位相关特征（如医学图像中的病变和骨折）的计算机程序，目的是降低漏诊的风险，并尽早发现意外病变。在脊柱领域，在使用回归支持向量机或卷积神经网络对椎体骨折进行检测和分类中，计算机辅助检测系统已被应用且也已取得了良好的效果，椎体压缩骨折的准确率更是高达95%[25]。计算机辅助检测系统的其他应用也正在开发，其中一个例子是在CT中检测脊柱转移，这个任务需要使用一个分类器执行运作，该分类器根据从每个椎骨图像中提取的许多特征进行训练[26]。目前已经开发的系统能够实时检测溶解性和囊状病变，但偶尔会出现假阳性，需要操作员进行人工判断。Burns等人[27]开发了另一种方法，使用分水岭分割算法来识别强度相似的大区域，这些区域被视为候选病变。使用支持向量机分类器处理从区域形状、位置和强度中提取的特征，确定候选区域是否确实是肿瘤病变。但这个方法也容易产生假阳性，在620个假阳性检测中有439个为真阳性病变，这也需要进一步研究。

总而言之，正如上述例子，无论在总体上还是在脊柱疾病的研究方面，机器学习正在给诊断成像带来一场革命。虽然放射科医生的人工判断不会很快被计算机取代，但考虑到个人责任等伦理问题，准确可靠的自动化诊断工具的影响是巨大的。

9.1.2.4　预后预测及临床决策支持

预测分析是统计学的一个分支，旨在根据过去的可用数据对未知数据做出预测判断，该分析方法的研究发展很大程度上受到新的人工智能技术和大数据源的影响。由于预测分析在改善患者护理和财务管理方面存在巨大潜力，医疗保健自成立之初就对其表现出了兴趣。已应用于医疗保健的预测性分析包括识别健康状况不佳的慢性病患者以及可能从干预措施中受益的患者，也包括个性化药物和疗法的开发、住院期间不良事件的预测和供应链的优化。

在过去十年，有几项研究提出了预测脊柱手术结果的模型，其中McGirt等人[28]使用单纯的统计衍生技术，如线性回归和逻辑回归，预测手术后1年的

Oswestry残疾指数（oswestry disability index，ODI）、并发症的发生率、重新入院率和重返工作岗位的时间等估计值。该预测模型基于750～1 200名患者的数据，并发症的发生率和重返工作岗位的预测准确率达72%~-84%。该模型考虑的预测因子超过40项，包括术前Oswestry残疾指数、年龄、种族、体重指数、症状详细描述、可能存在的其他脊柱疾病及描述患者健康和功能状态的各种分数。Lee等人[29]对手术部位感染进行预测判断。另一项连续的研究对该预测模型进行了外部验证，即基于另一个患者样本，指出了该模型的几个局限性，并显示不满意的预测表现[30]。一项大型回顾性研究[31]提出了一套决策树来预测成人脊柱畸形手术后的主要术中并发症或围手术期并发症，总体准确率为87.6%。Durand等人[32]的研究显示了一个不同的结果，即成人畸形手术后输血的必要性，该研究为单一决策树和随机森林的使用进行了成功的预测。

如今，预测分析在临床实践中的一个广泛应用是决策支持工具（decision support tool，DST），它利用模型的预测能力，通过提供个性化预测来支持临床决策。脊柱护理中决策支持工具的最新一个例子是尼梅根慢性腰痛决策工具[33]，该工具将患者健康各个方面的信息数据（包括社会人口统计学、疼痛、身体、心理、功能和生活质量等）作为预测模型的预测因子，最终得出结果，并建议患者接受手术治疗、保守治疗或不干预。但是该决策支持工具仍在开发中，决策的技术实施尚未最终确定。

与人工智能和机器学习在脊柱研究中的其他应用相比，预测分析和临床决策支持目前仍处于较低的发展水平。事实上，目前还没有基于机器学习技术的决策支持工具来支持脊柱手术中的决策，例如，脊柱畸形手术中器械长度和锚定植入物的选择。成像数据通常不会在预测模型中使用，而预测模型通常不会基于深度学习等最先进的技术。目前，人工智能研究人员仍然缺乏，大型数据库正在建设或无法访问，包括训练此类模型所需的临床数据和成像数据仍无法访问。但是，随着国家和地方脊柱登记的激增，包括一些成像数据，大型数据库很可能在不久的将来得以完善。

9.1.2.5　基于内容的图像检索

大型医院的数字成像数据库通常包含每个解剖区域和成像模式的数千张图像。为了便于临床研究或教育目的的图像检索，许多机构根据每张图像的内容建立索引，通过关键字就能轻松搜索整个图像数据库。这种索引过程通常是人工手动执行的，这是一项烦琐、容易出错且成本高昂的任务，不利于目前的应用需求。近年来，基于内容的图像自动检索（automated content–based image retrieval，ACBIR）已成为一个活跃的研究领域，并从机器学习技术引入中得到提升发展。

一些基于内容的图像自动检索框架采用所谓的相关性反馈，即对查询返回的每个项目进行相关性评估。这种反馈可以是明确的，即要求用户对反馈项目的相关性进行评分，也可以是隐含的，这需要从用户行为中自动得出，例如基于用户选择哪些文档或者基于查看项目所花的时间进行更仔细的检查。最近的研究支持向量机等机器学习技术可实现相关反馈。对于图像的分类，大多数基于内容的图像自动检索系统基于简单的解决方案，例如支持向量机，而不是深度学习体系结构[34]。然而，最近的研究也已经开始引入深度学习技术。

关于脊柱成像，相关学者已经提出了一些基于脊柱图像特征的复杂算法。Xu等人[35]提出了一种新的基于脊椎轮廓的相关反馈脊柱影像的检索算法。该算法包括一个短期记忆功能，能够在不同反馈迭代之间保持人类选择的记忆，然后通过决策树对每张图像的相关性进行最终选择。同一研究小组提出了一个基于内容的图像检索系统，该系统还将椎间隙的形状纳入参考指标。

9.1.2.6　生物力学

在应用临床和放射学研究方面，人工智能和机器学习对基本生物力学的影响程度较小。然而，近年来，描述人工神经网络应用于典型的生物力学问题（如载荷和应力估计）的研究报道开始出现。虽然目前还没有专门针对脊柱生物力学的研究，但我们认为值得在此简要提及一些基于机器学习的研究，这些研究对其他肌肉骨骼区域进行了探讨，因为对最新技术的分析可能有助于描绘机器学习技术在脊柱生物力学中未来的可能应用领域。

机器学习已经被应用于评估生物组织的材料特性。Chande等人[36]使用浅层人工神经网络来评估成人获得性扁平足畸形患者的韧带刚度与足部运动学之间的关系。为了创建训练数据，该团队构建并使用特定于患者的足部解剖计算机模型。Zadpoor等人[37]研究了预制相关的问题，即预测决定受重塑生物组织（小梁骨）某些机械特性的机械载荷。该团队采用了一个现有的生物力学计算模型，该模型能够根据局部应变预测在机械载荷下的骨组织适应性，并对一个小梁骨样本进行了一系列随机载荷模拟。模拟的输出，即重塑的局部骨密度，用于训练神经网络，以预测导致这种重塑形式的负荷。

机器学习的另一个应用领域是在患者特定分析中计算应力，这样就不需要计算昂贵的有限元模型。例如，Lu等人[38]开发了一种浅层人工神经网络，能够预测胫骨平台软骨和膝关节股骨髁的应力。使用膝盖的有限元模型生成数据集，可用于训练人工神经网络，该人工神经网络能够预测关节软骨每个元素的应力，大大减少和降低了创建和求解有限元模型本身的时间和成本。

总而言之，机器学习技术在肌肉骨骼生物力学中的应用目前仍处于起步阶段。然而，现有文献清楚地证明了机器学习在这一领域的潜力，能够预测骨骼、关节及脊柱生物力学响应的计算模型广泛可用，并可用于生成大型数据集，作为机器学习模型的训练数据[38]。这种方法将有助于更广泛地采用特定于患者的模型，用于从试验台到床边的应用，但在这些应用中，构建和解决传统生物力学模型所需的计算资源和时间可能与临床需求相冲突。

9.1.2.7 运动和步态分析

通过摄像头、光电系统、可穿戴惯性设备、肌电图系统、测力板和压力传感器对人体运动，尤其是步态进行定量分析，已广泛用于多种疾病和临床研究。事实上，脊柱疾病患者步态模式改变的研究是一个非常活跃的研究领域。传统的步态分析旨在测量时空参数，如行走速度、步幅和步长、步频及站立和摆动阶段的持续时间、各种关节的旋转角度等运动学参数；动力学参数，例如关节中的力和力矩，以及用力平台。然后将这些参数的值与参考范围进行比较，并用于诊断，或监测患者的康复情况。除了对步态的研究，业界还开发了特定的运动分析方案，用于研究常见活动中的脊柱运动，如站立、坐椅子、爬楼梯和弯曲躯干。

在过去20年里，机器学习技术的整合方法被重新审视，并在几个研究领域得到了广泛应用。最近的研究报道利用支持向量机[39]和人工神经网络[40]等机器学习技术对异常步态模式进行分类，取得了良好的效果。然而，只有少数研究运用机器学习技术来研究脊柱疾病，这种研究报道缺乏对软组织伪影造成对椎骨位置和运动方式的评估存在技术性困难等问题的研究。Hayashi等人[41]提出了该领域一个开创性研究的例子，该团队训练了一个支持向量机来区分腰椎管狭窄症患者与L4或L5神经根病变相关的步态模式，实现了80.4%的准确率。

机器学习技术还被成功用于通过肌电图系统调查脊柱疾病。有学者基于动态表面肌电读数，构建了一个支持向量机，用于识别对慢性腰痛功能恢复康复计划有反应的患者，对30名患者样本的准确率为96%[42]。

与步态和机器学习相关的另一个崭新研究领域为人或动物形状的模拟，即计算机模型，学习如何在模拟环境下行走和移动，该环境可能具有几何复杂度，并包含障碍物。学习走路的过程包括适当地激活执行器，执行器在人体中充当肌肉的功能，使人体保持平衡并实现运动目标，并且被证明在机器学习框架中复制非常具有挑战性。事实上，此类模型的实现需要复杂的强化算法，通常在模型能够实现其目标（到达目标位置）时提供奖励，在代理失败（例如它摔倒在地）时给予惩罚。

9.1.3　总结

人工智能和机器学习是新兴的颠覆性技术，如今已经达到相当高的发展水平，这使它们在多个研究领域产生实际影响。深度学习方面的最新创新和计算机资源（如强大的GPU）可访问性的提高，使计算机视觉和图像处理的发展势头非常强劲。目前人工智能和机器学习技术在最近的脊柱研究中主要与医学成像相关，但预计在不久的将来，它会对脊柱生物力学等其他领域产生越来越大的影响。

（严瀚，俞祝良，邓煜麟，蔡尚桦）

9.2　人工智能在脊柱外科诊疗中的现状与展望

当前社会发展正在经历一场历史上从未有过的技术革命，脊柱外科作为一门学科正准备经历一场颠覆性的变革。随着大量数据的数字化和更容易获得，专业的医疗人员面临着如何将先进的计算技术纳入临床实践的关键时刻。在神经外科，尤其脊柱疾病，是一种复杂和充满异质性的疾病谱，其临床表现和对患者生活的影响存在很大的差异性。病理谱系极其多样，包括许多不同的病因，如创伤、肿瘤、脊柱畸形、感染、炎症和退行性疾病等。脊柱手术的决策，特别是复杂的脊柱手术，被生物力学、骨骼组成、神经功能缺损和患者的期望目标等相互作用影响。以成人脊柱畸形为例，它是最复杂的一种，因为它不仅累及脊柱，还累及整个骨骼，而由于导致脊柱疾病的变量很多，治疗方法也会有很大的不同，外科医生很难预测患者对手术的反应。因此，对于脊柱外科医生来说，利用快速发展的先进计算工具来处理前所未有的大量数据，并为脊柱疾病提供新的见解将成为当务之急。从使用机器学习算法建立的预测模型，到用于图像分析的深度学习方法，再到可以从电子医疗记录或转录的患者就诊记录中挖掘文本的自然语言处理，所有这些工具都是为了更好地治疗复杂的脊柱疾病。采用这些技术能够使患者接受，并推动脊柱外科医生进入个性化医疗时代，因为临床计划可以根据患者的个人需求进行定制。

9.2.1 手术前患者管理与结局预测

有继发于单节段退行性腰椎滑脱的难治性机械性背痛和神经根病患者，可能有多种手术治疗方案，比如腰椎椎板切除术、椎板成形术、椎板切除术加原位后外侧融合、椎板切除术加器械后外侧融合、经椎间孔椎间融合、前路腰椎椎间融合、外侧椎间融合或上述组合等。虽然有证据支持某些外科治疗的效果优于其他治疗方案，但外科医生的治疗选择往往取决于接受过的培训、临床经验和外科医生本人表现。此外，患者特有的合并因素会影响治疗的经济成本和效果，比如体重指数、其他基础疾病及其严重程度、吸烟和心理社会因素等。临床医生在为此类患者选择手术方案时，很难协调权衡所有影响因素和医生本人的表现，而人工智能则可以帮助做出决策。大多数已发表的研究报道都是三级证据或基于专家的指南，但大多数还是不能为复杂脊柱手术提供决策。

在这种情况下，人工智能可以帮助外科医生确定最佳手术人选，为手术方法的选择提供建议，并预测各种治疗方案的成功可能性、治疗成本及患者的治疗费用。Ghogawala及其团队[43]在退行性腰椎滑脱的治疗中研究了这种人工智能驱动的方法，特别是利用即将到来的SLIP Ⅱ研究中的专家回顾成像数据来创建监督的ML模型；该研究团队还提出了无监督或半监督建模项目存在的相关问题。虽然SLIP Ⅱ研究不会受这些问题的影响，但这些模型需要报告放射学图像、术前检查、手术数据和PROIs的标准化方法，以及在图像上获取专家的意见（通常称为"数据标签"）。通过这些创新的方法可以确保选择正确的手术，更有力地保证手术患者获得最佳的治疗效果。

此外，Ames及其团队在一项回顾性多中心研究中检验了人工智能驱动的风险预测模型，该研究对迄今最大的成人脊柱畸形患者队列进行了术前决策研究[44]。该模型通过构建可视化风险——获益网格预测患者手术治疗后2年的预后结果；此外，他们的模型还会产生选择哪种手术干预会以最低风险产生最高成功率的信息供外科医生参考。鉴于成人脊柱畸形是一个异质性的患者队列，分层聚类用于创建3个不同人口统计学/病理学聚类和4个不同外科聚类，从而产生12个不同的包含大量患者报告信息的患者分组。然后根据并发症发生率、术后残疾和功能结果得分对这些组进行比较，从而允许外科医生评估患者在这些类别中的得分位置，并随后预测其手术结果。从本质上说，这些模型帮外科医生成功地将患者手术成功率的格式塔转化为一种准确、可重复、同质的临床决策工具，适用于高风险预后不良的患者。理想情况下，未来将开发这些工具给各种患者应用，使其在临床治疗中最大限度地获益。

虽然在这些脊柱手术中机器学习的创新方法尚未扩展到整个领域，但近年来出现了帮助外科医生确定脊柱手术后不良事件发生率的模型。Arvind等人[45]和Kim等人[46]都开发了人工智能模型，分别针对颈椎前路椎间盘切除融合术和腰椎后路融合术预测术后患者并发症的发生率。这两项研究分别使用了不同的方法，包括人工神经网络、支持向量机、逻辑回归和随机森林，这些都与美国麻醉医师协会身体状况分类预测术后并发症的预测能力进行了比较。作者假设随着时间的推移，同时更多患者的信息被添加到数据库中，模型受试者的操作特征将得到改善，但很少有模型在受试者操作特征曲线下面积（area under the curve, AUC）大于0.7的情况下执行。此外，他们采用美国麻醉医师协会身体状况分类模型的预测值往往比偶然值要差（AUC：0.35~0.57），这也让人对这些模型的有效性提出疑问。Stopa及其团队[47]使用机器学习算法预测，择期腰椎手术后非常规出院风险患者的效果更好，这时基于他们之前开发的非常规出院模型的外部验证得出AUC为0.89。随着更多临床患者信息的纳入比对，外科医生预测术前并发症的机器学习模型将得到明显改善，有望在临床应用中实施。

9.2.2 围手术期支持与机器人手术

在过去几年里，手术模拟、增强现实和机器人辅助脊柱手术的技术进步使得脊柱手术实践发生了根本性变化。虽然围手术期人工智能平台目前仍在开发，仍处于实验阶段，但将有助于神经导航和外科机器人技术的发展。首先，机器人辅助脊柱手术通常与以小切口和减少暴露为特征的微创手术相关联。因此，围手术期手术计划和术中导航在促进最佳结果和减少医源性损伤中变得极其重要。由于图像处理是人工智能程序的关键优势，神经导航将特别受益于不断发展的人工智能技术。此外，人工智能可以促进患者的个性化管理和手术计划。通过比对患者之间的解剖差异，人工智能的图像处理能力允许在手术计划期间精确重建相关脊柱解剖结构。

先进导航技术的出现使外科医生能够构建脊柱的三维渲染，在手术过程中提供实时位置反馈，从而实现更深层次结构的可视化。因此，在手术中，手术团队还可以通过人工智能驱动的图像来指导结构的解剖定位，避免医源性损伤。事实上，在美国各个手术室，计算机辅助导航（computer-assisted navigation，CAN）平台被广泛用于如脊柱肿瘤切除、脊柱畸形等手术中。多项研究表明，计算机辅助导航的使用不仅提高了椎弓根螺钉放置等手术操作的准确性，而且提高了手术效率，从而缩短了全身麻醉的时间，减少了与螺钉错位相关的并发症。此外，计算机辅助导航平台的使用还可以减少操作过程中对透视引导的需求，从而减少有害辐射的暴露[48-49]。

由于当前微创技术本身的不足和导航系统设备的缺陷，导航系统在脊柱微创手术中的应用有一定局限性，目前导航系统均存在不同程度的缺点。在术前计算机断层扫描导航微创手术中，由于影响解剖和术中所见解剖结构的不契合，很大程度上影响了手术过程中的操作[50]。而手术中核磁共振成像导航系统应用于脊柱疾病的治疗也存在一定的局限性，这是由于目前该技术的设备成本相对其他导航系统较高，使得其影像学特点受到限制[51]。

除了计算机辅助导航外，手术机器人还有潜力通过提高精度来改变脊柱手术领域，从而减少人为失误带来的并发症[52-53]。脊柱手术的最大挑战之一是要在长时间手术中保持运动的精确性和准确性。不仅错误是人为的，疲劳也是人为的，即使是训练有素的脊柱外科医生也不例外；而机器人技术的出现正好可以解决这些缺点，其具有外科医生无法持续复制的精确性和不倦性。

按照脊柱手术辅助机器人的功能，可以分为监督模式、遥控模式和共享控制模式。在监督模式下，医生只需要在术前制订手术计划，术中机器人在医生的监控下自动完成手术。遥控模式机器人是由医生直接控制机器人持有手术器械进行手术。共享模式机器人为医生在术前进行手术规划，手术过程中医生和机器人同时控制器械[54]。为了了解手术机器人对脊柱手术的贡献，需要指出目前四种应用最广泛、研究最深入的机器人：SpineAssist（MAZOR

Robotics Inc，Caesarea，Israel）、Excelsius GPS机器人（Globus Medical，Inc，Audubon，PA）、ROSA（Medtech，SA，Montpellier，France）和达芬奇手术系统（Intuitive Surgical，Sunnyvale，CA）。

在操作过程中，将SpineAssist机器人直接安装在骨性标记上，如棘突。该设备具有6个自由度，可精确定位手术器械并与计算机辅助导航接口，最终根据指定入口点的位置和螺钉轨迹确定椎弓根放置的最准确位置[48-49]。目前可查阅到，有几项研究报道证明SpineAssist机器人的准确性。例如，Roser等人[55]发现脊柱辅助椎弓根放置的准确率达99%，而仅导航的准确率达92%。与之相反，Ringel等人[56]的某项随机对照试验是唯一一项发现脊柱辅助机器人螺钉放置准确性（准确率达85%）显著降低的研究，而透视引导的准确率达93%，该研究人员指出，这一结果可能部分由于制造商只放置了一根K线。此外，还指出，椎弓根螺钉的入口点通常向外侧倾斜，这可能会导致套管滑动，并在椎弓根螺钉放置过程中导致侧方断裂。所有这些问题都没有减少术中辐射暴露，外科医生在使用SpineAssist系统时应该考虑到这些问题。

2017年获得美国食品和药物管理局（Food and Drug Administration，FDA）批准的Excelsius GPS机器人系统，自获得批准以来一直是手术技术案例报告和案例系列的热点。固定稳妥的手臂和独立的性能使它在不固定脊柱的情况下仍可正常使用。与传统计算机辅助导航系统相比，Excelsius GPS系统具有基本的导航能力，可以利用微创技术，将手术团队的术中辐射暴露降至最低。Excelsius GPS系统的一个病例系列表明[57]，高达97.6%的椎弓根螺钉可以用GRS A或B评级放置，报告病例系列中所有放置错误都在患者左侧，并且最有可能发生在L5水平。然而，与SpineAssist不同，Excelsius GPS系统目前缺乏随机证据，需要进一步研究来阐明该器械与徒手椎弓根螺钉置入相比的具体结果。

ROSA机器人最初设计用于颅内手术，但也可以用于脊柱手术，甚至可以克服与SpineAssist相关的一些缺点。ROSA是一个独立的机器人助手，不需要固定在脊柱的任何部位，从而减少了与不正确固定相关的错误。当机器人的机械臂通过摄像头与患者一起移动时，该摄像头通过在骨标志物上经皮放置的几个感应装置来监测患者的移动，手术期间，系统与患者的非接触会进一步降低手术风险。虽然这项技术尚未在脊柱手术中得到验证，但初步结果是有希望的，并表明ROSA在椎弓根螺钉内固定中的准确率达97.3%，而在透视引导组达92%，尽管这一差异尚未得出统计学意义[48-49]。此外，这个结果与手术时间增加70多分钟有关，并增加了手术团队的辐射暴露[58]。研究学者将这些困难归因于使用新设备的学习曲线需时较长和研究中可纳入的仅为少数患者。然而，这些结果强调了手术辅助机器人在脊柱外科广泛应用之前对该系统进一步研究的重要性和必要性。

最后，达芬奇手术系统也许是最著名的机器人套件，该系统在2000年被美国食品和药物管理局批准用于子宫切除术等腹腔镜手术。达芬奇手术系统是远程手术模型的一个例子，外科医生在一个远程手术室通过手术系统操作机器人，该手术室配备了允许外科医生控制机械臂并控制其动作的设备。这种模式有利于手术规范的培训和教育，因为它在自主性和监督之间取得了平衡。尽管放弃了腹腔镜腰椎前路椎间融合术，但达芬奇手术系统在微创腰椎前路椎间融合术领域仍有希望，许多病例报告和小型研究已经开始在动物和人类中研究这一课题。虽然该系统尚未获得美国食品和药物管理局批准用于放置器械，但它在这一领域具有很好的潜力，需要对其放置器械的准确性进行进一步研究，以评估其作为脊柱外科颠覆性创新的长期价值。

值得注意的是，尽管手术机器人技术明显推动了脊柱手术的发展，但它们并不能替代外科医生。在技术上最具挑战性的情况下（机器人技术的精度提高将降低这些挑战压力），外科医生仍然具有会做出手术决定并指导机器人的功能。和任何器械一样，手术机器人也是工具，尽管它在脊柱外科医生的医疗设备中功能特别强大。此外，使用外科机器人设备需要承担巨大的成本压力，这可能会阻碍这些设备在未来的广泛应用。未来的研究有必要探索这些技术的成本效益，并扩大上述机器人的操作范围。人工智能驱动的围手术期手术辅助技术仍处于起步阶段，但用于指导机器人引导融合潜力的预测性分析必将出现。

9.2.3　总结与展望

人工智能在全面脊柱治疗及护理方面具有巨大潜力。人工智能的循证预测分析可以帮助脊柱外科医生在复杂疾病谱中改进术前患者选择、手术适应证，并改善个性化的术后护理。在研究领域，人工智能计算能力可用于收集、处理和分析大量患者信息，以提取有价值的临床信息。机器人辅助手术是新兴领域并且需要不断改进，可有效缓解外科医生的疲劳，提高技术精度。因此，在不断发展的脊柱外科领域，有一件事是肯定的：人工智能技术已经到来，并将蓬勃发展。

（严瀚，俞祝良，邓煜麟，蔡尚桦）

参考文献

［1］ PFIRRMANN C W，METZDORF A，ZANETTI M，et al. Magnetic resonance classification of lumbar intervertebral disc degeneration［J］. Spine，2001，26（17）：1873-1878.

［2］ TOYODA H，TAKAHASHI S，HOSHINO M，et al. Characterizing the course of back pain after osteoporotic vertebral fracture：a hierarchical cluster analysis of a prospective cohort study［J］. Archives of osteoporosis，2017，12（1）：82.

［3］ SCHMIDT S，KAPPES J，BERGTHOLDT M，et al. Spine detection and labeling using a parts-based graphical model［J］. Information processing in medical imaging：proceedings of the conference，2007，20：122-133.

［4］ OKTAY A B，AKGUL Y S. Localization of the lumbar discs using machine learning and exact probabilistic inference［J］. Medical image computing and computer-assisted intervention，2011，14（Pt3）：158-165.

［5］ OKTAY A B，AKGUL Y S. Simultaneous localization of lumbar vertebrae and intervertebral discs with SVM-based MRF［J］. IEEE transactions on bio-medical engineering，2013，60（9）：2375-2383.

［6］ GLOCKER B，FEULNER J，CRIMINISI A，et al. Automatic localization and identification of vertebrae in arbitrary field-of-view CT scans［J］. Medical image computing and computer-assisted intervention，2012，15（Pt3）：590-598.

［7］ GLOCKER B，ZIKIC D，KONUKOGLU E，et al. Vertebrae localization in pathological spine CT via dense classification from sparse annotations［J］. Medical image computing and computer-assisted intervention，2013，16（Pt 2）：262-270.

［8］ CHEN C，BELAVY D，YU W，et al. Localization and segmentation of 3D intervertebral discs in mr images by data driven estimation［J］. IEEE transactions on medical imaging，2015，34（8）：1719-1729.

［9］ PAYER C，ŠTERN D，BISCHOF H，et al. Regressing heatmaps for multiple landmark localization using CNNs［M］. Athens Greece，Springer International Publishirg，2016.

［10］ BEN AYED I，PUNITHAKUMAR K，GARVIN G，et al. Graph cuts with invariant object-interaction priors：application to intervertebral disc segmentation［J］. Information processing in medical imaging：proceedings of the conference，2011，22：221-232.

［11］ LESSMANN N，VAN GINNEKEN B，DE JONG P A，et al. Iterative fully convolutional neural networks for automatic vertebra segmentation and identification［J］. Medical image analysis，2019，53：142-155.

［12］ MICHOPOULOU S K，COSTARIDOU L，PANAGIOTOPOULOS E，et al. Atlas-based segmentation of degenerated lumbar intervertebral discs from MR images of the spine［J］. IEEE transactions on bio-medical engineering，2009，56（9）：2225-2231.

［13］ HAO S，JIANG J，GUO Y，et al. Active learning based intervertebral disk classification combining shape and texture similarities［J］. Neurocomputing，2013，101：252-257.

［14］ OKTAY A B，ALBAYRAK N B，AKGUL Y S. Computer aided diagnosis of degenerative intervertebral disc diseases from lumbar MR images [J]. Computerized medical imaging and graphics: the official journal of the computerized medical imaging society, 2014, 38 (7): 613–619.

[15] RUIZ–ESPAñA S, ARANA E, MORATAL D. Semiautomatic computer–aided classification of degenerative lumbar spine disease in magnetic resonance imaging [J]. Computers in biology and medicine, 2015, 62: 196–205.

[16] CASTRO–MATEOS I, POZO J M, LAZARY A, et al. 2D segmentation of intervertebral discs and its degree of degeneration from T2–weighted magnetic resonance images [M]. SPIE, 2014.

[17] JAMALUDIN A, LOOTUS M, KADIR T, et al. issls prize in bioengineering science 2017: Automation of reading of radiological features from magnetic resonance images (MRIs) of the lumbar spine without human intervention is comparable with an expert radiologist [J]. European spine journal: official publication of the european spine society, the european spinal deformity society, and the European Section of the cervical spine research society, 2017, 26 (5): 1374–1383.

[18] RAMIREZ L, DURDLE N G, RASO V J, et al. A support vector machines classifier to assess the severity of idiopathic scoliosis from surface topography [J]. IEEE transactions on information technology in biomedicine: a publication of the IEEE Engineering in medicine and biology society, 2006, 10 (1): 84–91.

[19] BERGERON C, CHERIET F, RONSKY J, et al. Prediction of anterior scoliotic spinal curve from trunk surface using support vector regression [J]. Engineering applications of artificial intelligence, 2005, 18 (8): 973–983.

[20] LENKE L G, EDWARDS C C, 2ND, BRIDWELL K H. The lenke classification of adolescent idiopathic scoliosis: how it organizes curve patterns as a template to perform selective fusions of the spine [J]. Spine, 2003, 28 (20): S199–207.

[21] KOMEILI A, WESTOVER L, PARENT E C, et al. Monitoring for idiopathic scoliosis curve progression using surface topography asymmetry analysis of the torso in adolescents [J]. The spine journal: official journal of the North American spine society, 2015, 15 (4): 743–751.

[22] ZHANG J, LI H, LV L, et al. Computer–aided cobb measurement based on automatic detection of vertebral slopes using deep neural network [J]. International journal of biomedical imaging, 2017, 2017: 9083916.

[23] WU H, BAILEY C, RASOULINEJAD P, et al. Automated comprehensive adolescent idiopathic scoliosis assessment using MVC–Net [J]. Medical image analysis, 2018, 48: 1–11.

[24] THONG W, PARENT S, WU J, et al. Three–dimensional morphology study of surgical adolescent idiopathic scoliosis patient from encoded geometric models [J]. European spine journal: official publication of the european spine society, the european spinal deformity society, and the european section of the cervical spine research society, 2016, 25 (10): 3104–3113.

[25] ROTH H R, WANG Y, YAO J, et al. Deep convolutional networks for automated detection

of posterior-element fractures on spine CT [J] . Medical imaging 2016: computer-aided diagnosis, 2016, 9785: 165-171.

[26] O'CONNOR S D, YAO J, SUMMERS R M. Lytic metastases in thoracolumbar spine: computer-aided detection at CT--preliminary study [J] . Radiology, 2007, 242 (3): 811-816.

[27] BURNS J E, YAO J, WIESE T S, et al. Automated detection of sclerotic metastases in the thoracolumbar spine at CT [J] . Radiology, 2013, 268 (1) : 69-78.

[28] MCGIRT M J, SIVAGANESAN A, ASHER A L, et al. Prediction model for outcome after low-back surgery: individualized likelihood of complication, hospital readmission, return to work, and 12-month improvement in functional disability [J] . Neurosurgical focus, 2015, 39 (1/6) : FOCUS 15338.

[29] LEE M J, CIZIK A M, HAMILTON D, et al. Predicting surgical site infection after spine surgery: a validated model using a prospective surgical registry [J] . The spine journal, 2014, 14 (9) : 2112-2117.

[30] JANSSEN D M C, VAN KUIJK S M J, D'AUMERIE B B, et al. External validation of a prediction model for surgical site infection after thoracolumbar spine surgery in a western european cohort [J] . Journal of orthopaedic surgery and research, 2018, 13 (1) : 114.

[31] SCHEER J K, SMITH J S, SCHWAB F, et al. Development of a preoperative predictive model for major complications following adult spinal deformity surgery [J] . Journal of neurosurgery spine, 2017, 26 (6) : 736-743.

[32] DURAND W M, DEPASSE J M, DANIELS A H. Predictive modeling for blood transfusion after adult spinal deformity surgery: a tree-based machine learning approach [J] . Spine, 2018, 43 (15) : 1058-1066.

[33] VAN HOOFF M L, VAN LOON J, VAN LIMBEEK J, et al. The Nijmegen decision tool for chronic low back pain. development of a clinical decision tool for secondary or tertiary spine care specialists [J] . Plos one, 2014, 9 (8) : e104226.

[34] HOI S C H, JIN R, ZHU J, et al. Semisupervised SVM batch mode active learning with applications to image retrieval [J] . ACM transactions on information systems, 2009, 27 (3) : Article 16.

[35] XU X, LEE D-J, ANTANI S K, et al. Using relevance feedback with short-term memory for content-based spine X-ray image retrieval [J] . Neurocomputing, 2009, 72 (10) : 2259-2269.

[36] CHANDE R D, HARGRAVES R H, ORTIZ-ROBINSON N, et al. Predictive behavior of a computational foot/Ankle model through artificial neural networks [J] . Computational and mathematical methods in medicine, 2017, 2017: 3602928.

[37] ZADPOOR A A, CAMPOLI G, WEINANS H. Neural network prediction of load from the morphology of trabecular bone [J] . Applied mathematical modelling, 2013, 37 (7) : 5260-5276.

[38] LU Y, PULASANI P R, DERAKHSHANI R, et al. Application of neural networks for the prediction of cartilage stress in a musculoskeletal system [J] . Biomedical signal processing and control, 2013, 8 (6) : 475-482.

［39］ ZHANG J, LOCKHART T E, SOANGRA R. Classifying lower extremity muscle fatigue during walking using machine learning and inertial sensors ［J］. Annals of biomedical engineering, 2014, 42（3）: 600-612.

［40］ BEGG R, KAMRUZZAMAN J. A machine learning approach for automated recognition of movement patterns using basic, kinetic and kinematic gait data ［J］. Journal of biomechanics, 2005, 38（3）: 401-408.

［41］ HAYASHI H, TORIBATAKE Y, MURAKAMI H, et al. Gait analysis using a support vector machine for lumbar spinal stenosis ［J］. Orthopedics, 2015, 38（11）: e959-964.

［42］ JIANG N, LUK K D, HU Y. A machine learning-based surface electromyography topography evaluation for prognostic prediction of functional restoration rehabilitation in chronic low back pain ［J］. Spine, 2017, 42（21）: 1635-1642.

［43］ GHOGAWALA Z, DUNBAR M, ESSA I. Artificial intelligence for the treatment of lumbar spondylolisthesis ［J］. Neurosurgery clinics of North America, 2019, 30（3）: 383-389.

［44］ AMES C P, SMITH J S, PELLISé F, et al. Artificial intelligence based hierarchical clustering of patient types and intervention categories in adult spinal deformity surgery: towards a new classification scheme that predicts quality and value ［J］. Spine, 2019, 44（13）: 915-926.

［45］ KIM J S, MERRILL R K, ARVIND V, et al. Examining the ability of artificial neural networks machine learning models to accurately predict complications following posterior lumbar spine fusion ［J］. Spine, 2018, 43（12）: 853-860.

［46］ ARVIND V, KIM J S, OERMANN E K, et al. Predicting surgical complications in adult patients undergoing anterior cervical discectomy and fusion using machine learning ［J］. Neurospine, 2018, 15（4）: 329-337.

［47］ STOPA B M, ROBERTSON F C, KARHADE A V, et al. Predicting nonroutine discharge after elective spine surgery: external validation of machine learning algorithms ［J］. Journal of neurosurgery spine, 2019, 31（5）: 742-747.

［48］ KOCHANSKI R B, LOMBARDI J M, LARATTA J L, et al. Image-guided navigation and robotics in spine surgery ［J］. Neurosurgery, 2019, 84（6）: 1179-1189.

［49］ OVERLEY S C, CHO S K, MEHTA A I, et al. Navigation and robotics in spinal surgery: where are we now? ［J］. Neurosurgery, 2017, 80（3s）: s86-s99.

［50］ 齐鹏, 崔赓. 导航系统在脊柱微创手术中应用的研究进展 ［J］. 中国骨与关节杂志, 2018, 7（10）: 767-772.

［51］ TIAN W, LIU Y, ZHENG S, et al. Accuracy of lower cervical pedicle screw placement with assistance of distinct navigation systems: a human cadaveric study ［J］. European spine journal : official publication of the european spine society, the european spinal deformity society, and the european section of the cervical spine research society, 2013, 22（1）: 148-155.

［52］ CHENIN L, CAPEL C, FICHTEN A, et al. Evaluation of screw placement accuracy in circumferential lumbar arthrodesis using robotic assistance and intraoperative flat-panel computed tomography [J]. World neurosurgery, 2017, 105: 86–94.

[53] DEVITO D P, KAPLAN L, DIETL R, et al. Clinical acceptance and accuracy assessment of spinal implants guided with spine assist surgical robot: retrospective study [J]. Spine, 2010, 35 (24): 2109–2115.

[54] 宗路杰，干旻峰，杨惠林，等. 脊柱外科机器人及其临床应用进展 [J]. 中国脊柱脊髓杂志，2021, 31 (8): 754–758.

[55] ROSER F, TATAGIBA M, MAIER G. Spinal robotics: current applications and future perspectives [J]. Neurosurgery, 2013, 1: 12–18.

[56] RINGEL F, STUER C, REINKE A, et al. Accuracy of robot–assisted placement of lumbar and sacral pedicle screws: a prospective randomized comparison to conventional freehand screw implantation [J]. Spine, 2012, 37 (8): E496–501.

[57] ELSWICK C M, STRONG M J, JOSEPH J R, et al. Robotic–assisted spinal surgery: current generation instrumentation and new applications [J]. Neurosurgery clinics of North America, 2020, 31 (1): 103–110.

[58] LONJON N, CHAN–SENG E, COSTALAT V, et al. Robot–assisted spine surgery: feasibility study through a prospective case–matched analysis [J]. European spine journal: official publication of the european spine society, the european spinal deformity society, and the european section of the cervical spine research society, 2016, 25 (3): 947–955.

第**10**章

人工智能医疗在椎体骨折中的挑战、机遇与思考

人工智能医疗基于其系统的好处及在脊柱外科中的应用而越来越受到关注，并已经成为一种颠覆性技术，它不仅可以参与脊柱外科疾病诊疗的临床决策，还可以帮助临床医生和医院确定护理的质量和成本，改善预后并减轻脊柱疾病对医院和患者的财务风险[1]。此外，人工智能可以增强对患者的个性化护理，并减少临床实践和研究中的异质性[2]。虽然当前人工智能医疗在放射学和外科学领域具有多种方式的应用，但它尚未被大多数脊柱外科医生广泛采用或充分理解。围绕人工智能医疗的应用仍存在许多争议，但是这项技术在应用过程中的管理如果实施得当，就有可能彻底改变脊柱外科疾病的护理标准，并降低和减少诊疗过程中的成本和浪费，从而提高医生的工作效率和对患者的护理质量。本章旨在分析和讨论人工智能医疗在脊柱外科应用中面临的挑战及在脊柱外科诊疗中的不足与局限性。

10.1　人工智能在脊柱外科应用中面临的挑战

10.1.1　机器学习概述

机器学习（machine learning，ML）是人工智能的一个子集，专注于开发通过算法和数学预测输出的自动化计算机系统，其输出结果代表机器对线性或非线性复杂关系的解释，而输出的结果表现根据其辨别水平（准确预测结果的概率）和校准（高估或低估预测结果与真实结果的程度）进行分级[3]。脊柱外科医生遇到的ML应用示例包括图像分类（如在CT或MRI上自动检测椎体压缩性骨折）、术前风险分层模型、临床决策支持工具等。

ML的两种主要形式是有监督学习和无监督学习。有监督学习需要基于事实的标记数据进行。例如，对一个有预先标记"骨折"或"无骨折"胶片的X线数据库，首先分析该数据的一部分（训练数据集）以建立一个模型，该模型整合分析了自变量（即图像中的像素）和因变量（存在或不存在病理）之间的模式。此示例中的单个射线照片像素称为特征值或向量。接下来将其余X线片（未经训练数据集）输入到机器，然后根据其准确程度预测骨折或其他情况。因此，有监督学习在线性分类（输出是离散定义的类别）或线性回归（输出是连续值）的练习中表现较出色。而无监督学习涉及对未标记数据集的分析，无监督学习者特别擅长识别相关变量的集群、检测异常和构建人工神经网络。虽然无监督学习被认为是未来的标准，但在脊柱外科和临床医学中，大多数当前ML示例都是有监督学习。

10.1.2 脊柱外科中常见的机器学习模型

三种常见的机器学习模型是决策树学习、支持向量机（support vector machine，SVM）和人工神经网络（artificial neural networks，ANN）。决策树学习，更具体地说是分类和回归树（classification and regression trees，CART）实现了分类或回归任务，它比其他模态更直观、更易于理解。CART是一个倒置的树，具有三个主要组件：内部节点、分支和叶子（或终端节点）。内部节点是学习者评估或测量变量的条件。分支是从每个节点派生的决策。叶子代表最终确定输出的树的末端。Tee等人应用决策树学习优化脊髓损伤后患者风险分层，为理解这种模式提供了一个框架[4]。他们结合了评估创伤后脊髓功能的不同方法，包括美国脊髓损伤协会（American Spinal Injury Association，ASIA）损伤量表、总运动评分（total motor score，TMS）和AOSpine分类系统，以允许决策树识别对治疗反应不同的患者群。根节点基于ASIA损伤量表，范围从A～D。随后的内部节点基于AOSpine损伤分类（A/B或C级）。然后每个分支根据解剖区域（颈椎或胸椎）经历另一个节点。A/B级颈椎损伤根据年龄进一步划分。以此确定了六个独特的终端节点或集群。这项研究结果为与其他患者队列进行外部验证研究提供了一个平台，以将这种独特分类系统与当前分类系统进行比较。研究结果说明了机器学习合成大量变量的能力，这些变量可能非线性地关联成更容易处理的格式。

SVM通过在两个结果之间创建最大边距超平面来完成分类任务，或通过绘制最佳拟合平面来完成回归任务。虽然在线性分类或回归练习中与CART相当，但SVM通过构建超平面来实现这些目标。SVM非常适合通用机器学习（特别是在医学领域），因为其调整内核允许临床医生根据他们在该领域的知识分配适当的权重[5]。SVM也是处理高维数据问题的优秀工具，其特征数量往往远超观察数量或样本数量，但是由于SVM过度依赖微调内核，因此生成的模型仅适用于解决单个问题（如预测颈椎和腰椎手术结果的工具必须单独和手动设计）。而且SVM不擅长处理非常大的数据集，随着点数量或样本数量的增加，噪声也会增加，在超平面上方和下方产生太多异常值[6]。检索研究文献，SVM在分类和检测成像中存在的脊柱病理学方面很受欢迎。例如，管理骨质疏松症患者的一个常见问题是常规DEXA（双能X线吸收测定法）扫描中遗漏的骨折。鉴于有骨折和无骨折骨质疏松症患者的单独管理指南，Mehta和Sebro开发了一个模型，用于从大量常规DEXA扫描中检测偶然的腰椎骨折[7]。两个结果（或分类）是"控制"和"骨折"。表征模型的输入变量包括基线人口统计数据和来自DEXA扫描的辅助数据（骨矿物质密度、Z分数、T分数等）。它们使用不同类型的核函数并执行四个SVM，但最终得到一个线性核，其对训练集的受试者工作特征曲线下面积（AUC）为0.93，测试集的AUC为0.90。他们的研究证明了机器学习在自动检测病理学方面的潜力。这种创新可以最大限度地减少对优质护理至关重要的漏诊。据报道，特别是在这种例行DEXA中偶然发生的腰椎骨折的情况下，诊断错误率高达15.8%[8]。Seoud等人进行了通过SVM实现的图像分类任务的另一个示例。研究人员试图通过分析由多个摄像机捕获的表面形貌数据，根据改进的Lenke分类系统（C1、C2或C3）确定脊柱侧弯曲线。作为一个学习点，这是一个应用具有3个结果（或分类）而不是2个结果的SVM的示例。Seoud及其同事通过选择"一对一"的方法解决了这个问题，该模型将C1脊柱侧凸曲线与C2/C3曲线进行比较[9]。如前所述，学习者找到了理想的维度，在该维度中，结果可以通过点之间的最大距离线性分离。在此示例中，通过拟合模型的将是SVM描述临床上不相关的脊柱侧弯分类子集群的模型。Seoud等人利用仅仅基于地形的分类模型准确预测了超过72%的病例。

人工神经网络（ANN）与传统意义上无监督的深度学习相关联，绕过了监督模型涉及具有高度区分性的特征值，学习器自动对原始未标记数据进行分类[10]。通过最少的人工工程，这些无监督学习器生成具有高度区分性的特征提取器，这些特征提取器表征输入—输出关系，同时忽略不相关的变化。ANN擅长计算机视觉、自然语言处理和预测基因突变的下游影响。脊柱外科医生对计算机视觉很感兴趣，因为它可能会提高报告患者成像的效率和准确性。其中，卷积神经网络（convolutional neural networks，CNN）在多个隐藏层的帮助下，特别擅长计算机视觉任务。Vania等人报道了他们的CNN使用独特的分类系统进行自动脊柱分割的结果[11]。他们实现了四种分类器（背景、脊柱和两个冗余分类器），而不是传统的"椎骨"与"非椎骨"分类器，尽量减少了过度拟合，以便学习者考虑训练数据集之外椎骨宽度和长度的变化。他们的模型分别产生了0.97和0.99的敏感度和特异性，这两者都比其他常用方法表现更好。除了脊柱分割外，该技术在椎体压缩和后部元件骨折自动检测及腰椎管狭窄分级方面也取得了显著进展。在脊柱外科中，这种技术成功转化为术前和术中护理的潜力较大，例如，自动化将允许机器学习矢状畸形参数，以实现最小化手动测量并在一个软件生态系统中显示相关风险因素。虽然包括CART和SVM在内的监督学习器已被用于预测术后结果，但有证据表明，ANN可能是未来此类任务的首选方法。Hopkins等人在超过4 000例脊柱后路融合病例中应用了具有35个输入变量的ANN来预测手术部位感染[12]。他们的模型在所有神经网络迭代中可靠地预测了感染病例和非感染病例，AUC为0.79。然而，该模型显示出重症监护病房的入住和较高的查尔森合并症评分都具有保护性作用，即更低的感染发生率，这与其他文献报道结果相反。在临床医学中应用ML时，无法解释看似不一致的发现是一个关键难题。但是，这种关联可能以无法直观理解的非线性方式存在。虽然外科医生的敏锐度和经验必须与决策支持工具相结合，但在患者生命受到威胁时，这些模型在安全应用之前仍然存在重大缺陷。

10.1.3 脊柱外科电子病历的机器学习

电子病历（electronic medical records，EMR）是造成医生压力和倦怠的重要因素，研究表明，EMR可以减少医生看患者的时间和每个提供者看到的患者数量[13]。自然语言处理（natural language processing，NLP）的AI技术可以帮助缓解这些问题，让计算机帮助临床医生完成艰巨的文档处理。NLP将非结构化文本数据转换为计算机可识别的格式以进行定量分析。该技术已在广泛的外科和医学学科中得到应用，但迄今还没有很多专门针对脊柱外科的研究。

NLP提供了一种从医学文档中提取临床数据的有效方法，这通常是劳动密集型和耗时的。Wyles等人发布了基于规则的NLP方法，用于分析全髋关节置换术的注意事项。他们的算法捕获了与手术方法、固定方法和轴承表面有关的信息，所有模型的准确度均大于90%，并证明了外部有效性[14]。强大的NLP方法可以将非结构化的定性数据转换为定量统计数据，以进行大规模分析。这可以探索新的研究课题，以及日常临床操作质量改进的新方法。除了数据提取，一些复杂的NLP应用程序已显示出动态临床应用前景，可实时协助临床医生。Han等人发现了一种方法，可以自动创建脊柱放射报告。使用弱监督深度学习模型，生成与三种脊柱疾病有关的报告：腰椎畸形、神经椎间孔狭窄和椎间盘退变。生成的文本记录了疾病与位置之间的所有关联，如："在L3～L4，椎间盘退行性变化与神经孔狭窄有关。"在自动笔记生成中使用NLP可以减轻临床医生的工作负担并提高其效率。此外，EMR数据可更好地识别高危患者、预测并发症甚至预防这些并发症。Zhang等人的一项研究[15]展示了运用定量CT的ML算法评估老年患者椎体强度和预测椎体骨折风险的能力。考虑到医疗保险中患者椎体压缩性骨折的死亡率大约是匹配队列中的两倍，这一点尤其重要[16]。

总体而言，NLP在脊柱外科中的应用仍处于早期阶段。基于规则的方法一直是NLP任务的主要方法。然而，随着ML库和算法的不断发展，我们可能会看到更复杂的基于文本的应用程序，例如生成复杂的笔记或语音识别软件。不过，EMR文本数据创新和创造的空间很大。脊柱外科使用EMR数据的机器学习在未来有着巨大的希望，但仍有一些难题需要解决，只有成功解决这些难题，才能将强大的算法带入临床实践。

利用EMR数据的ML应用程序正在迅速发展，但EMR系统本身对进步提出了重大挑战。从EMR系统中有效地提取数据非常困难，EMR系统不遵循数据存储和应用程序编程接口的标准化协议，因此难以将EMR与其他系统接口[17]。这不仅会影响数据提取，还会影响临床整合。另一个主要挑战在于建立必要的基础设施，将ML工具与EMR进行临床集成以进行评估。在接下来的几年里，很有必要令EMR系统适应简化数据提取并允许将ML模型集成到临床工作流程中。这样，这些算法才会开始以有意义的方式造福临床实践。数据提取完成后，EMR数据的质量将成为进一步挑战。ML技术最适合处理大量高质量、一致且标签清晰的数据。较差的数据质量是为临床应用创建高性能算法的常见障碍[18]。不幸的是，在EMR系统中发现的数据本质上是异构的和嘈杂的，一些研究已经质疑EMR数据的质量，因为不准确和丢失数据点是其常见问题。在这种低质量数据上训练算法最终可能对患者造成危险。未来将ML应用于EMR数据将需要采用严格的数据挖掘技术，以确保高质量的训练数据。从EMR数据的噪声中解析信号仍然是创建有用ML算法的重大挑战。

10.1.4 道德问题和法规中的挑战

人工智能技术在医疗保健中的实施，尤其是具有直接临床影响的工具，例如旨在支持诊断或临床决策的工具，无疑正在决定一种范式转变。这种观点的转变涉及几个重大伦理问题，目前科学界和相关监管机构都在激烈讨论这些问题。

大多数人工智能技术，尤其是现在发挥重要作用的深度学习网络，对外部用户来说都是一个黑匣子[19]。尽管目前一些研究已经提出了可视化AI工具的内部结构和行为方法，并且使用了决策树等更多人类可读的技术，但AI预测很大程度上是由一种模糊的逻辑决定的，这种逻辑不能被人类理解或解释。这种限制直接导致问责制责任方难以确定，人们正从监管层面对这个问题展开激烈的讨论。如果预测失败，例如在误诊的情况下，是使用人工智能系统的放射科医师、设备本身还是制造商承担这一问题呢？新型人工智能工具晦涩难懂，这严重影响了其营销审批，需要对其他技术进行更深入的测试和验证，但这大幅度延长了其上市时间和增加了其成本。

第二个问题涉及预测中可能存在的偏差，这可能是有意的，也可能是无意的。故意偏差的示例是DST得到的结果是用于促进特定制造商或医院使用药物或设备，却不一定可以优化患者护理，为患者带来更大益处。而意外偏差可能与一些罕见病理或表型的数据稀缺有关，从而导致可能在训练数据集中没有充分涵盖更常见情况或者特定数据集的确不存在。此外，数据收集工作的不足也可能导致意外偏差，例如研究者授予更易于访问的数据源的特权。为了限制这些问题的影响，研究人员开始努力对人工智能进行治理，最终目标是建立强大的公众信任。另外，还需要特别注意欧盟、美国和东亚国家之间的文化差异，这将导致不同国家在监管和治理方面形成截然不同的管理模式。

人工智能在医疗保健中的使用也引发了对数据隐私和安全性的严重担忧，由于培训和验证工具需要大量的临床和影像数据，因此涉及数据收集、传输和存储以及知情同意等问题。数据匿名化通常用于增强隐私和安全性；尤其是涉及在营利性环境中使用数据时，患者保留对其匿名数据的权利，这些数据受到存储、传输和使用方面的严格规定。在2018年欧盟出台了《通用数据保护条例》，采用关于数据处理许可的明确选择加入政策，极大地扩大了患者的权利；由于与人工智能技术相关的大量投资及其潜在的经济效益，政策制定者和监管机构也需要考虑数据的隐私和安全。

随着自由软件的不断进步，提供对机器学习模型和训练数据的开放访问将是促进公众信任的方式，并且让科学界有可能进一步测试和开发这些工具，改善这些技术带来的问责制问题和预测偏差问题。由公共研究机构以及谷歌和英伟达等公司发布的大多数人工智能和机器学习算法的源代码都是公开的，但是业务和监管原因使相关临床应用机器学习软件不太可能公开其详细技术信息。

10.1.5 小结

人工智能和机器学习是新兴的颠覆性技术，如今已经达到了相当高的发展水平，并对多个研究领域产生了实际影响。机器学习技术的日益普及有可能通过简化医学成像的报告并帮助诊断和做出临床决策来直接影响脊柱疾病患者的护理。尽管有所进展，但这些技术在临床环境中的使用仍然有限，仍存在有待克服的挑战。在临床上普及机器学习技术之前需要克服技术挑战和文化挑战。

计算机视觉和图像处理技术取得突破性进展，使具有图形处理单元的强大工作站的可访问性更加强。然而，医学成像数据也带来了独特的技术挑战。脊柱手术中大多使用医学成像体积数据，但许多机器学习模型都是为了接受2D输入而开发的。大多数研究人员试图以2D形式表示3D脊柱成像来应对这一挑战。近年来，一些研究小组尝试使用3D CNN直接分析3D医学成像数据。3D CNN可以提供更好的性能，但它们的计算成本很高，并且医学成像数据通常必须进行下采样以适应当前可用的硬件限制[20]。人们可能需要在计算机硬件和创新数据处理解决方案方面取得进一步发展，以开发具有人类水平性能的更强大的机器学习模型。

与技术挑战相比，文化挑战也一样重要，它指由于数据隐私问题而组装大型数据集的系统性障碍及将计算机辅助诊断集成到传统临床工作流程中的挑战。依靠机器学习技术开发强大的诊断工具需要组装大型注释数据集。最成功的CNN已在医学成像之外得到广泛使用，例如谷歌的Inception网络，在训练阶段需要数百万张图像。众所周知，为特定临床任务训练ML模型可能需要数万张训练图像，这些图像需要从多个机构收集。根据数据匿名化的标准做法，所有司法管辖区的医学影像数据在存储、传输和使用上都有严格规定，这也给组装大型数据集带来了挑战[19]。这些挑战在某些司法管辖区更为突出。例如，欧盟出台的《通用数据保护条例》规定所有数据处理和使用都应选择加入，并进一步明确患者同意的数据适用范围，以保证使患者数据仅用于研究。综上脊柱外科中人工智能的相关研究需要各个机构之间合作收集、分析患者数据，在此过程中时刻注重遵守数据隐私法规。

另一个广泛的文化挑战是对医疗决策的问责制。大多数机器学习模型对外部用户来说都是一个黑匣子，模型得出临床诊断的过程也不容易被人类理解或解释。如果假设的机器学习模型失败，例如无法检测颈椎骨折，目前尚不清楚责任是否会落在使用机器学习系统的临床医生或设备制造商身上。脊柱疾病的高精确性和脊柱手术误诊的后果使这一点尤为重要。随着诊断ML工具在脊柱手术中获得更好的性能以及临床医生对自动化诊断更多的依赖，这个伦理问题需要进一步讨论。

（严瀚，俞祝良，周瑞）

10.2　人工智能在脊柱外科诊疗中的不足与局限性

医学影像在脊柱疾病的诊断和管理中发挥着核心作用。与人口老龄化相关的脊柱疾病负担日益加重，以及MRI和CT的可用性越来越高，导致了脊柱相关成像在过去几十年中急剧增加。近年来，机器学习和人工智能技术也取得了重大进展，推动计算机辅助解释脊柱成像相关研究的急剧增长。目前主要是研究感兴趣的主题，但未来，医学成像的计算机辅助解释可能会在临床医学中发挥更大的作用，特别是与脊柱疾病的诊断和管理有关。

当前已经有大量研究将机器学习技术应用于脊柱疾病患者的临床管理，但仍然存在许多问题。本节内容旨在描述当前将机器学习技术应用于脊柱椎体压缩性骨折、脊柱侧弯、成人脊柱畸形和脊柱肿瘤学的诊疗的局限性。

10.2.1　脊柱椎体压缩性骨折

骨质疏松症和相关骨折的患病率在全球范围内呈逐年上升趋势，这不但使其发病率和死亡率提高，还导致医疗保健支出的增加。骨质疏松症是最常见的代谢性骨病，椎体压缩性骨折（vertebral compresson fracture，VCF）是最常见的骨质疏松性骨折。医学影像在椎体压缩性骨折的诊断和随访中发挥重要作用，其中半定量和定量的方法均已用于实现相关发现的客观和可重复定义。在临床实践中，常常出现骨质疏松症诊断不足和治疗不足的情况，尽管椎体压缩性骨折是最常见的骨质疏松性骨折，但该疾病的早期表现仍可能被忽略，因此在利用其他适应证采集的临床图像对椎体压缩性骨折进行机会性评估中发挥了潜在作用，其中CT成像是极其重要的评估图像。日益进步的医疗条件使越来越多的患者有机会进行CT扫描检查，通过CT图像可以观察脊柱的一部分，从而能够以很少的额外成本识别当前未诊断的骨质疏松症患者子集。然而，目前CT的诊断率明显低于其他方式，一项英国范围内的审计发现，仅26.2%的患者准确报告了CT图像中机会性可视化的VCF，只有2.6%的患者被转诊进行进一步治疗[21]。通过现有放射提供改善的可行性值得怀疑。近年来，CT成像活动迅速增加，2000—2016年美国增长了110%，2012—2013年至2018—2019年英国增长了69%[22]。相比之下，美国医学院协会预测，到2033年，包括放射学在内的专科医师将短缺17 100至41 900人。越来越多的患者选择进行放射医学检查，但专科医生人数相对不足，这为人工智能的发展创造条件和提供机遇。

在目前的临床实践中，大多数椎体定量形态测量分析程序是放射科医生或临床医生手动执行，并且存在显著的观察者间和观察者内的变异性。此外，由于手动执行定量评估需要较高的工作成本，在大规模图像检测上这种方法的实用性并不高。计算机化系统可以通过帮助放射科医生进行决策过程来支持他们的临床实践。Kolanu及其同事评估了一种计算机辅助诊断（computer-aided design，CAD）系统，该系统旨在机会性地识别CT扫描图像中可视化的骨质疏松性椎体骨折[23]。该系统由 Zebra Medical Vision（Shefayim，Israel；www.zebra-med.com）开发，它使用由放射科医师确认的CT图像数据（$n=824$，有骨质疏松性椎体骨折；$n=849$，没有骨质疏松性椎体骨折）进行训练，使用CT扫描的轴向图像并创建脊柱的虚拟矢状截面，然后将其分割成多个重叠的图像块补丁。这些补丁通过卷积神经网络（CNN）和循环神经网络（recurrent neural network，RNN）的组合运行，以提供存在或不存在骨折的输出，从而自动检测腹部或胸部CT扫描中的骨质疏松性椎体骨折。它的输出结果包含椎体骨折的概率和指示矢状图像中VCF的可能位置的热图。在一项涉及1 696名VCF患病率达24%的患者的胸部CT扫描的研究中，使用这个计算机辅助诊断系统对疾病诊断的灵敏度、特异性和准确性分别达54%、92%和83%。

这种计算机辅助诊断系统可以为难以准确、及时发现的隐匿性椎体骨折的诊断提供解决方案，对识别出椎体骨折的患者具有潜在的益处。然而，骨折的识别只是疾病诊疗中的一部分，将其整合到现有临床工作流程中仍有相当大的困难。目前放射科医生的短缺不利于任何增加临床工作量的解决方案的制定。Zebra团队的CAD系统可以识别包含椎体骨折的CT图像并突出显示图像中发生椎体骨折的可能位置，但其诊断结果既不完全准确也不完整。放射科医生还不能完全依赖该系统，仍然需要人工输入来确认诊断、确定椎体水平、对骨折程度进行分级，并根据相应指南完成放射学报告[24]。只有当CAD被纳入临床工作流程并且不会带来不切实际的负担时，它才具有实用性。这需要考虑多个问题和潜在的技术干预，提高椎体骨折的诊断率只是其中之一。想与现有临床工作流程整合，必须避免增加工作量，因此，CAD应生成可操作的放射学报告，最大限度地减少手动输入或进一步诊断测试的要求。自动化患者诊断后的治疗和康复管理系统，会减轻患者人数增加带来的负担。未来在骨质疏松症的诊断和管理中，患者可能因此获益。对椎体骨折具有高敏感性和特异性的CAD系统是全新临床路径的一个方面，需要更多技术支持。对CAD的进一步测试和验证是必不可少的，尤其需要在不同于开发此模型的独立的成像中心数据库中进行。在将CAD广泛用于患者护理之前，使用真实数据进行更大规模的研究也至关重要。迄今为止这类研究还处于起步阶段，样本数据集均较小，得到的研究成果显示相关计算机模型对椎体骨折的诊断准确性仍不如临床医生。然而，大量的CT扫描是在紧急情况下收集的，未来的工作可以利用这些数据。这一系列研究的目标是产生一个机器学习模型，该模型足够通用，可以检测任何类型的脊柱骨折，其性能优于人类水平。如果开发出这样的模型，可以减少放射科医生的工作量并提高对细微病变发现的敏感性。

10.2.2　脊柱侧弯

脊柱的正常生理曲度由矢状面上一系列和谐曲线组成：颈椎前凸、胸椎后凸和腰椎前凸。有研究表明，胸椎曲度的增加与背痛和骨折风险增加以及生活质量降低有关。腰椎前凸的减少还与背痛、更高的跌倒风险或失去平衡以及更低的生活质量有关。因此，脊髓损伤、虚弱、脊柱转移性疾病、退行性脊柱疾病等引起的脊柱畸形伴背痛，都会导致生活质量下降[25]。此外，不断增长的老年人口和长期的固定站姿导致脊柱畸形病例数量增加。根据世界卫生组织（World Health Organization，WHO）的调查，每年有250 000～500 000人遭受脊髓损伤。据报道，脊柱畸形是脊柱退行性变化的老年人和长期姿势不正确的青少年的严重疾病。

　　脊柱弯曲的放射学分析用于评估各种脊柱疾病，其中脊柱曲率分析在临床决策和研究开发中很重要。在临床实践中，通常根据异常弯曲程度和畸形进展来确定治疗方式。而在研究中，常常通过脊柱曲率来评估治疗结果和介入研究的有效性。临床应用中，各种各样的非侵入性测量设备（例如，弯曲曲线和手动倾斜仪）有助于临床实践中脊柱姿势的测量，使用放射影像确定Cobb角的大小技术更被认为是在矢状面上对脊柱进行姿势评估的黄金标准。对于临床医生来说，手动分析脊柱弯曲既费时又枯燥，而且获取X线图像的射线照相角度是手动评估的，因此即使由同一操作员进行测量，测量值也可能会出现偏差。受观察者内和观察者间变异性影响，X线图像的技术质量会影响临床医生对患者脊柱真实状态的解释。由于对精确测量脊柱角度的需求不断增长，CAD取得了显著进展：使用新颖的形状感知深度分割网络模型对颈椎X线图像进行自动分割。在这里，作者可以实现0.84的骰子相似系数（dice similarity coefficient，DSC）和1.69mm的平均形状误差[26]。CT中，脊柱分割提供的DSC值和灵敏度值分别为90.4%和86.99%[27]。此外，具有连体卷积网络的数字化视频透视成像（digitalized video fluoroscopic imaging，DVFI）系统可以通过旋转边界框自动跟踪腰椎[28]。顺序条件强化学习网络（sequential conditional reinforcement learning network，SCRL）可以同时从MRI脊柱图像中检测和分割椎体，DSC值为92.6%[29]。

　　CAD系统可以使用主动形状模型自动分析Cobb角，以得出脊柱侧弯的诊断。与专家测量值相比，前后视图的X线图像中的脊柱角度测量值有3°～4°的容差[30]。深度学习卷积神经网络（CNN）方法可用于从脊柱X线图像的前后视图自动测量脊柱曲率。开发的系统提供完整的分段脊柱图像及准确的脊柱曲率测量值，以帮助临床诊断[31]。另一种自动测量方法利用深度卷积神经网络（CNN）来检测每个X线图像中的椎骨。最后，使用三角学的新算法测量Cobb角，并将Cobb角测量值与专家的手动测量值进行比较，实现了对Cobb角的高精度估算[32]。因此，应用X线前后视图图像中Cobb角的自动分割和测量诊断脊柱侧弯的方法已经很好地建立起来。然而，目前不仅很少有分析脊柱矢状角的报道，而且之前的研究都是半自动系统，需要放射科医生参与手动测量，而全自动分析脊柱后凸和脊柱前凸的CAD系统尚未见报道。

　　Lee等人使用CNN中的一种深度学习模型U-Net进行横向脊柱分割，提出了一种基于深度学习的全自动CAD系统来测量后凸角和前凸角[33]。与手动测量相比，这种基于深度学习的CAD系统应最大限度地减少观察者的可变性，并且具有成本效益、时间效率、可靠性和可重复性。该系统使用深度学习自动分割椎体轮廓，并根据X线图像分析胸椎后凸和腰椎前凸的角度。U–Net模型在精度、灵敏度和DSC值上的分割性能平均为90%。然而，对于某些图像，观察到椎体轮廓检测有错误。当图像来自脊柱先天性畸形的患者或由于其他阻碍学习的包含因素时，可能会出现如下情况：先天性椎体异常例如蝶椎、半椎和块椎，会影响CAD算法的性能，其中一个椎骨可能被识别为两个或两个椎骨被识别为一个。所以，应该通过添加分类函数来修改算法，以便在分割之前对正常和先天性畸形进行分类。

此外，直接插入脊柱的腰椎植入物和导管或阻塞椎骨的物体会干扰脊柱分割的学习过程。在这方面，当预测轮廓相互重叠时，图像处理或基于区域的分割可以提高性能。该系统结果显示的误差通常为2°～5°，在临床实践中属于3°～9°的容忍误差范围内[34]。误差的来源是端板端点定义不充分，以及由平行或垂直角度引起的"除以0"误差等。这个错误意味着算法需要进一步研究以更精确地识别脊柱中的终板。特别需要注意的是，骶骨与其他椎骨不同，具有细长的三角形而不是方形。

总之，作者开发了一种自动角度测量系统来帮助诊断脊柱后凸和脊柱前凸。基于深度学习和数学开发的CAD系统使用T4～T12椎骨测量后凸角，使用L1～S1椎骨或L1～L5测量前凸角。此外，与放射科医生的测量相比，用于测量脊柱后凸和脊柱前凸角度的CAD系统表现出高度的相似性和可靠性。因此，CAD系统可用于临床测量后凸角和前凸角以诊断脊柱畸形。此外，用以前的方法补充已开发的CAD算法，可以帮助经验不足的临床医生诊断脊柱畸形，从而减少放射科医生所需的时间和精力。

10.2.3　成人脊柱畸形

几十年来，成人脊柱畸形（adult spinal deformity，ASD）一直是一种复杂且致残率高的疾病，会带来严重的疼痛和残疾，且更严重的畸形与更大的疼痛和残疾相关。ASD是一种非常异质的疾病，具有多种病因：退行性、特发性、先天性和较常见医源性（手术前）。近些年来笔者对这种疾病复杂性的了解有所增加，通过手术治疗这种疾病的能力也有所提高，许多研究表明，将患者的脊柱骨盆参数校正到更正常的值,对提高严重残疾患者的生活质量(health-related quality of life,HRQOL)[35]尤其有用。几乎在所有情况下,成人脊柱畸形患者都需要进行软组织松解和截骨术治疗,以获得对畸形的满意矫正。而不断进步的治疗和手术技术也需要医疗人员更加关注手术侵入性、并发症风险(围手术期和长期)、神经系统风险和治疗中的直接成本。

由于ASD的独特性和患者的多面性,ASD为在整个非手术和手术护理中使用高级分析提供了很好的机遇。几十年来,脊柱外科医生一直依靠成熟的文献、广泛的培训和临床判断来就ASD手术的风险和益处向患者提供咨询。通常最准确的信息更多是基于医生的整体个人经验,而不是基于患者个人疾病和基础身体状况。目前大多数文献研究都是使用简单的统计方法(例如线性或逻辑回归),这些研究为外科医生提供了整个人群的平均值,但实际上这些平均值可能与特定患者复杂性相关度极低。近年来随着医疗数据的数字化,我们可以访问大量的患者信息阵列,与此相当的应该是医疗人员可用更有意义和更强大的方式处理这些数据的能力。在过去几年里,医学领域逐渐采用了计算技术,这些技术可以通过处理大量数据以创建复杂的数学模型来描述看似不同变量之间的关系。这些技术中使用最广泛的是机器学习,它在过去十年中作为实现人工智能最常用的工具而迅速普及。预测分析对ASD患者的应用使外科医生开始利用现代计算方法创建改进的预测模型。现在,为了实现更好的模型,该领域转向将更复杂的机器学习算法结合人工智能来生成预测模型。

国际脊柱研究小组(International Spine Study Group,ISSG)和欧洲脊柱研究小组(European Spine Study Group,ESSG)发表了具有里程碑式意义的论文,将脊柱外科学科进一步发展到复杂分析领域。在目前使用患者报告结果对HRQOL测量进行预测分析的最大应用中,Ames 等人[36]开发了一个预测模型,评估570名预期ASD患者在术后1年和2年随访时在ODI、Scoliosis Research Society-22(SRS-22)和Short Form-36患者报告结果中实现最小临床重要差异(minimmal clinically important difference,MCID)的概率。研究者们选择在4个时间范围内(术前基线、术后即刻基线、1年随访和2年随访)针对每位患者的75个临床性状变量,共训练8种不同的机器学习算法,每个时间范围内每位患者的最终模型选择最终通过平均误差(mean average error,MAE)的最小化来确定。研究外部验证是通过80%的训练和20%的测试集拆分进行的,拟合优度测量值,例如R^2的范围为20%~45%,所选模型的MAE范围为8%~15%,表明模型拟合成功。

Ames等人发表了一项开创性研究[2]，他们首次展示了通过层次聚类使用无监督学习来为ASD创建新的分类系统。这项具有里程碑式意义的研究表明，无监督学习方法（其中没有与数据集中的输入相对应的特定输出）可以迭代地学习数据的固有结构，并研究所有可用数据以形成具有代表性的模型。这些模型比上文强调的监督决策树方法更复杂，因为它们可以完全自由地对数据的自然结构进行数学建模，而无需输入或输出任何知识。虽然先前的ASD分类主要依赖于已被证明与患者预后相关的放射学参数，目前还没有研究调查可用数据的全部范围以确定临床相关信息。共有2个前瞻性队列询问了ASD患者的基线，以及1年和2年随访数据，最终分析了570名患者。基于患者特征和手术特征（包括客观测量和患者报告结果数据）进行的聚类确定了队列中不同的患者类型。基于患者特征的三个集群（年轻者有冠状面畸形、年长者先前脊柱手术的发生率高、年长者先前脊柱手术的发生率低）中，每一个均表现出独特的并发症和结果。在各组中，他们发现，年龄较大的患者术前残疾最严重（可能需要更多的侵入性手术进行矫正），并发症更多；但这些患者在随访时在各组中临床改善最大。基于手术特征的聚类产生了4种不同的患者（大量节段与三柱截骨术融合，大量节段与 Smith-Peterson截骨术融合，无截骨术/无椎间融合，以及椎间融合的最高使用率）。此外，还创建了效率网格来评估各种手术方法的安全性，因为它们与ASD患者的改善直接相关（风险收益分析）。

机器学习算法在使用得当时非常强大，但存在一些局限性，特别是在将它们用作医学分析工具时其局限性更明显。机器学习方法和传统统计建模的一个关键区别在于它们对数据的要求不同。一般来说，统计数据可以应用于相对少量的数据，并且仍然可以对变量之间的关系做出合理的推断。但是，机器学习需要大量数据才能有效创建预测模型，并随着添加新数据而改进。鉴于脊柱手术中大型前瞻性收集数据集的稀缺性，应谨慎看待一些预测模型的研究结果，在没有提供足够数据来训练机器学习模型时，预测准确性可能会有很大差异。此外，当前用于机器学习的应用程序背后的许多微妙之处常被用户忽略，其中包括谨慎管理以不同形式存在的数据（并发症、实验室结果、二元结果、自由文本等），以及忽略模型和参数训练。在医学中，经常遇到类别不平衡的问题，其中一个结果类别可以代表显著多数并超过不同的少数结果，这导致预测严重偏向另一种方式。此外，未在足够样本量上训练的模型可能会受到过度拟合的阻碍，这意味着该模型可以有效描述现有数据，但不能以相同的准确度外推到新数据。数据科学家利用许多技术来规避这些缺点，其中最常见的技术是需要对所需模型进行适当的训练、验证和测试。医生和研究人员必须注意遵循适当的步骤来开发用于临床结果研究的机器学习模型。

10.2.4　脊柱肿瘤学

在过去几十年中，对原发性和转移性脊柱肿瘤的治疗取得了重大进展。随着手术技术的不断创新，外科医生现在能够更好地治疗各种脊柱肿瘤，无论是出于姑息性原因还是根治性切除和重建。植入技术的创新及计算机导航系统有助于提高脊柱肿瘤手术重建的准确性和耐用性。随着这些进步，医学和放射肿瘤学中癌症特异性疗法的发展为患者提供了更多的治疗选择，从而提高了生存率[37]。随着医学肿瘤学领域的进步，治疗患者的干预措施也在不断发展。从历史上看，脊柱肿瘤的主要干预措施是放射和手术。随着图像引导技术和冷冻消融、骨水泥增强和激光间质治疗等经皮方法的创新，现在有很多治疗选择，并且跨越多个学科。放射外科技术与肿瘤基因组特征相匹配的靶向免疫疗法结合，可以为脊柱肿瘤患者提供精确和个性化的护理[38]。

无论肿瘤类型如何，治疗目标在许多方面是相似的：减轻疼痛、保留或改善功能、局部肿瘤控制、最大限度地提高生存率和生活质量。对于每位脊柱肿瘤患者而言，为了实现这些目标，都会权衡各种治疗方法，但考虑到所涉及的变量众多，决策过程会因缺乏精确的预测数据而变得混乱。因此，研究临床结果和相关努力正以前所未有的速度加快。脊柱外科的其他领域（例如脊柱畸形手术）已经取得了巨大进展，以开发可以帮助外科医生和患者决策的预测算法。例如可以帮助计算存在潜在并发症概率、再入院概率和手术侵入性概率的预测算法，可以帮助患者决定是否进行手术，此类信息将提供真实的风险评估。同样，可以针对外科医生的具体问题进行分析，例如推荐哪种手术类型、融合结构应该多长时间、推荐单阶段或多阶段手术。利用大型数据集，可以识别模式，并创建患者特定的叙述。在癌症领域，这具有巨大的意义，因为准确、精确和可靠的预测算法不仅可以帮助患者和外科医生量化干预的潜在益处，还可以量化结果和对生活质量的影响。然而对于被转移性硬膜外脊髓压迫而数天无法移动双腿或行走的患者，他会想知道手术是否能改善症状。外科医生目前没有足够的数据向患者提供此类咨询。事实上，目前的实践主要需要审查MRI和CT成像，评估患者虚弱或功能障碍的程度，并量化这些症状的持续时间。预测潜在收益很困难，而且不一定是数据驱动的。同样，外科医生几乎不可能使用患者健康记录中的数百万数据点来预测手术后是否存在并发症。

与脊柱外科的其他方面相比，很少有研究人员将机器学习技术应用于脊柱肿瘤学成像的解释。Hammon等人[39]利用114名患者的图像开发了一个SVM模型，用于检测CT扫描中的脊柱转移瘤。O'Connor等人也进行了类似的工作[40]，但这两项研究都受到小型成像数据集的限制。最近一项研究使用了一种创新方法，该方法使用了一种分割算法，可以识别具有相似信号特征的图像区域，然后使用SVM对分割区域进行分类，以识别可疑肿瘤区域。同样，该算法受限于49名患者的小训练样本，并且误报率相对较高。Wang等人[41]利用CNN训练了26名患者的MRI扫描来检测转移性病变。在这种情况下，无法使用单独图像测试样本来确定模型性能。

未来关于脊柱肿瘤学的研究可能会超越肿瘤检测，并专注于从MRI扫描中自动生成具有临床意义的参数，例如Bilsky分级和脊柱不稳定性的估计。此外，机器学习模型生成的参数可以与患者人口统计、损伤程度和肿瘤学信息等临床信息结合，以帮助临床医生识别将从手术中受益的患者。

10.2.5 小结

目前，脊柱外科医生正在创建强大的工具，已经努力将计算方法和个性化医疗纳入医疗保健，但仍有许多挑战和障碍，最大挑战之一是需要全面和广泛的数据来支撑这些先进模型。目前，前瞻性收集的脊柱手术患者数据库很少，因为这是一个耗时长且耗资巨大的过程。国家外科登记处确实存在，但它们的范围和全面性有限。跨多个机构的外科医生必须合作生成大型数据库，以便世界各地的外科医生能够应用强大的计算方法。

除了生成数据库外，目前将这些工具有效纳入临床实践中也处于僵局。随着向电子病历（EMR）的过渡，医疗保健应做好充分准备来整合新开发的预测分析，通过EMR包含新数据，可以不断完善预测分析。为了正确协调迄今为止已开发并将继续开发的各种预测模型，需要将其中许多工具整合到一个综合应用程序中，以便脊柱外科医生广泛采用。

（严瀚，俞祝良，周瑞）

参考文献

[1] DURAND W M, DEPASSE J M, DANIELS A H. Predictive modeling for blood transfusion after adult spinal deformity surgery: a tree-based machine learning approach [J]. Spine, 2018, 43（15）: 1058-1066.

[2] AMES C P, SMITH J S, PELLISÉ F, et al. Artificial intelligence based hierarchical clustering of patient types and intervention categories in adult spinal deformity surgery: towards a new classification scheme that predicts quality and value [J]. Spine, 2019, 44（13）: 915-926.

[3] ALBA A C, AGORITSAS T, WALSH M, et al. Discrimination and calibration of clinical prediction models: users'guides to the medical literature [J]. The Journal of the American Medical Association, 2017, 318（14）: 1377-1384.

[4] TEE J W, RIVERS C S, FALLAH N, et al. Decision tree analysis to better control treatment effects in spinal cord injury clinical research [J]. Journal of neurosurgery spine, 2019, 31（4）: 1-9.

[5] NOBLE W S. What is a support vector machine? [J]. Nature biotechnology, 2006, 24（12）: 1565-1567.

[6] DOMINGOS P. A few useful things to know about machine learning [J]. Communications of the ACM, 2012, 55（10）: 78-87.

[7] MEHTA S D, SEBRO R. Computer-aided detection of incidental lumbar spine fractures from routine dual-energy X-ray absorptiometry（DEXA）studies using a support vector machine（SVM）classifier [J]. Journal of digital imaging, 2020, 33（1）: 204-210.

[8] BAZZOCCHI A, FERRARI F, DIANO D, et al. Incidental findings with dual-energy X-ray absorptiometry: spectrum of possible diagnoses [J]. Calcified tissue international, 2012, 91（2）: 149-156.

[9] CHIH-WEI H, CHIH-JEN L. A comparison of methods for multiclass support vector machines [J]. IEEE transactions on neural networks, 2002, 13（2）: 415-425.

[10] BENGIO Y, COURVILLE A, VINCENT P. Representation learning: a review and new perspectives [J]. IEEE transactions on pattern analysis and machine intelligence, 2013, 35（8）: 1798-1828.

[11] VANIA M, MUREJA D, LEE D. Automatic spine segmentation from CT images using convolutional neural network via redundant generation of class labels [J]. Journal of computational design and engineering, 2019, 6（2）: 224-232.

[12] HOPKINS B S, MAZMUDAR A, DRISCOLL C, et al. Using artificial intelligence（AI）to predict postoperative surgical site infection: a retrospective cohort of 4046 posterior spinal fusions [J]. Clinical neurology and neurosurgery, 2020, 192: 105718.

[13] HOLLENBECK S M, BOMAR J D, WENGER D R, et al. Electronic medical record adoption: the effect on efficiency, completeness, and accuracy in an academic orthopaedic practice [J]. Journal of pediatric orthopedics, 2017, 37（6）: 424-428.

[14] WYLES C C, TIBBO M E, FU S, et al. Use of natural language processing algorithms to

identify common data elements in operative notes for total hip arthroplasty [J]. The Journal of bone and joint surgery American volume, 2019, 101 (21): 1931–1938.

[15] ZHANG M, GONG H, ZHANG K, et al. Prediction of lumbar vertebral strength of elderly men based on quantitative computed tomography images using machine learning [J]. Osteoporosis international, 2019, 30 (12): 2271–2282.

[16] LAU E, ONG K, KURTZ S, et al. Mortality following the diagnosis of a vertebral compression fracture in the Medicare population [J]. The Journal of bone and joint surgery American volume, 2008, 90 (7): 1479–1486.

[17] EVANS R S. Electronic health records: then, now, and in the future [J]. Yearbook of medical informatics, 2016, 1 (1): 48–61.

[18] LONG V HO, DAVID LEDBETTER, MELISSA ACZON, et al. The dependence of machine learning on electronic medical record quality [J]. AMIA Annu Symp Proc, 2018, 16 (4): 883–891.

[19] PESAPANE F, VOLONTÉ C, CODARI M, et al. Artificial intelligence as a medical device in radiology: ethical and regulatory issues in Europe and the United States [J]. Insights into imaging, 2018, 9 (5): 745–753.

[20] DENIZ C M, XIANG S, HALLYBURTON R S, et al. Segmentation of the proximal femur from MR images using deep convolutional neural networks [J]. Scientific reports, 2018, 8 (1): 16485.

[21] HOWLETT D C, DRINKWATER K J, MAHMOOD N, et al. Radiology reporting of osteoporotic vertebral fragility fractures on computed tomography studies: results of a UK national audit [J]. European radiology, 2020, 30 (9): 4713–4723.

[22] SMITH-BINDMAN R, KWAN M L, MARLOW E C, et al. Trends in use of medical imaging in US health care systems and in Ontario, Canada, 2000–2016 [J]. JAMA network open, 2019, 322 (9): 843–856.

[23] KOLANU N, SILVERSTONE E J, HO B H, et al. Clinical utility of computer–aided diagnosis of vertebral fractures from computed tomography images [J]. Journal of bone and mineral research, 2020, 35 (12): 2307–2312.

[24] COMPSTON J, COOPER A, COOPER C, et al. UK clinical guideline for the prevention and treatment of osteoporosis [J]. Archives of osteoporosis, 2017, 12 (1): 43.

[25] WAI E K, FINKELSTEIN J A, TANGENTE R P, et al. Quality of life in surgical treatment of metastatic spine disease [J]. Spine, 2003, 28 (5): 508–512.

[26] AL ARIF S, KNAPP K, SLABAUGH G. Fully automatic cervical vertebrae segmentation framework for X–ray images [J]. Computer methods and programs in biomedicine: an international journal deroted to the development, implementation and exchange of computing methodology and software systems in biomedical research and medical practice, 2018, 157: 95–111.

[27] KIM Y J, GANBOLD B, KIM K G. Web–based spine segmentation using deep learning in computed tomography images [J]. Healthcare informatics research, 2020, 26 (1): 61–67.

[28] LIU Y, SUI X, LIU C, et al. Automatic lumbar spine tracking based on siamese

convolutional network〔J〕. Journal of digital imaging，2020，33（2）：423–430.

〔29〕 ZHANG D，CHEN B，LI S. Sequential conditional reinforcement learning for simultaneous vertebral body detection and segmentation with modeling the spine anatomy〔J〕. Medical image analysis，2021，67：101861.

〔30〕 SAMUVEL B，THOMAS V，MINI M G，et al. A mask based segmentation algorithm for automatic measurement of cobb angle from scoliosis X–ray image〔J〕. International conference on advances in computing & communications IEEE，2012：110–113.

〔31〕 HORNG M H，KUOK C P，FU M J，et al. Cobb angle measurement of spine from X–ray images using convolutional neural network〔J〕. Computational and mathematical methods in medicine，2019，2019：6357171.

〔32〕 ALHARBI R，ALSHAYE M，ALKANHAL M M，et al. Deep learning based algorithm for automatic scoliosis angle measurement〔J〕. ICACC，2020：1–5.

〔33〕 LEE H M，KIM Y J，CHO J B，et al. Computer–aided Diagnosis for Determining Sagittal spinal curvatures using deep learning and radiography〔J〕. Journal of digital imaging，2022，35（4）：846–859.

〔34〕 CHAN A C，MORRISON D G，NGUYEN D V，et al. Intra– and interobserver reliability of the Cobb angle–vertebral rotation angle–spinous process angle for adolescent idiopathic scoliosis〔J〕. Spine deformity，2014，2（3）：168–175.

〔35〕 SMITH J S，KLINEBERG E，SCHWAB F，et al. Change in classification grade by the SRS–schwab adult spinal deformity classification predicts impact on health–related quality of life measures：prospective analysis of operative and nonoperative treatment〔J〕. Spine，2013，38（19）：1663–1671.

〔36〕 AMES C P，SMITH J S，PELLISÉ F，et al. Development of deployable predictive models for minimal clinically important difference achievement across the commonly used health–related quality of life instruments in adult spinal deformity surgery〔J〕. Spine，2019，44（16）：1144–1153.

〔37〕 OTTENHAUSEN M，NTOULIAS G，BODHINAYAKE I，et al. Intradural spinal tumors in adults–update on management and outcome〔J〕. Neurosurgical review，2019，42（2）：371–388.

〔38〕 CARUSO J P，COHEN–INBAR O，BILSKY M H，et al. Stereotactic radiosurgery and immunotherapy for metastatic spinal melanoma〔J〕. Neurosurgical focus，2015，38（3）：E6.

〔39〕 HAMMON M，DANKERL P，TSYMBAL A，et al. Automatic detection of lytic and blastic thoracolumbar spine metastases on computed tomography〔J〕. European radiology，2013，23（7）：1862–1870.

〔40〕 O'CONNOR S D，YAO J，SUMMERS R M. Lytic metastases in thoracolumbar spine：computer–aided detection at CT — preliminary study〔J〕. Radiology，2007，242（3）：811–816.

〔41〕 WANG J，FANG Z，LANG N，et al. A multi–resolution approach for spinal metastasis detection using deep siamese neural networks〔J〕. Computers in biology and medicine，2017，84：137–146.

第**11**章

人工智能在医疗领域的现状和未来

11.1　人工智能与全球医疗的布局

　　人类社会文明史上总共有四次工业革命。第一次工业革命是蒸汽技术革命，1769年英国人瓦特改良蒸汽机，完成从传统手工劳动向动力机器生产转变的重大飞跃。第二次工业革命是电力技术革命，以电灯的发明为标志，从此社会进入了电气时代。第三次工业革命是计算机及信息技术革命，世界进入信息化和全球化时代。第四次工业革命是以人工智能等为主的全新技术革命，力图通过新技术，大幅度提高资源生产率。

　　人工智能概念已经出现了60多年，但近十年才真正得到全社会层面的重视，甚至上升到国家战略层面。世界各国纷纷出台人工智能国家战略，率先布局本国人工智能产业。本章对各国人工智能在医疗及其他领域的布局进行重点梳理分析。

　　美国作为第一大经济强国，对于人工智能的反应最为迅速。2016年10月，美国白宫发布《为人工智能的未来做好准备》的报告[1]，披露了当前人工智能的发展现状、应用情况、对社会和政策的影响。报告还特别详细介绍了人工智能政策相关内容，比如提升社会福利、改进政府执政水平，为人工智能技术（如无人车）制定监管措施；如何确保人工智能的应用是公正的、安全的和可控的；如何培养区别于人工智能的劳动技能。该报告制定了美国人工智能的发展线路和策略，并为特定领域提供了23条行动建议。该报告特别指出要加速人工智能在医疗领域的发展。美国医学中心、医院利用人工智能对并发症进行预测预防、发展电子化病历、对医疗大数据进行分析挖掘，加快了疾病治愈的速度和减少了相应的成本[2]。人工智能为医疗带来的社会意义和经济价值使人工智能医疗领域具有非常乐观的前景。

　　2019年，美国白宫再次发布了《国家人工智能研究发展战略计划》，该计划设计了一个高层次框架，不仅明确了人工智能需要的科学技术，而且还能监督研发投入的进度，使得投入产生最大化效益。该框架还基于人工智能的近期能力和远期社会影响，确定了联邦资金资助人工智能研发的优先顺序。该战略计划有助于美国利用人工智能计划的全部潜能来推动国家经济发展及改善社会问题，并对联邦政府资助人工智能研发的战略规划提出了7条策略和2个大方面的建议。这包括要在医学诊断等领域开发有效的人类与人工智能协作的方法，当人类需要帮助时，人工智能系统能够自动执行决策和进行医疗诊断。

2017年3月，法国政府发布了《法国人工智能战略》的报告，旨在制订法国在人工智能领域的发展计划，基于对健康医疗、自动驾驶和交通出行等人工智能密切相关部门的深入调研，法国人工智能的发展将特别聚焦于健康、交通、环境、国防与安全四个领域。《法国人工智能战略》提出了超过50项建议，包括研发、技术培训等多个领域，国家强调扶持创新企业稳固发展，并建立一个专门执行报告建议的委员会，实施一项研究计划和一个支持国家战略的公司合作项目。并且法国政府将医疗健康作为要优先发展人工智能的四个领域之一，提出在国家健康数据研究所的基础上，成立真正意义上的"卫生健康数据中心"，该数据中心包括医保报销数据、临床数据和科研数据等，并最终实现数据开放。

加拿大政府在2017年发布了《泛加拿大人工智能战略》，承诺给加拿大人工智能的研究与开发提供1.25亿加元的经费，这一战略旨在增加加拿大人工智能人才人数，在埃德蒙顿、蒙特利尔和多伦多均建立了人工智能与医疗研究中心，以提高加拿大在人工智能相关领域如医疗、伦理、政策和法律研究方面的全球领先地位。

日本作为世界第三大经济体，其科技一直处于世界领先地位。2017年3月，日本政府正式针对人工智能发布《人工智能技术战略》，希望继续保持并扩大其在汽车、机器人等领域的技术优势。日本非常重视人工智能，并将2017年确定为人工智能元年。他们视物联网（internet of things，IoT）、人工智能（artificial intelligence，AI）和机器人为第四次工业革命的核心。除此之外，日本还建立了国家层面的研发促进机制，希望大力发展人工智能以维持日本在汽车、机器人方面的技术优势，并解决人口老龄化、医疗及养老等社会问题。其中，日本将医疗健康及护理作为人工智能的突破口。为应对快速老龄化社会的到来，日本基于医疗、护理系统的大数据化，将建成以人工智能为依托的、世界一流的医疗与护理先进国家。不仅如此，基于先进的预防医学，日本把实现80岁以上高龄者健康工作及有效降低社保负担作为目标，构筑以健康关怀为主的健康长寿产业大国。

新加坡国家研究基金会于2017年推出"国家人工智能核心"（AI.SG）计划，旨在充分结合新加坡政府、科研机构与产业界的力量，发展人工智能并促进其应用。根据AI.SG的倡议，新加坡国家研究基金会5年内将为新加坡的人工智能发展投资1.5亿美元。AI.SG将汇聚新加坡最负盛名的六个政府相关机构，即国家研究基金会、经济发展委员会、智能国家和数字政府办公室、信息通信和媒体发展局、医疗保健综合健康信息系统和新加坡创新机构，以提高新加坡人工智能的能力。其中医疗保健综合健康信息系统（integrated health information systems，IHIS）是与医疗关系最紧密的政府相关机构，旨在基于医学图像、诊疗问诊、患者随访、用药方案等多个医护阶段，开发辅助医生诊疗这个目的来开展创新研究。

2017年7月，中国作为世界第二大经济体，由国务院发布《新一代人工智能发展规划》（以下简称《规划》），是中国在人工智能领域进行系统部署的第一份文件[3]。该规划提出中国人工智能在2020年、2025年、2030年的发展目标和六大重点任务，强调"1+N"的规划体系，聚焦人工智能基础理论和关键技术，以及人工智能和其他领域的交叉应用。《规划》指出，到2030年，中国人工智能理论、技术与应用总体上要达到世界领先水平。《规划》特别提出要在医疗领域发展便捷高效的智能服务，围绕医疗等方面迫切的民生需求，加快人工智能创新应用，使精准化智能服务更加丰富多样、社会智能化治理水平大幅提升。其中，在建立智能社会里，特别提到要发展智能医疗，包括智能治疗模式、智能医疗体系、智能医疗机器人、智能可穿戴设备、智能诊断、智能多学科会诊、智能基因识别、智能医药监督、智能疾病预测等。《规划》提出发展智能医疗："推广应用人工智能治疗新模式新手段，建立快速精准的智能医疗体系。探索智慧医院建设，开发人机协同的手术机器人、智能诊疗助手，研发柔性可穿戴、生物兼容的生理监测系统，研发人机协同临床智能诊疗方案，实现智能影像识别、病理分型和智能多学科会诊。基于人工智能开展大规模基因组识别、蛋白组学、代谢组学等研究和新药研发，推进医药监管智能化。加强流行病智能监测和防控。"

阿联酋是中东首个建立人工智能战略的国家，也是全球首个设立人工智能部的国家，其主要目标是利用人工智能提高政府的施政能力及办事效率。政府将在交通、卫生、可再生能源、太空、水、教育、技术、通信及环境9个部门进行人工智能技术投资。此举旨在降低整个政府的成本，实现经济多元化。

英国政府于2017年发布了《在英国发展人工智能》的报告，分析在英国人工智能的应用现状、市场和政策扶持情况，并对数据、科技、研究和政策的开放程度与投入情况给出了建议。该报告就政府、科研机构、行业公司如何协调以助力人工智能在英国的发展列出了18项建议。在医疗领域方面，该报告指出发展人工智能医疗的三大潜力领域：辅助诊断领域、早期预防控制流行病并追踪其发病率领域和图像诊断领域。该报告指出，现阶段人工智能不能替代人类医生，而是作为一种辅助工具帮助医生进行诊断与治疗，同时表示人类工作与人工智能的持续交互将提高诊断的效率与准确性，并认为未来人类会完全把任务交给人工智能系统自主操作完成。2018年5月，英国政府发布《产业战略：人工智能领域行动》，围绕人工智能"打造世界最创新的经济、为全民提供好工作和高收入、升级英国的基础设施、打造最佳的商业环境、建设遍布英国的繁荣社区"这五大目标制定了具体行动措施，以保持英国在人工智能行业的领先地位。英国具有全球一流的人工智能公司，活跃的学术研究氛围，生机勃勃的创业生态系统，以及法律、伦理、金融和语言学等方面的能力，为其发展人工智能创造了独一无二的条件。

2018年3月，欧洲政治战略中心发布《人工智能时代：确立以人为本的欧洲战略》，主要从以下方面介绍了欧洲人工智能的发展：全球人工智能研发投入和发展情况、欧洲人工智能发展情况及与其他国家的对比，并进一步表示欧洲应该制定人工智能品牌的战略；提出人工智能发展过程中遇到的劳动者被替代的问题、人工智能偏见问题，并提出欧盟应该采取的应对策略。

2018年6月，印度政府发布《国家人工智能战略》，重点关注印度如何利用人工智能促进经济增长和加强社会包容力。撰写报告的政府智库NITI Aayog（改造印度国家研究院）称这种方法为"AI for all"，重点关注医疗、农业、教育、智慧城市和基础设施建设、智能通信与交通五大方面。印度政府希望解决长期存在的医疗健康挑战，在医疗领域，由于印度是世界上医疗费用最高的国家之一。因此《国家人工智能战略》提出人工智能与机器人技术以及医疗物联网技术的结合可能会成为一种潜在的关键技术。该战略注意到人工智能可以弥补人员的稀缺和实验室设施的不足，帮助克服访问障碍，解决可及性问题，比如通过早期发现、诊断、决策和治疗，满足印度大部分地区的需求。于是，印度政府将癌症筛查和治疗作为人工智能大规模投入的领域，并且计划开发一个国家级的病理图像数据库。

2018年7月，韩国发布的《人工智能研发战略》涉及人才、技术和基础设施三个方面。在人才方面，韩国在2022年之前新设6所人工智能研究生院，以培养1 370名人工智能高级人才。同时，韩国政府在2022年之前投资约20亿美元，用于人工智能技术研究。政府还发布了应用人工智能的大型公共特色项目，比如急诊服务、新药开发和智能农场等。

在同一年，作为德国新政府总体规划人工智能技术发展的第一步，德国联邦经济和能源部、联邦教育和研发部以及联邦劳动和社会部共同起草《联邦政府人工智能战略要点》。文件表示，德国应当成为全球领先的人工智能科研场，尤其需要广泛而迅速地将研究成果转化为应用，并实现管理的现代化。文件指出，德国应实现以下目标：为人工智能相关重点领域的研发和创新转化提供资助；优先为德国人工智能领域专家提高经济收益；同法国合作建设的人工智能竞争力中心要尽快完成并实现互联互通；设置专业门类的竞争力中心；加强人工智能基础设施建设；支持德国人工智能研究中心（Deutsches Forschungszentrum für Künstliche Intelligenz，DFKI）及其实验室，由德国和欧盟机构及工业合作伙伴提供资金。在医疗领域，将发展重点放在了三个方面，其一是用人工智能技术来加大新型药物的研发力度，其二是研发深度参与治疗过程的人工智能产品，其三是研发偏向患者端的智慧型产品。德国政府希望以其雄厚的制造强国工业基础，在人工智能医疗领域获得飞跃的发展，从而反哺社会经济、人文领域。

综合来看，世界主要国家从2016年下半年纷纷开始对人工智能进行国家战略层面的布局。在此之前，人工智能受到的重视程度明显不足，没有直接以人工智能为核心的国家战略，多数与人工智能技术相关的政策主要集中于机器人等高新技术领域。2016年3月，谷歌旗下的Deepmind开发的人工智能机器人AlphaGo（阿尔法围棋）对阵人类传奇棋手李世石并取得胜利，该事件成为人工智能领域的一个重要里程碑。至此，各国纷纷认识到人工智能的重大潜力，并从国家战略上给予高度重视，发布符合自身国情的人工智能国家战略。

纵观世界各国在人工智能上的战略政策布局，不难发现拥有人工智能技术或在应用领域具有优势的国家均快速做出反应，并基于自身国情制定出相应的人工智能战略。未来国际人工智能战略的发展，在医疗领域，主要在医学影像、辅助诊断、健康管理、药物研发、疾病预测等方向。

人工智能在医疗领域的开发和使用方面处于领先地位的国家将塑造这项技术的未来，并显著提高其经济竞争力，而落后的国家则有可能在关键行业失去竞争力。因此，30多个国家制定了国家人工智能战略，以改善其前景。迄今为止，美国暂时成为人工智能的早期领跑者，但其他国家包括中国在内正在挑战其领先地位。这包括中国已经超过欧盟，成为人工智能领域的世界领导者。其人工智能研究的质量总体上呈逐年上升趋势，软件和计算机服务公司增加了研发支出，以及中国现在在性能方面排名前500的超级计算机数量是美国的近两倍。欧盟对人工智能论文的领域加权引用影响（field weighted citation impact，FWCI，一种相对衡量论文质量的指标）在逐年提高。印度拥有越来越多的人工智能技能的劳动力，以色列人均获得大量私人投资，澳大利亚发表了许多深度学习论文等。世界各国已经将人工智能的发展作为重中之重，在研发税收优惠、扩大公共研究机构、引进新的或显著改进研究服务、扩大高性能计算中心的数量等多个方面做出了诸多努力。但同时存在的问题是国与国之间的不信任问题，以及许多人对人工智能存在恐惧和担心起未来的风险问题，认为人工智能存在潜在的风险，包括不透明的决策、基于性别或其他类型的歧视、入侵我们的私人生活或被用于犯罪目的等。这需要政府在制定相关政策的同时，还要兼顾文化宣传的力度，专注于负责人的人工智能发展，包括制定研究议程，促进人工智能劳动力发展，刺激人工智能创新和商业化，同时确保这些使用符合共同的民主价值观。各国之间还要加大相关的国际合作，避免政治因素的干扰，合作可以加速人工智能技术的发展，并确保其惠益广泛。

（严瀚，俞祝良，刘仁）

11.2　人工智能在国内医疗的现状和未来

　　人类社会文明史上共经历了四次工业革命，中国曾与前两次工业革命失之交臂。第一次蒸汽技术工业革命（18世纪60年代至19世纪中期），中国在被动中开启了近代化历程；第二次电力技术工业革命（19世纪下半叶至20世纪初），由于当时面临空前的民族危机，中国丧失了追赶世界科技潮流的重要机遇；第三次计算机及信息技术工业革命（20世纪下半叶至21世纪初），中国以追随者的角色在科学技术领域创造了卓越的成就，并紧紧抓住了第三次科技革命的良好机遇，经过改革开放40多年的飞速发展，成为仅次于美国的世界第二大经济体。如今，面对以人工智能为主导的第四次工业革命（21世纪初至今），中国从国家战略层面的宏观规划，到各省市级的具体蓝图，都显示了中国做人工智能行业的引领者的决心。对人工智能产业来说，2016年和2017年是国家层面上的政策年，2017年和2018年是省市级层面上的政策年。

　　中国人工智能政策的颁布紧跟世界领先国家，国家层面进行宏观指导，省市级层面积极响应落地。在中国国家层面[4]，2015年5月，国务院颁布了《中国制造2025》，旨在加快推动新一代信息技术与制造业融合发展，把智能制造作为两化深度融合的主攻方向：着力发展智能装备和智能产品。推进生产过程智能化，培育新型生产方式，全面提升企业研发、生产，管理和服务的智能化水平。两个月后，国务院再次颁布《关于积极推进"互联网+"行动的指导意见》（国发〔2015〕40号），并将人工智能作为"互联网+"的11个重点布局领域之一。

2016年3月，全国人民代表大会通过了《中华人民共和国国民经济和社会发展第十三个五年规划纲要》，包括重点突破大数据和云计算关键技术，自主可控操作系统、高端工业和大型管理软件、新兴领域人工智能技术。人工智能被写入"十三五"规划纲要。同年，发改委发布《"互联网+"人工智能三年行动实施方案》，提出培育发展人工智能新兴产业，着力突破若干人工智能关键核心技术；国务院出台《关于促进和规范健康医疗大数据应用发展的指导意见》《"十三五"国家科技创新规划》及《"十三五"国家战略性新兴产业发展规划》，将健康医疗大数据应用发展纳入国家大数据战略布局并提出"重点发展大数据驱动的类人工智能技术方法"，同时提出发展人工智能，培育人工智能产业生态，促进人工智能在经济社会重点领域的推广与应用，具体包括加快人工智能支撑体系建设、推动人工智能技术在各领域如健康医疗的应用等。2016年9月，工信部联合发改委发布《智能硬件产业创新发展专项行动（2016—2018年）》，重点发展智能穿戴设备、智能车载设备、智能医疗健康设备、智能服务机器人、工业级智能硬件设备等。

在医疗领域，国家卫计委在2017年发布《"十三五"全国人口健康信息化发展规划》，提出了基本建成统一权威、互联互通的人口健康信息平台的目标和时间。国务院发言人在2017年政府工作报告中提道，要加快培育壮大新兴产业，加快新材料、新能源、人工智能、集成电路、生物制药、第五代移动通信等技术的研发和转化。大力改造提升传统产业，加快大数据、云计算、物联网应用，把发展智能制造作为主攻方向。国务院于2017年7月公布的《新一代人工智能发展规划》是我国在人工智能领域展开系统部署的第一份文件，该规划提出了"三步走"战略，到2020年，人工智能核心产业规模超过1 500亿元，带动相关产业规模超过1万亿元；到2030年，抢占全球人工智能制高点。人工智能的建设还被写入了中共十九大报告，加快建设制造强国，加快发展先进制造业，推动互联网、大数据、人工智能和实体经济深度融合。

2018年的政府工作报告中进一步提出开展大数据发展行动，加强新一代人工智能研发应用，在医疗、养老、教育、文化、体育等多领域推进"互联网+"。并于2018年4月出台了《关于促进"互联网+医疗健康"发展的实施意见》，明确了支持"互联网+医疗健康"发展的鲜明态度，确定发展"互联网+医疗健康"的措施，强调加快发展"互联网+医疗健康"。

根据中央指示，在省级层面上，各省根据当地的经济及科技水平特点，纷纷发布了各有侧重点的人工智能医疗政策。贵州省于2016年2月率先发布《贵州省"互联网+"人工智能专项行动计划》，提出深入推进互联网与贵州省机器人、智能家居、智能终端、智能监控、智能医疗等领域的深度融合，加快人工智能核心技术突破，进一步培养发展人工智能新兴产业，推进重点领域智能产品创新。2017年出台了《智能贵州发展规划（2017—2020年）》，提出到2020年，全省两化融合发展总指数达到75，在经济社会各领域开展100个智能化应用示范项目，引入或培育10家大数据或人工智能独角兽企业。同年，重庆市发布启动一批重大主题专项，每个专项投入财政科研奖金100万～1 000万元，总投入10亿元以上，吸引社会资本和金融资本100亿元以上，吸引核心企业、高校、园区等创新实体投入1 000亿元以上。北京市于2017年先后发布《中关村国家自主创新示范区人工智能产业培育行动计划（2017—2020年）》及《北京市加快科技创新培育人工智能产业的指导意见》，北京市政府提出到2020年，人工智能企业数量超过500家，培育5家以上具有国际影响力的领军企业，50家以上细分领域龙头企业，产业规模超过500亿元，对相关产业带动规模超过5 000亿元；新一代人工智能总体技术和应用达到世界先进水平，部分关键技术达到世界领先水平，形成若干重大原创理论和前沿技术标志性成果。2017年，江西省在《关于加快推进人工智能和智能制造发展的若干措施》中确立了江西人工智能产业发展的主攻方向为智能产品、智能制造装备、生物医药等人工智能和智能装备应用、人工智能和智能制造服务。上海市发布了《关于本市推动新一代人工智能发展的实施意见》与《关于加快推进上海人工智能高质量发展的实施办法》，其中提出，到2020年打造6个左右人工智能创新应用示范区，形成60个左右人工智能深度应用场景，建设100个以上人工智能应用示范项目，并加快人工智能人才队伍建设，在深化数据资源开放和应用、深化人工智能产业协同创新、推动产业布局和集聚、加大政府引导和投资支持力度等5个方面推出22条具体举措。天津市在《天津市加快推进智能科技产业发展总体行动计划》与《天津市智能医疗与健康专项行动计划》中提出，到2020年，基本建成适应需求的智慧医疗与健康服务体系，建成天津市医疗、医保、医药"三医一体化"大健康信息共享平台，基本实现全民健康信息化六大应用，智能医疗与健康服务和业务应用覆盖全市公立医疗卫生机构；建设一批效果突出、可推广的智慧医疗与健康服务试点项目；建设一批与智能医疗与健康产业联系紧密、支撑效果显著的重点项目。2017年12月，浙江省、辽宁省、吉林省等相继出台相关的规划，分别提出培育20家国内有影响力的人工智能领军企业，实现人工智能核心产业规模500亿元以上，带动相关产业规模5 000亿元以上等。广东省、江苏省、安徽省等于2018年相继出台相关政策，提出人工智能产业规模的相关计划，以及其带动相关产业的规模水平。

根据中央与省政府的政策精神，在市级层面上各市纷纷做出相应的回应。2018年7月，工信部直属的中国电子信息产业发展研究院旗下的研究机构赛迪顾问发布"中国人工智能城市十五强"榜单，排名前五位的分别是北京、上海、杭州、深圳和合肥。此外，上榜的城市还有广州、重庆、苏州、武汉、南京、成都、西安、天津、厦门、沈阳。在市级层面，从投资力度和人工智能公司数量上看，北京在全国遥遥领先。在政策层面，北京、上海、南京、成都、天津、沈阳均推出市级的人工智能专项规划，西安等市政府也在积极牵头制定人工智能实施方案，其他城市或在区一级层面制定人工智能相关政策，或在其他文件中多次重点关注人工智能。

总的来看，中国城市层面人工智能有三个发展趋势。

趋势一：北京、上海、杭州、深圳为一线人工智能城市。这四个城市在学术实力、科技实力、经济资本、政策层面具有先天优势，因而能快速地应对人工智能大潮并做出反应，其创新创业高度、速度和广度均遥遥领先于其他城市。但是，广州作为传统的一线城市，在人工智能层面，由于不像北上杭深四地拥有科技巨头企业和众多初创企业，故人工智能实力相对落后。

趋势二：其他城市处于人工智能发展的初级阶段。其他城市与北上杭深相比，尽管在学术、科技、经济、政策层面或多或少有所欠缺，但仍有机会快速发展人工智能，从而能在传统产业进行转型升级时给市场注入新的活力，尤其是在新一线和二线人工智能城市，由于试验环境更为宽松、招商引资更为优渥，因此能吸引人工智能公司在当地布局。

趋势三：对于一线人工智能城市来说，百度、阿里巴巴、腾讯这三个中国互联网巨头非常重要，能起到行业示范带动作用，凝聚一批人工智能初创企业；而对于新一线和二线人工智能城市来说，积极的政策和具有当地特色的产业十分重要。在政策方面，应积极布局人工智能产业园区、招商引资、完善基建，搭建人工智能相关产业生态。而在当地特色产业方面，若能找到与人工智能合适的结合点，则给城市提升人工智能实力提供了捷径。如合肥依靠科大讯飞公司以及中国科技大学，在当地打造智能语音产业集群，致力于成为"中国声谷"。此外，苏州制造业基础良好，有利于发展智能制造；沈阳的机器人产业实力位居全国前列，可发展智能机器人。总的来说，如果能找到人工智能与传统行业的结合点，就能更快地促进其在该领域的落地。

从我国医疗领域的行业现状总体来看，存在四大痛点：医疗资源不足、医疗成本高、医生培养周期长、医生误诊率偏高[5]。这些都可以通过人工智能的应用得到一定程度的缓解。

痛点一：医疗资源不足[6]。中国每千人执业医生数仅为2.2，医生密度低造成医院无法满足患者持高不减的需求，引发就医难、看病贵等社会问题。而欧洲、美国等发达地区和国家的每千人执业医生数为4，我国与国外发达国家相比存在一定差距。此外，我国医疗资源地域分布不均衡，医疗资源与经济发展水平高度相关。在东部沿海地区，医生密度较高，在内地尤其是西北等地区，医疗设备不足、医生密度偏小。值得注意的是，医疗较先进的地区也存在着优质医生资源短缺的情况。如果引入人工智能技术，则可以减少不必要的人工时间消耗，弥补医疗行业医生空缺，提高医院治疗效率。

痛点二：医疗成本高。近年来随着国民经济的发展，我国居民可支配收入水平持续上升，公众的健康意识也在不断增强，我国居民对医疗服务的需求也不断上升。2017年，我国卫生总费用增速达13%，远远超过GDP的同期增速。但是我国医疗资源配置不合理、利用效率低、医疗成本高，这些问题给政府带来了沉重负担。人工智能技术的引入能够帮助医生制订更加合理有效的医疗方案，减少不合理的支出。

痛点三：医生培养周期长。我国独立上岗医生培训周期长达8年，在极大的人力、物力支出的限制下，医生数量难以满足急剧增长的医疗需求。不仅如此，每年都有大量医学论文发表，医生学习时间和学习速度有限，很难在短时间内消化并吸收所有相关的新医疗技术。在这方面人工智能的训练时间远小于医生培养周期，最新数据表明，IBM Watson可以在17秒内阅读3 469本医学专著、248 000篇论文、106 000份临床报告、61 540次试验数据和69种治疗方案。因此，引入人工智能技术可以在短时间内学习新的医疗方法并在实践中应用，一定程度上能弥补由于培养周期长而造成的医生空缺。

痛点四：医生误诊率偏高。受知识、情绪、偏见、诊疗手段等主客观因素影响，人工诊断存在较高的误诊率。全美首诊误诊率超过30%，中国基层医疗的误诊率在50%以上。人工智能可以查询并记忆海量的医疗数据、文献，辅助医生诊断治疗，提高准确率。

综上所述，人工智能在医疗健康上的应用具有广阔的场景和前途，尤其是人工智能与医学影像、辅助诊断、疾病预测，健康管理，药物研发等诸多方面[7]。以下一一进行阐述。

人工智能与医学影像、辅助诊断、疾病预测的产品主要服务于医院或其他医疗机构。就产品而言，尽管目前尚未有任何一款医疗器械通过审批，但从中国食品药品检定研究院的系列动作、行业相关专家的评论及美国食品和药物管理局的利好倾向来看，中国首款AI医疗器械很有可能即将问世，未来行业的审批也会加快步伐[8]。产品背后是市场，随着数据的持续积累、算法的进一步成熟，商业模式历经前期的探索也愈发清晰。目前，就医学影像而言，可行的商业模式包括两种：一是与区县级基层医院、民营医院、第三方检测中心等合作，提供影像资料诊断服务，并按诊断数量收取费用。也就是说，与医院方共同提供医学影像服务并采取分成模式；二是与大型医院、体检中心、第三方医学影像中心及医疗器械厂商合作，提供技术解决方案，一次性或者分期收取技术服务费[9]。目前国内的人工智能医学影像产品大多集中在疾病筛查领域，主要通过读片来判断用户是否患病。这些产品虽然能够减轻医生的工作量、提高医生的诊断准确率，但对于医疗机构来说并不是刚需。此外，产品的假阴性问题值得重视，即使存在1%的漏诊也关乎人命，而且就算只存在1%的漏诊，医生仍需要将所有片子重审一遍。因此只有解决假阴性问题，才能帮助医生省时省力。如上所述，由于人工智能医疗对医院来说还不是刚需，因此医院的付费意愿并不强烈。未来在患者付费习惯的培养上，政府医保政策的完善上还有很长一段路要走。目前部分医院已在收费模式上做出探索。2017年10月，安徽省立医院（中国科技大学附属第一医院）通过了人工智能医学影像三维重建的收费标准，即"接受患者委托，在提供医学影像服务（MRI扫描、CT扫描、超声检查影像）时，利用人工智能医学影像辅助诊断系统进行三维重建的，每次收取20元"。2018年8月，浙江大学医学院附属邵逸夫医院通过了人工智能辅助诊断收费标准，即"（特需）人工智能辅助多学科疑难病联合诊治，6 500元/次"。

目前国内智能医疗企业大多是做软件系统起家的。做软件的盈利模型一般为两种：一是卖给医院，向医院收取年费；二是与医院合作，按患者人头收费。但这两种盈利模式的财务模型究竟如何，现在还不得而知。随着主流几家企业拿到认证，开始进入市场化阶段，国内医疗器械大厂很有可能会伸出"橄榄枝"，谋求合作或并购。对初创企业而言，两者的结合能够借助医疗器械厂商的资源和软硬件一体化的高附加值服务，快速找到创收的路径；对医疗器械厂商而言，两者的结合不仅能够提高产品附加值，还能提升企业技术实力和市场竞争力。不过，初创企业是否需要自己做硬件还是一个值得认真思考的问题。在医疗器械市场，真正盈利点不是在于销售多少台设备，而是在于耗材，做硬件的好处便是能够依托耗材盈利。以兰丁高科为例，2017年除了销售细胞DNA自动检测分析仪，主要依靠细胞固定剂、染色剂、一次性使用宫颈刷等耗材收入近亿元。此外，许多面向终端用户或消费者基因测序服务的企业，主要盈利点也在于体液采集器。但是硬件的生产对于企业而言资产相对较重，并且不一定符合每个领域的情况，所以需要慎重考虑。除此之外，未来应用场景是在三甲医院、基层医院还是在第三方体检中心，这一点并不清晰。目前的数据标注和临床试验多在三甲医院开展，因此人工智能对三甲医院医生起到的辅助作用并不强。考虑到基层医院医生水平有高有低，未来人工智能医疗的主要应用场景是基层医院或第三方体检中心以辅助筛查和辅助诊断为主，三甲医院以提高医生工作效率为主。

在健康管理方面，以单位和个人支付的健康体检为主，包括健康评估和健康促进等，后续健康管理服务尚未完全普及，造成这一局面的主要原因是支付体系的不完善。健康管理服务模式源于国外的健康保险公司，通过健康管理达到风险管控的目的，将严重性疾病的发病率控制在较低的范围内，帮助客户保持健康，从而帮助保险公司节省赔付开支。现今，国内的数据模型无法准确地反映出健康管理的成本与收益，健康保险公司在健康管理方面主要聚焦于健康体检服务[8]。考虑到高风险人群的健康管理成本更高，这会导致保险公司承受巨大的支出。因此，很少有保险企业推出健康管理服务，这是健康管理业务难以全面推广的直接原因。如今，人工智能公司的盈利模式已经成型，单纯的健康管理从消费者端获取的利益是非常有限的，因此应该将主要的关注点放在商家端上，沿着商家端到消费者端的方向，输出以健康管理为核心的综合医疗健康服务。比如，以往企业容易忽视员工的健康管理，而现在这一问题受到了更多企业管理者的重视，很多企业在员工健康管理方面投入了一定的成本，比如与保险公司进行合作，让员工享受到健康管理、保障、医疗等方面的服务。未来健康管理行业还需培养民众的健康管理意识和付费习惯[9]。

目前人工智能药物研发的模式主要为技术公司与人型药企、医药研究机构之间的合作，商业模式清晰，付费方多为药企。不过，药物研发领域提供给人工智能进行学习的数据量并不多，这是目前困扰该行业发展的主要障碍之一[10]。根据《自然综述：药物发现》（*Nature Reviews Drug Discovery*）2016年的数据，被FDA批准的1 578个药物中，总共涉及靶点数667个。成功的靶点、化合物、晶型非常稀少，并不构成"大数据"。如果没有足够的数据，就很难有好的人工智能算法。此外，数据质量也制约了人工智能在药物研发的发展。药物研发领域涉及的数据极为复杂并难以判别，海量的文献同时意味着质量的参差不齐，可能存在相当多不可重复的实验数据和结论，对数据进行结构化处理的难度就非常大，大大影响了筛选结果。目前创新医药科技公司获取数据的途径主要有三种：开源数据库，自身技术平台产出的数据，与其他公司、机构合作项目获取的数据。在国外，人工智能技术公司、药企、研究机构三者之间有较强的合作机制，大致为集合药物研发不同环节有所建树的企业，以最优化的资源配置高效地进行药物研发，且各机构共享相对开放的数据。国内未来也可能形成相似的合作机制。总的来说，如果想在药物研发领域"跑马圈地"，必须先要完成数据的原始积累，然后进一步优化系统与算法，再继续产出新的优质数据，形成一个良性闭环，才能拥有向上、下游拓展业务的资格。

对于中国人工智能在医疗行业的未来发展，在整体层面上首先应该考虑弥补人才短板。人工智能医疗领域是人工智能和医疗两个专业性极强的领域的结合，人才是第一生产力要素[11]。

首先，着力培育人工智能医疗复合型人才。第一，鼓励"高校—医院—企业"通过合作、交流、培训等方式培养人工智能医疗战略型、复合型人才，同时引入兼具人工智能技术和医学知识的复合型跨界专家回国工作。第二，加强医院医务人员对相关医疗人工智能产品的使用培训，确保医疗人工智能产品更好地服务于临床实践等。第三，支持人工智能领域和医疗领域的跨界交流活动，如学术会议、行业沙龙等。第四，完善人才保障制度，针对人工智能人才的落户、住房、继续教育、医疗方面进行配套补助，减轻人工智能企业的人才成本压力，更好地吸引人才、留住人才。

其次，解决数据难题，可以考虑以下方法[12]。第一，建立统一的电子病历标准并推广、统一临床用语，鼓励影像设备厂商支持D1COM 3.0标准，推进医疗数据电子化、标准化进程，形成规范可用的医疗健康大数据。第二，促进科室与科室之间、医院与医院之间、地区与地区之间的数据共享流通。第三，加强健康医疗数据隐私保护建设，加强监督管理，避免数据泄露风险。第四，推动人工智能医疗领域行业专家交流，形成行业伦理规范，促进人工智能医疗领域的良性发展。第五，推动公立医院联网，逐步建立更多完整、高质量、标注好的单病种数据库，建立多病种关联的数据库。

在政府企业的审批工作上也需要进一步改革。第一，鼓励中立第三方建立标准公开、覆盖更多疾病领域的数据集，结合自身资源优势和临床需求，建立如消化道、心血管、肝脏、骨关节、神经系统等病种的数据集。第二，强化对第三方智库、卫生技术评估（health technology assessment，HTA）机构的有效利用，组合多种技术力量为政府对人工智能在医疗设备的审批提供智力支持。第三，加强监管部门与企业之间的沟通，如会议交流、培训学习等；加强中美监管部门的交流学习，探索人工智能相关医疗器械的科学审评审批模式。

最后，积极推动行业应用，加强理论探索。人工智能的难点在于它只能根据输入信息输出结果，而不能像人类一样"理解"。未来可探索"人工智能+人类智能"，兼顾流程性分析和理解创造。鼓励将医疗人工智能产品和服务纳入财政收费体系，探索试点部分收费项目；鼓励"研究院企业—医院"合作产品，使产品更快、更准、更安全地切入临床需求；鼓励形成多元化"技术—产品—应用"组合，促进产品更好地结合现有技术在产业链上各环节进行落地应用；鼓励临床医生参与医疗产品的思路设计、研发讨论、使用培训和经验交流，促进产品设计开发从实际临床需求出发，并促进产品高效落地。

（严瀚，俞祝良，刘仁）

参考文献

［1］ 谢俊祥．美国医疗人工智能发展现状分析及启示［J］．医学信息学杂志，2021，42（2）：1-8．

［2］ 黄柳．人工智能AI落地英美各类医疗机构［J］．中国医院院长，2017，（12）：82-83．

［3］ 许春．智慧医疗的机遇与挑战［J］．中国农村卫生事业管理，2019，39（2）：113．

［4］ KONG X，AI B，KONG Y，et al．Artificial intelligence：a key to relieve China's insufficient and unequally-distributed medical resources［J］．American journal of translational research，2019，11（5）：2632–2640.

［5］ 袁加俊，赵列宾，田丹. 新一代人工智能在医疗健康领域的应用与思考［J］. 中国卫生信息管理杂志，2020，17（6）：780–785.

［6］ BERA K，SCHALPER K A，RIMM D L，et al. Artificial intelligence in digital pathology–new tools for diagnosis and precision oncology［J］. Nature reviews clinical oncology，2019，16（11）：703–715.

［7］ 易思敏，陈敏. 基于知识图谱的智能医学影像辅助诊断系统研究现状分析［J］. 中国数字医学，2020，15（8）：57–59.

［8］ VICECONTI M，HUNTER P，HOSE R. Big data，big knowledge：big data for personalized healthcare［J］. IEEE journal of biomedical and health informatics，2015，19（4）：1209–1215.

［9］ BEAM A L，MANRAI A K，GHASSEMI M. Challenges to the reproducibility of machine learning models in health care［J］. The journal of the American Medical Association，2020，323（4）：305–306.

［10］ CHEN J H，ASCH S M. Machine learning and prediction in medicine–beyond the peak of inflated expectations［J］. The new England journal of medicine，2017，376（26）：2507–2509.

［11］ 李艳，杨国庆，双娇月. 人工智能在医疗应用中的新进展［J］. 中国医药导报，2021，18（13）：43–46.

［12］ PAN Y. Multiple knowledge representation of artificial intelligence［J］. Engineering，2020，6（3）：216–217.

致　谢

健康，连着千家万户的幸福，关系国家民族的未来。习近平总书记指出："新一代人工智能正在全球范围内蓬勃兴起，为经济社会发展注入了新动能，正在深刻改变人们的生产生活方式。"伴随技术进步，人工智能正深度融入医疗卫生领域，为人民提供全方位、全周期的健康服务。《人工智能与椎体骨折诊断》付梓前，每一位作者都对书稿进行反复修改、核对，力求内容更真实、更客观和更具科学性。此书的付梓不仅代表一本医学图书出版工作的完成，还见证了临床医生钻研新技术、分享新经验的过程，充满了"创业乐无边，挥汗写新赋"的豪情，也诠释了"志士长医国，良医亦念民"的仁心。

本书编写过程中，得到了业内诸多前辈、专家的指导。特别是华南理工大学谭明奎教授和俞祝良教授，对人工智能的理论和最新实践给予了毫无保留的传授。华南理工大学附属第二医院（广州市第一人民医院）影像科提供了大量珍贵的影像学资料，为本书的顺利完成奠定了坚实的一手材料基础。此外还有许多专家和参与写作人员，默默无闻地做了大量工作，在此一并致谢！

严瀚